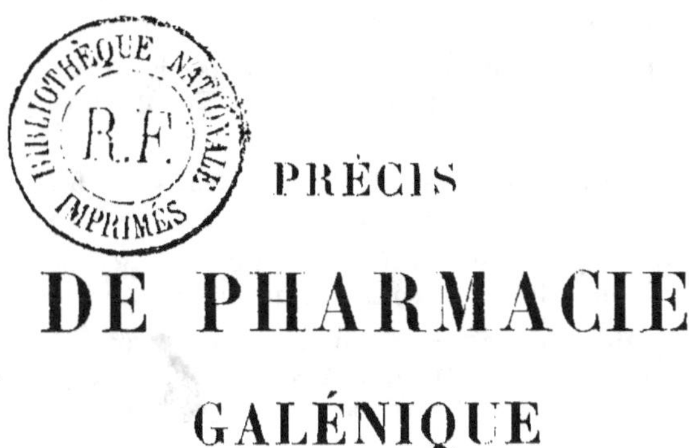

PRÉCIS

DE PHARMACIE

GALÉNIQUE

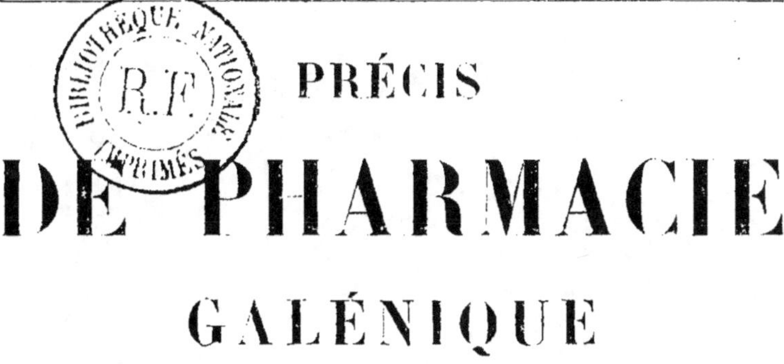

PRÉCIS
DE PHARMACIE
GALÉNIQUE

PAR

Le Dr E. GÉRARD

Professeur à la Faculté de Médecine et de Pharmacie
de Lille.

DEUXIÈME ÉDITION

Conforme au nouveau Codex de 1908.

PARIS

A. MALOINE, ÉDITEUR

25-27, RUE DE L'ÉCOLE-DE-MÉDECINE, 25-27

1910

PRÉFACE DE LA PREMIÈRE ÉDITION

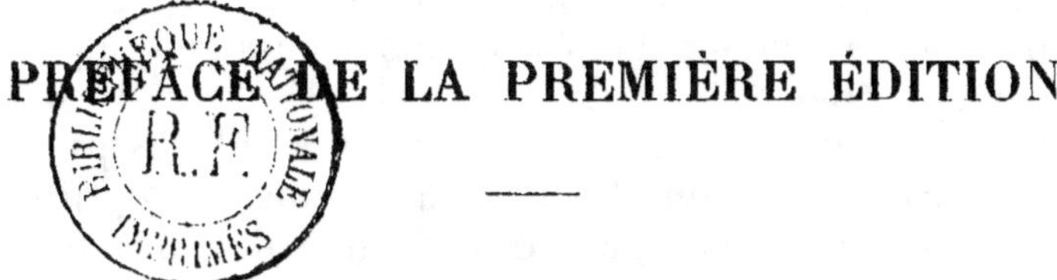

La Pharmacie, dans son étude, fait appel à toutes les branches des sciences physico-chimiques et naturelles : elle en est l'application à l'art de guérir et, à ce titre, elle doit se mettre à l'unisson des nouvelles acquisitions de la science moderne, se modifier ou se transformer en suivant les différentes phases de l'évolution scientifique. De ce fait la Pharmacie galénique a subi depuis quelques années une orientation nouvelle : bien des préparations mieux étudiées et plus rationnelles ont pris la place de certaines médications surannées qui n'avaient d'autre mérite que d'avoir contribué à l'établissement de la Pharmacopée française.

On avait pensé, à un moment, que les principes immédiats des végétaux pourraient toujours se substituer aux préparations galéniques faites directement avec les végétaux; mais l'expérience a montré que l'action thérapeutique d'un corps actif isolé, alcaloïde, glucoside ou autre, se trouve le plus souvent modifiée par la présence d'autres composés, connus ou non, qui font partie intégrante de la préparation galénique. En un mot, les médicaments officinaux peuvent, jusqu'à un certain point, être comparés aux associations microbiennes qui influencent l'organisme autrement que ne le ferait chacun des microbes pris isolément. L'importance des médicaments galéniques est donc indiscutable et, du reste, l'emploi thérapeutique des sucs animaux dans l'opothérapie n'en est-elle pas la meilleure preuve ?

En écrivant ce Précis, nous avons essayé de montrer la direction nouvelle dans laquelle s'engage la Pharmacie galénique.

On verra que nous avons réservé une place importante à la composition et surtout à l'examen analytique des médicaments, en tâchant de donner des méthodes générales d'essai pour certaines formes pharmaceutiques. On peut déjà dire, il nous semble, que le pharmacien a maintenant entre les mains les éléments nécessaires pour un contrôle immédiat des médicaments

Les médications nouvelles, comme les *Granulés médicamenteux*, les *Médicaments comprimés*, les *Préparations physiologiques* (médicaments opothérapiques et sérothérapiques), les *Pansements aseptiques et antiseptiques*, etc., ont été l'objet d'une étude particulière à laquelle nous avons tenu à donner un caractère éminemment pratique.

L'application des principes de microbiologie à la Pharmacie nous a engagé à décrire les *Procédés généraux de stérilisation* que le pharmacien met en œuvre, soit pour la conservation de certaines formes pharmaceutiques, soit pour la préparation des pansements aseptiques, ou encore pour rendre stériles certaines solutions médicamenteuses.

Nous espérons que ce Précis, écrit spécialement pour les étudiants en pharmacie et les pharmaciens praticiens, sera de quelque utilité, et notre but sera atteint si l'accueil qui lui est réservé indique que nous avons fait œuvre pratique.

ER. GÉRARD.

Toulouse. le 1er octobre 1900.

PRÉFACE DE LA SECONDE ÉDITION

Il y a bientôt dix ans que la première édition de ce Précis a paru et, dans cet intervalle de temps, la Pharmacie galénique a largement profité des acquisitions faites dans le domaine des sciences physico-chimiques et naturelles. — D'autre part, le nouveau Codex de 1908 a apporté de nombreuses modifications dans la préparation des médicaments et, fait important, elle a innové l'essai de beaucoup d'entre eux.

Il devenait, dès lors, indispensable que ce Précis subisse les remaniements nécessaires pour le mettre au courant des différents progrès thérapeutiques résultant d'une connaissance plus complète de la nature des principes immédiats des drogues et de l'action pharmaco-dynamique des médicaments.

Pour cette seconde édition, nous avons conservé le même plan que pour la première. Nous avons tenu à renvoyer le praticien au Codex avec indications de la pagination pour tous les détails de préparation et d'essai qu'il était inutile que nous reproduisions. Nous avons seulement commenté, complété l'étude de chaque médicament considéré au point de vue de son obtention dans l'officine ou dans l'industrie, de son essai, de ses altérations, etc.

Nous avons appelé l'attention sur les innovations relatives à la préparation des médicaments héroïques pour lesquels le principe d'unification des formules a été adopté à la Conférence internationale tenue à Bruxelles en 1902. Les décisions prises dans cette Conférence, permettant d'assurer aux différentes préparations galéniques une composition à peu près constante, ont eu pour but de remédier aux dangers qui résultent, pour les malades, des différences quelquefois considérables d'activité que présentent des médicaments portant le même nom dans les diverses Pharmacopées.

Dans cette seconde édition, nous avons insisté encore davantage sur la préparation industrielle de certaines formes pharmaceutiques. Nous avons relaté les travaux les plus récents relatifs à la formation, dans les végétaux, des principes immédiats et, en particulier, des essences.

Un chapitre a été réservé à la « Désinfection des locaux par les vapeurs de formaldéhyde » dont la pratique est souvent demandée à nos confrères.

Qu'il nous soit permis d'espérer que cette seconde édition recevra de la part des praticiens et des étudiants le même accueil sympathique que la première.

   Lille, le 15 juillet 1909.

         Er. Gérard.

PRÉCIS

DE

PHARMACIE GALÉNIQUE

GÉNÉRALITÉS

La **Pharmacie galénique** est la partie de l'art pharmaceutique basé sur les sciences exactes, qui a pour objet l'étude des médicaments composés, préparés spécialement dans l'officine, comme les poudres, les potions, les sirops, les eaux distillées, les pommades, les extraits, etc.

On entend par *médicament* toute substance, ou mélange de substances, destinée à agir sur l'économie dans le but d'amener la guérison d'un état maladif déterminé.

De tout temps, on a divisé les médicaments en médicaments pour l'usage *interne* et médicaments pour l'usage *externe*.

Les uns peuvent être *officinaux*, c'est-à-dire préparés suivant les indications et les formules données par le Codex, les autres sont dits *magistraux* et comprennent toutes les préparations que le pharmacien exécute extemporanément, d'après la prescription du médecin.

L'étude de la Pharmacie galénique, c'est-à-dire la préparation des médicaments composés, est divisée en deux parties distinctes :

1° Les **Opérations pharmaceutiques**, indispensables à connaître et qui comprennent les manipulations fondamentales utilisées pour la confection des médicaments.

2° Les **Formes pharmaceutiques**, c'est-à-dire les diverses transformations que le pharmacien fait subir aux drogues, soit pour obtenir les préparations les plus actives, soit pour faciliter leur administration aux malades ou encore pour conserver aux principes actifs toute leur activité.

Dans cette classe, nous passerons en revue chaque forme pharmaceutique fondamentale et dont l'étude constituera la **Pharmacie générale** et, à la suite, nous étudierons, en particulier, quelques-uns des médicaments spéciaux les plus importants de chacune de ces formes pharmaceutiques ; ce sera la **Pharmacie appliquée**.

PREMIÈRE PARTIE

OPÉRATIONS PHARMACEUTIQUES

L'art pharmaceutique exige l'emploi de diverses opérations pour la préparation des médicaments. Si quelques opérations, suivant leur nature, peuvent paraître d'une importance secondaire, d'autres, au contraire, sont indispensables pour obtenir des médicaments répondant à toutes les exigences de la thérapeutique.

Dans ce chapitre, nous ne comprendrons pas certaines opérations techniques et particulières servant principalement à faciliter l'administration des médicaments et ne contribuant pas à l'élaboration de la forme pharmaceutique, comme la dragéification, la confection des perles, des pilules, des cachets, etc.

Les opérations pharmaceutiques que nous avons à décrire peuvent résulter d'une action mécanique, physique ou chimique.

Nous étudierons successivement :

1° Les opérations résultant d'une action mécanique : *expression, décantation, filtration, clarification, pulvérisation, section, concassage, râpage, pulpation*;

2° Les opérations nécessitant l'action seule de la chaleur

et du froid : *torréfaction, calcination, carbonisation, grillage, incinération, sublimation, fusion* et *solidification* ;

Dans cette classe d'opérations, nous passerons en revue les procédés généraux de *stérilisation* ;

3° Les opérations résultant d'une action physique s'exerçant en présence d'un liquide : *dissolution* et ses différents modes (macération, infusion, décoction, lixiviation), *distillation, évaporation* et *vaporisation* ;

4° Les opérations résultant d'une action chimique provoquée par les *fermentations ;*

5° Les opérations ayant pour but le *pesage* et le *mesurage* des médicaments.

1° OPÉRATIONS RÉSULTANT D'UNE ACTION MÉCANIQUE

A. Expression. — L'expression est une opération qui a pour but la séparation d'un liquide d'une substance solide quelconque.

En pharmacie, ce résultat peut être obtenu en comprimant simplement avec les mains la substance dans un linge que l'on a eu le soin de rincer à l'eau courante. Lorsqu'on a besoin de réaliser une pression plus considérable, on se sert d'appareils appelés *presses*.

Dans l'industrie, ces appareils sont nombreux et variés et ils peuvent être classés d'après les organes ou les agents physiques qui servent à la transformation du travail mécanique dépensé ; au point de vue des organes, on distingue la *presse à levier, à coin, à vis, à genou,* etc. ; comme agent physique, on utilise l'incompressibilité des liquides, parmi lesquels l'eau s'est imposée naturellement et a servi pour créer la *presse hydraulique.*

En pharmacie on emploie surtout la *presse à vis*, dite *presse de laboratoire* (fig. 1). On introduit un nouet en étoffe contenant la substance à exprimer dans un cylindre creux ou *seau*, à parois perforées, et reposant par sa base sur un plan rigide ; un disque formant piston étant posé dans ce cylindre, par la rotation de la vis, presse sur le nouet et chasse au dehors le liquide qu'il contient. Pour éviter les projections de ce liquide, un cylindre creux à parois pleines entoure le seau perforé. Une rigole, tracée autour du siège de ce dernier, récolte le liquide exprimé et le conduit à un bec saillant au-dessous duquel on place le vase destiné à le recevoir. Si la matière à exprimer est en morceaux assez gros, il est inutile de l'exprimer dans un nouet.

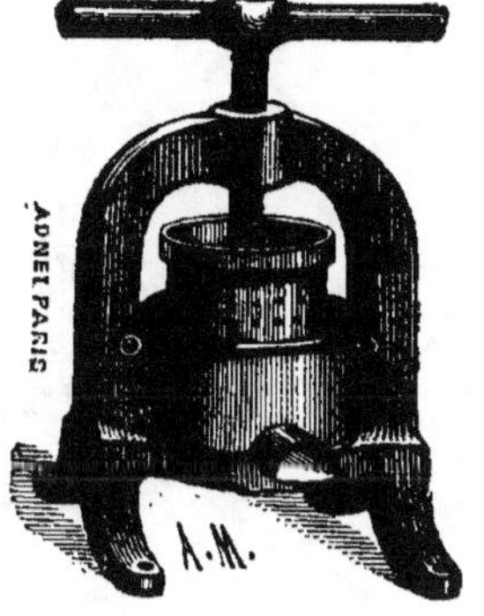

Fig. 1.

Il est bon de fixer la presse sur une table à l'aide de vis qui l'immobilisent.

Pour que cette opération de l'expression soit bien conduite, il faut prendre quelques précautions indispensables :

1° C'est ainsi que, pour l'obtention de sucs acides et en général de toutes les liqueurs qui attaquent les métaux, il faut choisir des presses dont les parois sont inattaquables par ces liquides ;

2° Les couches de substance soumise à l'expression doivent être d'une épaisseur aussi égale que possible ;

3° Pour les sucs visqueux, il faut actionner lentement la vis de façon à obtenir une pression graduelle, qui permette l'écoulement du liquide, et, si cela est nécessaire il faut au préalable mélanger la substance avec de la paille hachée et lavée, ce qui facilite considérablement l'opération ;

4° Enfin si les produits que l'on doit extraire ne sont pas fluides à la température ordinaire, on les exprime entre des plaques chauffées.

B. **Décantation.** — La décantation est une opération qui consiste à séparer un liquide des matières solides déposées ou précipitées, ou à séparer deux liquides non miscibles entre eux. Elle peut s'effectuer par *épanchement*, par *aspiration* ou à l'aide des *entonnoirs*, du *siphon* ou de la *pipette*.

Dans la décantation par *épanchement*, le dépôt étant formé généralement dans un vase conique, on incline doucement

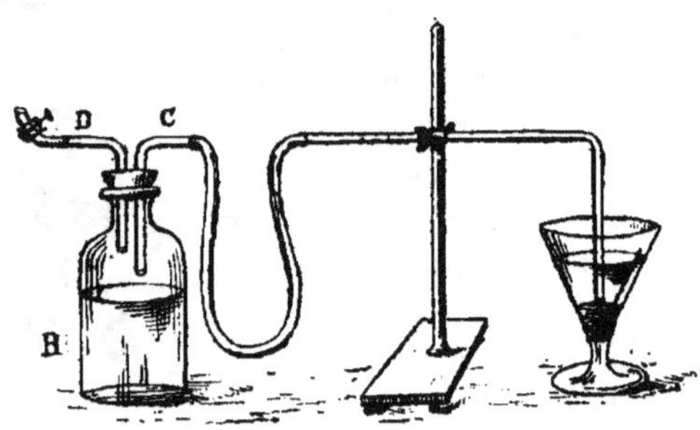

Fig. 2.

celui-ci en ayant soin d'approcher au point d'écoulement une baguette de verre qui dirige l'écoulement du liquide. On s'arrête dès que le trouble apparaît dans la partie écoulée.

La décantation par *aspiration* exige l'emploi d'une trompe à vide, elle a l'avantage de diminuer l'entraînement de la substance déposée et, par suite, d'arriver à une décantation plus complète. Voici comment on procède : on prend un grand flacon *B* (fig. 2) fermé par un bouchon à deux trous traversés par deux tubes de verre *C* et *D* ; le tube *D* communique par un caoutchouc muni d'une pince de Mohr avec une trompe à eau ; le second tube C, avec un tube de caoutchouc terminé par un tube de verre plongeant dans le liquide à décanter. On fait manœuvrer la trompe et on règle le vide à l'aide de la pince de Mohr. Le vide partiel, effectué dans le flacon *B*, entraîne le liquide du vase à précipiter *A* ;

celui-ci s'écoule dans le flacon et lorsque la décantation est terminée, on écrase avec la pince le caoutchouc qui communique avec la trompe. On cesse dès lors de faire le vide.

La décantation *par les entonnoirs* est utilisée pour la séparation de deux liquides non miscibles. On se sert d'entonnoirs à robinets (fig. 3) qui ne diffèrent des entonnoirs ordinaires qu'en ce qu'ils portent, à la naissance de la douille et immédiatement après la partie conique, un robinet de verre qui permet de fermer ou d'ouvrir l'accès de la douille.

L'entonnoir, dont le robinet est fermé, est placé sur un support, on y verse les liquides à décanter, et lorsque la séparation est bien nette, on ouvre le robinet et on laisse écouler le liquide le plus dense. On a soin, avant de laisser écouler les dernières parties de ce liquide, de laisser reposer et même de faciliter la séparation en imprimant à l'entonnoir

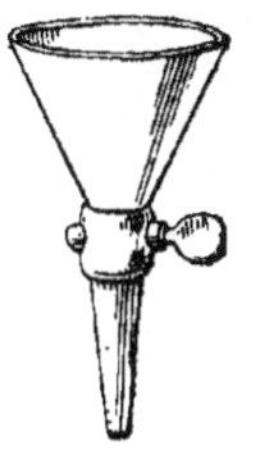

Fig. 3.

un léger mouvement giratoire. En ouvrant à nouveau le robinet, on sépare en totalité le liquide plus dense du plus léger.

Le *siphon* est un instrument destiné à transvaser les liquides par le seul effet de la pression atmosphérique.

Le siphon usuel est un simple tube recourbé en *U* renversé (fig. 4) à branches ordinairement inégales, la plus courte plongeant dans le liquide à transvaser, la plus grande servant à le déverser à un niveau inférieur à celui qui correspond à l'extrémité de la plus petite branche. Pour pouvoir fonctionner, le siphon a besoin d'être amorcé il suffit de le renverser en plaçant ses ouvertures en haut et dans un même plan horizontal, de le remplir entièrement de liquide et de le remettre dans sa position ordinaire en plongeant la plus courte branche dans le liquide. Il faut avoir soin de tenir chacune des extrémités bouchée avec le doigt jusqu'au moment de l'immersion.

Si le liquide est inoffensif, on se contente de plonger la courte branche dans le liquide à siphonner et d'aspirer avec la bouche par l'autre branche. Le plus souvent, le siphon est muni à sa partie inférieure d'un tube, qui remonte le long de la grande branche (fig. 5) et qui est quelquefois surmonté d'une boule avec un tube d'aspiration. D'autres fois cette boule est fermée (fig. 6); après l'avoir chauffée pour

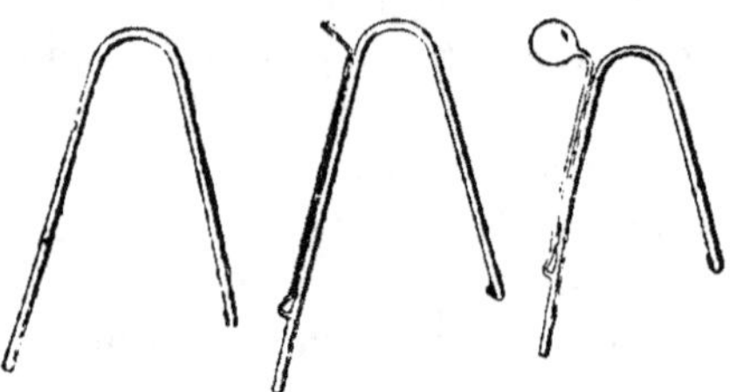

Fig. 4.   Fig. 5.   Fig. 6.

dilater l'air qu'elle contient et avoir bouché l'ouverture inférieure, on plonge la petite branche dans le liquide à transvaser. A mesure que la température s'abaisse le vide partiel produit dans la boule fait monter le liquide dans la petite branche, et, quand il est arrivé au-dessous du niveau, on débouche le siphon qui se trouve amorcé.

Il existe d'autres siphons dont la boule de verre du tube latéral est remplacée par une poire en caoutchouc qui sert à leur amorçage.

Le siphon des laboratoires est en verre ou en caoutchouc; dans l'industrie, il est en fer-blanc ou en plomb, quelquefois même en platine pour les acides.

Quand on veut utiliser le siphonnage à la décantation, il faut avoir soin de ne pas enfoncer la branche courte jusqu'au voisinage immédiat du dépôt qui peut être soulevé par le mouvement du liquide se rendant à l'orifice du siphon. Pour remédier à cet inconvénient, on recourbe légèrement en haut la branche courbe du siphon, ou encore on ferme complètement celle-ci, et on pratique à quelques millimètres au-dessus de son extrémité une petite ouverture latérale.

Si on a de petites quantités de liquide à décanter, on emploie avec avantage des pipettes spéciales qui diffèrent des pipettes ordinaires en ce qu'elles portent un tube effilé très long surmonté d'une partie renflée, véritable réservoir où le liquide peut être accumulé.

C. **Filtration**. — La filtration est une opération qui consiste à isoler un liquide des parties solides qu'il tient en suspension à l'aide d'une substance poreuse, appelée *filtre*, qui opère mécaniquement la séparation en laissant passer le liquide et retenant les produits solides.

Les filtres, employés en pharmacie, sont de diverses espèces : pour la filtration des liquides corrosifs ou altérables par les matières organiques, on se sert d'un entonnoir dont la douille est garnie d'une couche de verre pilé, d'amiante ou de *glass wool* ; cette dernière substance, appelée encore *coton* ou *soie de verre*, est du verre étiré en fils très fins ayant la souplesse de la soie ; elle sert surtout à la filtration des solutions d'azotate d'argent, de permanganate de potasse, etc.

Dans la majorité des cas, on emploie un filtre formé de papier non collé, appelé aussi *papier Joseph*. On ne doit se servir que du papier à filtrer blanc ; le commerce livre, à des prix inférieurs, un papier gris qui doit être proscrit des usages pharmaceutiques, car celui-ci renferme souvent des oxydes de fer et des sels de chaux qu'il abandonne aux liqueurs destinées à la filtration. Pour activer la filtration, il est bon de se servir de filtres plissés qui ne touchent les parois de l'entonnoir que par les plis, la surface filtrante est ainsi plus considérable. Néanmoins, quand on veut

1.

recueillir le précipité, on effectue les filtrations sur des filtres lisses que l'on prépare en pliant un rond de papier en quatre, suivant deux diamètres perpendiculaires, isolant un des quadrants des trois autres et en appliquant exactement le cône formé sur la paroi d'un entonnoir, dont l'angle au sommet est d'environ 60°.

La filtration au papier, surtout avec les filtres sans plis, fonctionne assez lentement, aussi a-t-on proposé différents moyens pour faciliter l'opération. On peut se servir d'entonnoirs spéciaux, appelés *entonnoir à filtration rapide* et qui portent à la douille un tube étroit d'une assez grande longueur et tourné en boucle près de son extrémité supérieure. Le liquide filtré forme alors un chapelet de petites colonnes dont le poids détermine l'aspiration au-dessous du filtre.

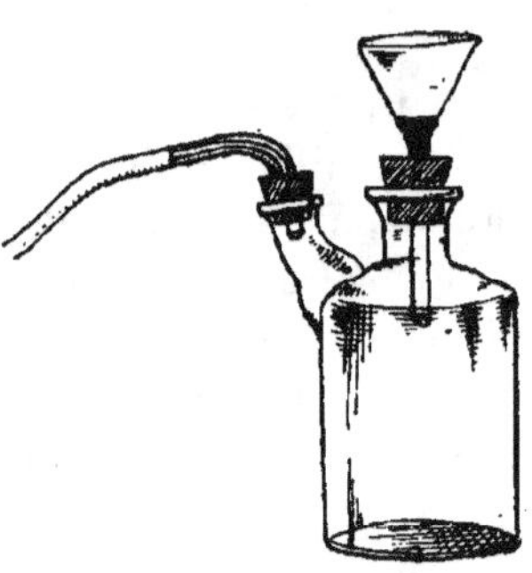

Fig. 7.

L'aspiration à l'aide d'une trompe peut accélérer la filtration : on dispose l'entonnoir sur un flacon dont le bouchon est percé de deux ouvertures : dans l'une, on fixe la douille de l'entonnoir ; dans l'autre, on assujettit un tube coudé relié à la trompe (fig. 7). Sur la paroi de l'entonnoir on applique exactement un filtre sans plis en ayant soin de mouiller, avec quelques gouttes du liquide à filtrer, le papier bien étalé et on chasse par pression avec le doigt toute bulle d'air interposée entre le papier mouillé et le verre, et on actionne la trompe. Il faut avoir soin de n'opérer qu'une aspiration légère, car un vide plus complet déterminerait la rupture de la pointe du filtre.

Pour éviter cette rupture du filtre, on place au fond de l'entonnoir un petit cône de platine perforé de petits trous, sur lequel on applique exactement le papier à filtrer préalablement mouillé. Le vide peut être ensuite fait dans le vase supportant l'entonnoir sans que le papier se déchire.

Lorsqu'il s'agit de recueillir un assez grand volume d'un précipité grenu, il y a avantage à se servir d'un entonnoir en porcelaine à parois droites et à plaque fixe, également en porcelaine, percé de trous très petits (fig. 8), on applique exactement un ou plusieurs doubles de papier à filtrer sur la plaque perforée et on assujettit l'entonnoir sur le flacon à deux tubulures, pré-

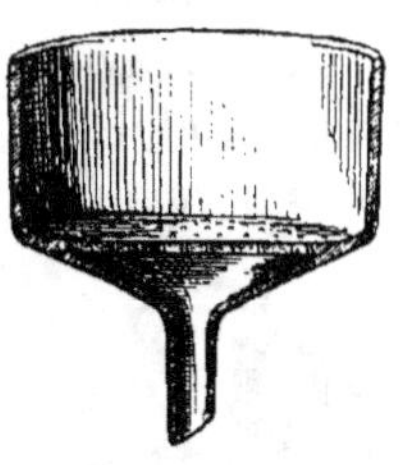

Fig. 8.

cédemment décrit. Grâce au vide partiel, produit dans le flacon, par le jeu de la trompe, la filtration s'opère facilement ; on peut ainsi procéder même à l'essorage du précipité.

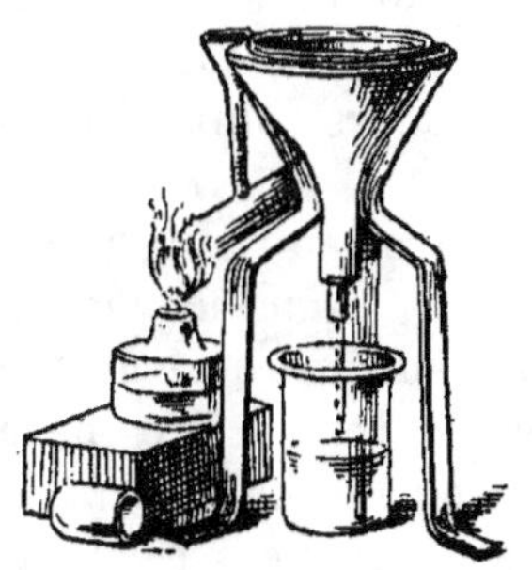

Fig. 9.

Il est parfois nécessaire d'opérer la filtration à une température déterminée : c'est ainsi que pour clarifier les huiles, pour filtrer les solutions de gélatine, on emploie des entonnoirs métalliques à doubles parois, et, dans l'espace interconique, on fait circuler un courant de vapeur d'eau ou bien on y chauffe l'eau interposée à l'aide d'un tube latéral agissant comme thermosiphon (fig. 9). Dans le cône ainsi chauffé, on place l'entonnoir de verre muni de son filtre.

Il existe un autre appareil appelé *filtre* VASSEL, qui rend en pharmacie de grands services pour la filtration rapide de toutes les colatures. Le *filtre* VASSEL (fig. 10) se compose d'un appareil à déplacement ordinaire dans lequel l'allonge est reliée à la carafe par une poire en caoutchouc qui aspire l'eau du vase inférieur et la refoule dans le vase supérieur ou allonge. Le liquide, sollicité à la fois par le vide qui se produit dans le récipient et par la pression qui se fait dans l'allonge, traverse avec une très grande rapidité la matière filtrante, celle-ci pouvant être à volonté le papier à filtrer, le coton cardé, le glass-wool ou l'amiante.

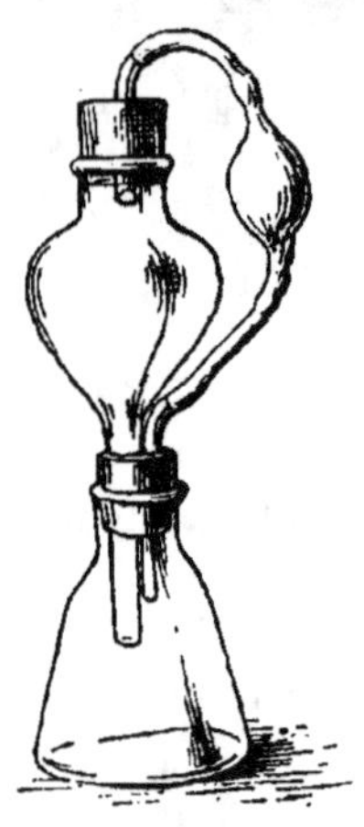

Fig. 10.

Pour que le bouchon qui ferme l'allonge ne puisse se soulever sous l'action de la pression, une petite chaînette passe transversalement sur le bouchon et vient s'accrocher à la bague qui tient cette chaîne et entourant le goulot de l'allonge.

La filtration à l'aide des *étoffes* est souvent employée en pharmacie ; on emploie des tissus de laine, de coton ou de fil, mais on n'obtient jamais, par ce procédé, des liqueurs complètement limpides.

Les différents filtres en tissu s'appellent : *carré*, *étamine*, *blanchet*, *chausse*.

Le *carré* est une toile carrée tendue sur un cadre de bois muni de pointes qui servent à fixer le tissu. Pour opérer la filtration, on verse la substance sur le cadre muni de son carré et placé au-dessus d'un vase destiné à recueillir le liquide filtré.

L'*étamine* et le *blanchet* ont la même forme que le carré, mais le premier est en laine à mailles peu serrées, le second est formé par un molleton de laine très serré.

La *chausse* dite d'Hippocrate est une pièce de laine ou de feutre, taillée en capuchon pointu que l'on fixe sur un cadre de bois. Par suite de sa disposition, sous l'influence de la pression résultant de la colonne liquide, ces filtres débitent beaucoup, mais au bout d'un certain temps les substances solides se rassemblent au sommet du cône, la filtration se ralentit, aussi a-t-on le soin d'attacher à la pointe du capuchon une ficelle destinée à remonter le cône et à mettre le liquide en contact avec les parties supérieures du filtre.

Dans l'industrie, on emploie des *filtres-presses* de formes variées, mais qui, en principe, sont constitués par des boîtes verticales dont les parois sont formées d'une plaque de tôle perforée sur laquelle est appliqué un filtre en toile. La masse à filtrer est refoulée dans ces boîtes avec une pompe ; sous l'influence de la pression, le liquide est expulsé, il passe à travers les surfaces filtrantes et les particules solides restent dans les boîtes. Plusieurs boîtes de ce genre sont réunies sur un support commun de façon à pouvoir être alimentées par un seul et même tuyau.

Lorsque, par la filtration, on veut en même temps réaliser la stérilisation des liquides, on se sert de la *bougie* CHAMBERLAND, de l'*appareil de* KITASATO que nous décrirons lors de l'étude des procédés généraux de stérilisation.

D. **Clarification**. — La clarification est une opération que l'on fait subir à certains liquides (eaux, boissons, sirops, sucs végétaux, vins, etc.) pour faciliter l'élimination des substances insolubles qui les souillent accidentellement ou naturellement.

Nous avons vu précédemment que pour les liquides filtrables, la filtration était le mode le plus complet de clarification. On est souvent obligé d'avoir recours à la clarification dite par *englobement* ; dans ces conditions, on emploie certaines substances capables de se coaguler, soit par la chaleur, soit au contact des corps existant dans les liquides traités (alcools, tannins, acides), et les produits coagulés entraînent ou englobent dans leurs pores, comme dans les mailles d'un filet, les matières qu'il s'agit d'éliminer. Les agents qui servent le plus souvent en pharmacie pour produire cet englobement sont l'albumine de l'œuf, l'albumine végétale, la gélatine et l'ichthyocolle ou colle de poisson.

Pour opérer la coagulation avec le blanc d'œuf, on délaye celui-ci dans une petite quantité du liquide à clarifier, on verse la solution albumineuse dans la masse et on chauffe doucement en agitant ; quand l'écume commence à monter, on éteint le feu et on enlève l'écume, on donne ensuite trois ou quatre bouillons en écumant toujours, puis on filtre à la chausse. La clarification s'effectue de la même façon avec les sucs végétaux de plantes vertes, par l'intermédiaire de l'albumine végétale qu'ils contiennent.

La gélatine et l'ichtyocolle sont surtout utilisées pour la clarification des vins ; dans ce cas, c'est le tannin qui est l'agent coagulant. On doit employer surtout la gélatine blanche ou *grenétine*, et de l'ichtyocolle épurée ou *colle anglaise*.

La coagulation est une opération fréquemment employée en pharmacie, mais elle présente quelques inconvénients, c'est ainsi que si l'on a recours à l'englobement par l'albumine du blanc d'œuf, on obtient des liqueurs altérables susceptibles de fermenter plus rapidement, grâce à l'introduction de certaines matières protéiques qui restent dissoutes dans les colatures ; de plus, et c'est un fait d'expérience, ce précipité à l'état naissant, effectué dans la clarification, entraîne toujours avec lui une certaine proportion de substances qui se trouvaient primitivement à l'état de dissolution. On sait bien dans la pratique que le collage des vins, des vinaigres, produit un dépôt toujours coloré aux dépens de la matière colorante dissoute dans la boisson, que ce dépôt entraîne, en outre, une quantité appréciable de produits solubles, puisqu'on observe une diminution d'extrait sec. On aura donc recours à la clarification par englobement, lorsque les différents modes de filtration que nous avons décrits ne pourront être mis à profit.

E. **Pulvérisation**. — La pulvérisation est une opération qui a pour but de diviser les corps en particules plus ou moins ténues. On emploie pour cette opération des procédés variables suivant la nature des substances à pulvériser et, le plus souvent, on fait subir à ces dernières certaines manipulations préliminaires. C'est ainsi que les corps à pulvériser doivent être au préalable soumis à une dessiccation complète, à l'exception toutefois des substances qui, comme la myrrhe, la cannelle, le cardamome, etc., doivent leur activité à des principes volatils, il faut en outre les priver de toutes les parties qui ne doivent pas entrer dans la poudre (*émondation*).

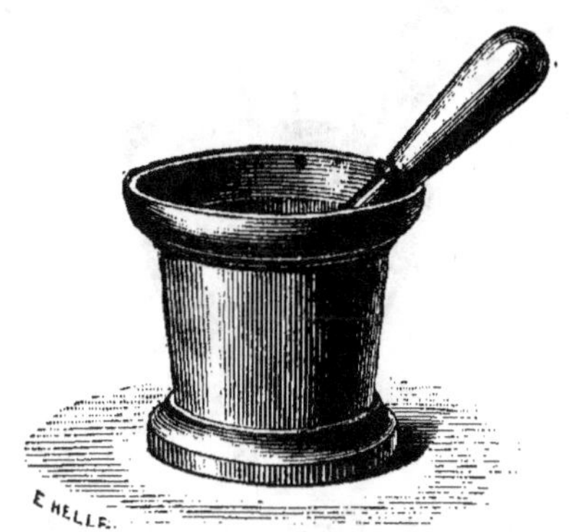

Fig. 11.

Les substances argileuses ou siliceuses sont soumises, avant la pulvérisation, à l'*extinction* ou *étonnement*, opération qui consiste à porter le corps à une haute température et à le refroidir brusquement en le plongeant rapidement dans l'eau froide. Un corps ainsi *étonné* est finement fendillé et sa pulvérisation complète sera facilement obtenue ultérieurement.

Les différents modes principaux de pulvérisation sont :

1° La *mouture* qui s'effectue à l'aide de moulins à dents de fer ou à noix d'acier, pour les substances végétales assez friables, comme la plupart des semences, en particulier les semences huileuses. Lorsqu'il s'agit de pulvériser la noix vomique et la fève de Saint-Ignace, on a soin au préalable de les exposer au-dessus de la vapeur d'eau pour les ramollir.

2° La *contusion* s'exécute en plaçant la matière dans un mortier en fer (fig. 11), en marbre ou en porcelaine (fig. 12) et quelquefois même en verre (fig. 13) et en frappant verticalement avec un pilon.

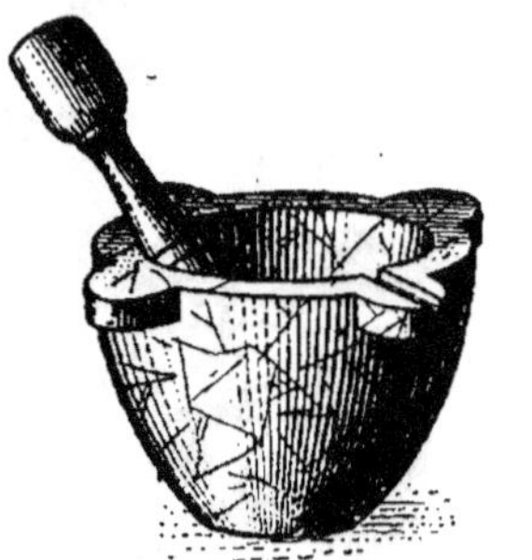
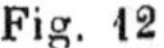
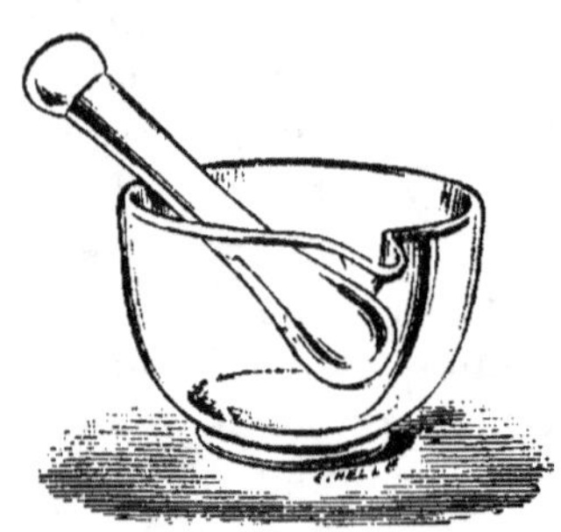

Fig. 12.   Fig. 13.

Dans l'industrie, on se sert d'appareils en fonte dont le pilon est actionné mécaniquement.

Pour éviter les projections ou pour mettre l'opérateur à l'abri de poussières dangereuses, il est quelquefois nécessaire d'effectuer la pulvérisation par contusion dans un mortier recouvert d'un sac de peau conique fixé d'une part au pourtour du mortier et de l'autre au pilon.

Le mortier de fer est spécialement réservé à la pulvérisation des bois, des racines, des écorces ou des semences. Dans le mortier de marbre, on pulvérise les substances facilement friables, comme le sucre, la gomme, etc.; les mortiers de verre servent surtout à la pulvérisation des substances salines. On trouve aussi dans le commerce des mortiers en bronze, qu'il faut autant que possible proscrire

de tout usage, en raison des petites parcelles de métal qui
se détachent pendant la pulvérisation.

3° La *trituration* consiste à écraser une substance dans
un mortier auquel on imprime un mouvement circulaire.
On applique spécialement ce procédé aux matières, comme
les gommes-résines et les résines, qui se ramollissent par
l'action de la chaleur résultant de chocs répétés. On avait
préconisé, pour la pulvérisation de ces derniers, de les

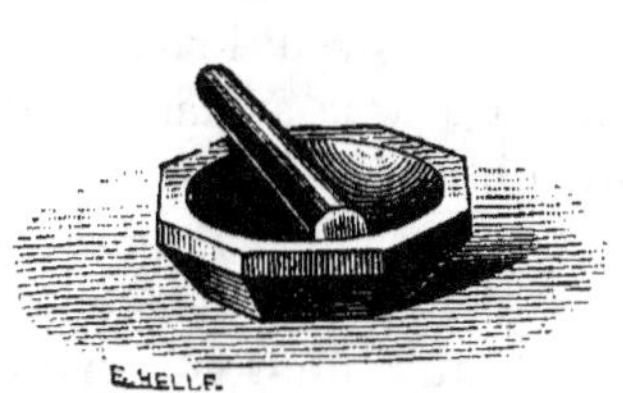

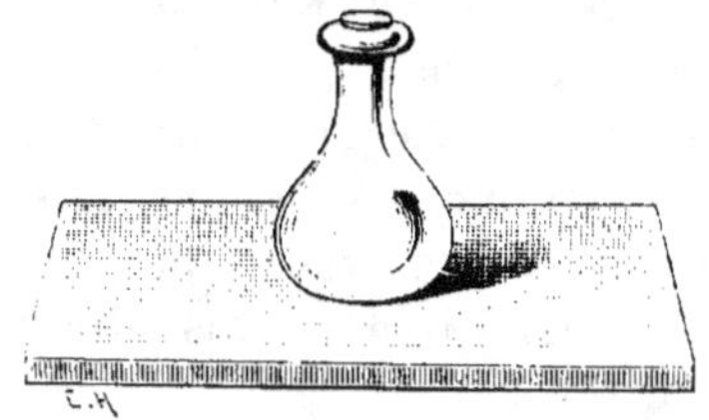

Fig. 14.   Fig. 15.

dessécher avant de les soumettre à la pulvérisation, mais
cette dessiccation modifie quelquefois leur composition
chimique, on l'a conservée seulement pour la transformation du suc d'opium en poudre d'opium.

La trituration des corps durs, susceptibles de rayer la
porcelaine et le verre, se fait dans un mortier d'agate avec
un pilon, conique et à tête bien lisse, de même matière
(fig. 14).

4° Le *frottement* est mis à profit pour pulvériser les
matières friables, comme, par exemple, le carbonate de
magnésie, la céruse et l'agaric blanc. Il suffit de les frotter
sur un tamis de crin pour obtenir une poudre dont la
ténuité sera d'autant plus grande que les mailles du tamis
employé seront plus petites.

5° La *porphyrisation* est le mode le plus complet de pulvérisation mécanique, elle fournit une poudre complètement impalpable, elle s'effectue à l'aide d'un pilon rac-

courci, terminé par une base large et plane, appelée *molette* et d'une table bien dressée appelée *porphyre* (fig. 15). Cette table peut être formée de porphyre proprement dit, sorte de roche éruptive très dure, compacte, susceptible d'un beau poli, composée de feldspath ou d'albite ; mais le plus souvent, on substitue au porphyre une table en granit ou même en verre très épais.

La porphyrisation peut se faire *à sec* ou par l'intermédiaire de *l'eau*. Dans le premier cas, on étend la substance, déjà pulvérisée par trituration ou contusion, sur le porphyre et on l'écrase en promenant la molette à la surface. Dans le second cas, on porphyrise la pâte obtenue en mélangeant la substance avec un peu d'eau ; par ce procédé, l'opération est plus rapide, mais elle ne peut s'effectuer qu'avec des substances inaltérables par l'eau et qui puissent ensuite être soumises à la dessiccation.

6° La *pulvérisation par intermède* nécessite, comme son nom l'indique, la présence d'un corps étranger qui intervient pour faciliter la pulvérisation. Cet agent intermédiaire peut rester mélangé à la poudre ou en être enlevé après l'opération.

L'intermédiaire peut être gazeux, liquide ou solide.

L'intermédiaire gazeux est généralement l'air froid qui, en s'interposant entre les molécules de vapeur de soufre ou de calomel, par exemple, détermine leur condensation à l'état de poudre ténue.

L'intermédiaire liquide varie avec la nature de la substance à pulvériser : c'est ainsi que le camphre, substance trop élastique pour pouvoir être pulvérisée seule, se réduit facilement en poudre quand on l'a imbibé d'alcool. Par l'addition d'une trace d'huile, on pulvérise facilement le blanc de baleine. Le phosphore s'obtient très divisé en le fondant sous de l'eau contenant des sels ammoniacaux, de l'urée ou de l'alcool et en agitant vivement. L'eau permet de ramollir le riz, le salep, etc., avant de les soumettre à la mouture.

L'intermédiaire solide est indispensable à la pulvérisation des métaux ductiles et peu fusibles, comme l'or et l'argent. Ces derniers, réduits en feuilles minces, sont triturés avec du sucre ou du sel marin et le mélange est traité par l'eau qui enlève l'intermédiaire solide et laisse déposer la poudre métallique. Pour les métaux plus fusibles, on les introduit à l'état fondu dans un mortier légèrement chauffé et on agite avec le pilon jusqu'à refroidissement.

Le sucre permet de pulvériser certaines substances molles, altérables par la dessiccation, comme la vanille. Dans ce cas, le sucre reste mélangé à la poudre obtenue.

7° La *pulvérisation chimique* est le mode de division le plus fréquemment employé pour obtenir en poudre des composés chimiques. Elle résulte d'une action chimique qui peut être la *précipitation*, l'*hydratation* et la *réduction*.

La *précipitation* est produite en mettant en présence, au sein d'un liquide à l'état dissous, des réactifs susceptibles de donner naissance, soit par déplacement, soit par double décomposition, à un corps insoluble appelé *précipité*, qui se forme le plus souvent en poudre impalpable.

L'*hydratation* de la chaux vive, c'est-à-dire la combinaison directe de la chaux vive avec l'eau, donne une poudre très ténue. Il en est de même de l'hydratation de la baryte caustique et de la magnésie calcinée.

La *réduction*, à température peu élevée, de certains oxydes ou de sels métalliques a pour résultat de donner des métaux à l'état de division extrême, comme l'or que l'on réduit de son chlorure soit par les sels ferreux à froid, ou l'acide oxalique à chaud ; il est alors tellement divisé qu'il offre une couleur violacée. Le fer réduit, résultant de la réduction de son sesquioxyde par l'hydrogène, est obtenu en poudre impalpable.

Il existe aussi la pulvérisation par *efflorescence* qui est d'un emploi plus restreint ; elle n'est applicable qu'à certains sels renfermant de l'eau de cristallisation, par suite de l'évaporation d'une partie ou de la totalité de cette eau. La matière saline, placée dans un lieu sec, perd sa transparence, se désagrège et tombe en poussière. Tel est le cas du sulfate de soude, du carbonate de soude, etc.

OPÉRATIONS COMPLÉMENTAIRES A LA PULVÉRISATION. — Les substances pulvérisées, par un des procédés précédents, doivent être soumises à l'opération du *tamisage*, qui consiste à les passer au tamis pour séparer les parties fines des fragments plus gros, lesquels sont de nouveau soumis à la pulvérisation.

Le *tamis* est un instrument composé d'un tissu de crin, de soie ou d'une toile métallique tendue à l'aide d'un ou plusieurs cercles de bois, dont la forme et la disposition varient suivant l'usage. La finesse de la poudre dépend de la largeur des mailles du tissu.

Dans le Codex de 1884, les différents tamis étaient désignés d'après le nombre de mailles existant sur une longueur d'un pouce, le pouce correspondant à $0^m,027$. Il était tout naturel que le nouveau Codex abandonne, à ce sujet, les anciennes mesures, pour appliquer à la désignation des tamis le principe du système métrique. Par suite les différents tamis utilisés dans la pratique pharmaceutique sont désignés par des numéros représentant le nombre des mailles par centimètre de longueur.

On a mentionné au Codex de 1908, 11 tamis divers qui sont :

NUMÉRO D'ORDRE	NOUVELLE DÉSIGNATION	ANCIENNE DÉSIGNATION
I.	2	5
II	3	8
III	6	16
IV	9	25
V	15	40
VI	22	60
VII.	26	70
VIII	30	80
IX	37	100
X	45	120
XI	52	140

Les 5 premiers tamis qui renferment, par centimètre, de 2 à 15 mailles sont généralement en laiton : ce sont des cribles ; les autres sont en soie.

En pratique, il est souvent utile de se servir d'un *tamis couvert* pour éviter la déperdition des poudres très ténues, ou pour se mettre à l'abri de celles qui seraient dangereuses à respirer. Le tamis couvert se compose d'un cercle de bois obturé par une peau, appelé tambour et sur lequel on fixe le tamis qui est recouvert lui-même d'un autre disque fermé. Dans ces conditions, pendant le tamisage, la poudre se réunit dans le tambour et les fragments plus gros restent sur le tamis.

Le passage des poudres à travers les cribles porte spécialement le nom de *cribation*.

Le *mélange* des diverses parties pulvérisées est indispensable pour avoir une poudre d'une homogénéité parfaite, car les divers éléments anatomiques qui composent les tissus végétaux, se divisent plus ou moins facilement. Il est démontré par l'expérience que les premières parties pulvérisées renferment une proportion de principes actifs beaucoup plus grande que les dernières portions, qui résistent le plus à l'action mécanique et qui sont pulvérisées seulement à la fin de l'opération. Il est donc utile que **toutes les parties** successivement réduites en poudre soient triturées ensemble au mortier et de nouveau passées au tamis. On obtient ainsi un mélange homogène.

Il nous reste à parler de la *lévigation*, qui a pour but la séparation de particules très ténues de fragments plus grossiers. Cette opération consiste à délayer dans l'eau la poudre dont on veut séparer les particules d'un égal volume et à abandonner le mélange aux repos. Tout d'abord, les fragments les plus volumineux et par suite les plus lourds se déposent les premiers au fond du vase, les autres se séparent ensuite en se superposant par ordre de finesse. Si on a le soin de décanter tardivement le liquide surnageant, celui-ci de nouveau abandonné au repos laissera déposer une poudre très ténue, que l'on peut recueillir soit par décantation, soit par filtration. Ajoutons que la lévigation ne peut être mise en pratique que pour les substances inaltérables par l'eau. C'est surtout après la porphyrisation que la lévigation est utile pour la séparation des poudres à ténuités différentes.

Actions modificatrices de la pulvérisation. — La pulvérisation a souvent pour résultat d'amener un changement de coloration du produit pulvérisé ; c'est ainsi que l'aloès en morceaux est brun foncé avec reflets verdâtres à la surface, et que sa poudre est d'un jaune légèrement verdâtre ; le cinabre est rouge brun en masse et vermillon à l'état pulvérulent.

Il y a plus, une porphyrisation prolongée peut amener une modification dans la composition chimique de certains corps ; Verne a montré qu'après une trituration prolongée un kermès pouvait renfermer du soufre doré d'antimoine et que le sublimé, après une demi-heure de porphyrisation, même à l'obscurité, renfermait des traces de calomel. L'action mécanique de la pulvérisation peut donc dans certains cas, peu fréquents il est vrai, amener des transformations chimiques importantes que l'on ne doit pas perdre de vue.

AVANTAGES DE LA PULVÉRISATION. — Il est incontestable que la pulvérisation est une opération mécanique indispensable. Elle permet de rendre les substances, destinées à la thérapeutique, plus facilement absorbables en raison de leur division qui multiplie les surfaces. Elle favorise le mélange intime de divers corps d'une texture hétérogène et la dissolution des divers principes dans les dissolvants ; elle permet à certains médicaments de pouvoir prendre une forme pharmaceutique qui facilitera leur administration.

F. **Section**. — La section est une opération qui consiste à diviser, par incision, les substances végétales et, en particulier, les tiges, les bois et les racines. Elle peut s'effectuer avec des ciseaux, avec le couteau ou avec le coupe-racines. Comme exemple de substance incisée, nous rappellerons l'état dans lequel la pharmacie délivre ordinairement la douce-amère et bien d'autres plantes.

G. **Concassage**. — Le concassage est une opération qui consiste à diviser les substances en fragments dont la grosseur peut être variable. Dans cette action mécanique, on ne veut généralement pas arriver à l'état de division extrême, c'est-à-dire à la pulvérisation proprement dite ; il est même quelquefois nécessaire de dépoudrer. à l'aide du tamis, le résultat du concassage, pour priver les morceaux de grosseur déterminée de la poudre qui les accompagne. On obtient alors la substance en grains. c'est-à-dire concassée. Dans d'autre cas, au contraire, le concassage est une opération préliminaire à la pulvérisation, elle est alors destinée à briser les masses volumineuses qui seront ultérieurement pulvérisées par l'un des procédés que nous avons étudiés précédemment.

En pharmacie le concassage s'effectue à l'aide du pilon et du mortier ; dans l'industrie, on a recours à des appareils spéciaux appelés *broyeurs* ou *concasseurs*.

II. Râpage. — Le râpage sert à diviser les substances en particules grossières à l'aide de la râpe ou de la lime. On l'emploie pour les bois durs et résistants ou pour diviser certains métaux comme le fer (limaille de fer).

I. Pulpation. — La pulpation est une opération mécanique destinée à séparer les substances charnues, formées de tissu cellulaire, qui constituent la partie molle des fruits (mésocarpe), des tubercules, de certaines racines, des feuilles (parenchyme) et des graines (endosperme).

Cette opération se fait, pour les corps très mous, en exprimant le tissu cellulaire et en le forçant à passer à travers les mailles d'un crible à l'aide d'une spatule en bois à tête large et à manche légèrement recourbé. Les substances a tissu délicat, comme les feuilles et les fleurs, sont simplement broyées dans un mortier et pulpées à travers un tamis. Pour les produits à tissu résistant, il faut, au préalable, les râper, avant de les soumettre à la pulpation.

2° Opérations nécessitant l'action seule de la chaleur ou du froid

A. Torréfaction. — La torréfaction consiste à soumettre, à sec, à l'action du feu et ordinairement à l'air libre, des substances de nature organique, dans le but soit de détruire certains éléments nuisibles ou de provoquer la formation d'un principe aromatique, soit de produire un commencement de calcination ou simplement la dessiccation et le départ des matières volatiles.

La torréfaction se fait tantôt à feu nu et continu, tantôt, comme dans l'industrie, par l'emploi de la vapeur surchauffée ou des gaz secs et chauds. L'opération à feu nu peut se faire dans une capsule, une bassine ou dans un appareil appelé *brûloir*, semblable à celui qui sert à la torréfaction du café. Le brûloir est un appareil cylindrique ou sphérique que l'on place au milieu d'un feu de charbon de bois assez vif et surtout bien constant ; il est disposé de telle façon qu'on peut le tourner à la main, pour lui donner un mouvement de rotation lent, mais continu ; on surveille le degré de la torréfaction en ouvrant de temps à autre une petite porte mobile sur des glissoires, ce qui permet en même temps aux vapeurs de se dégager en partie.

Cette opération fréquemment utilisée dans la vie domestique pour le café, le cacao, la chicorée a peu d'usages en pharmacie, on ne l'emploie guère que pour la fabrication de la dextrine par torréfaction de la fécule, ou pour la préparation, maintenant surannée, des éponges torréfiées.

B. **Calcination**. — La calcination est une opération qui consiste à soumettre à l'action d'une haute température diverses matières organiques ou minérales, soit pour en modifier la composition chimique en chassant par la chaleur certaines substances volatiles, soit pour en modifier l'état physique en opérant, par l'action du feu, tantôt une désagrégation, tantôt une augmentation de cohésion et de dureté.

La calcination produit donc des effets différents suivant la nature des matières soumises à l'action de la chaleur. C'est ainsi que, par la calcination, on transforme l'alun ordinaire en alun calciné, le carbonate de magnésie en magnésie calcinée, qu'on purifie l'iodure et le bromure de l'iodate et du bromate qu'ils peuvent renfermer.

Cette opération, beaucoup plus employée en analyse, s'effectue dans des creusets en terre, en porcelaine, en fer, en nickel ou en platine, quelquefois même dans les bassines en fer ou en fonte. Pour plus de détails, sur l'usage de ces divers ustensiles, nous renvoyons le lecteur aux *Traités de chimie analytique*.

C. **Carbonisation**. — Lorsque la calcination s'applique à des matières organiques dans le but de les réduire en charbon, elle porte le nom de *carbonisation*. Dans cette opération qui s'effectue à l'abri de l'air, on détermine la destruction des substances organiques par une oxydation incomplète et par un dégagement de produits gazeux avec formation d'un résidu de charbon imprégné des matières minérales que contenait la substance calcinée.

D. **Grillage ; Incinération**. — Le *grillage* est surtout une opération métallurgique qui consiste à soumettre les substances minérales à une calcination en présence de l'air ; l'oxygène de l'air réagit alors sur la matière chauffée. Si le grillage s'applique à des composés ne renfermant qu'une faible proportion de substances fixes, aux matières végétales ou animales, par exemple, le grillage laisse pour résidu des cendres, tous les éléments combustibles sont oxydés : cette opération porte le nom d'*incinération*.

On procède à l'incinération d'une substance végétale ou animale en la chauffant, soit dans un creuset, soit dans une capsule dite à incinérer, en présence de l'air, jusqu'à ce que les cendres, qui résultent de ce grillage, soient privées de toutes traces de charbon.

E. **Sublimation**. — La *sublimation* est une opération qui a pour but de réduire à l'état de vapeur un corps solide, volatil sans décomposition, que l'on condense ensuite. La sublimation est une véritable distillation sèche. On y a recours dans certaines circonstances bien déterminées. Ainsi elle sert :

1° A la séparation des corps volatils (préparation de l'acide benzoïque sublimé) ;

2° A la purification de certaines substances volatiles (purification de l'iode, dit sublimé) ;

3° A la cristallisation de quelques composés volatils (sublimé corrosif) ;

4° A la pulvérisation du soufre, du calomel, etc... Dans ce dernier cas, il est indispensable que la substance, réduite en vapeur, vienne se condenser dans un espace relativement grand où l'air froid, s'interposant entre ces vapeurs, agit à la fois comme réfrigérant et comme produit intermédiaire dans la pulvérisation (pulvérisation par intermède).

La sublimation a quelquefois pour résultat d'amener des transformations allotropiques parmi les corps sublimés, transformations qui se manifestent soit par un dimorphisme dans la cristallisation, soit par un changement de couleur ; c'est ainsi que le sulfure de mercure obtenu par précipitation est noir, alors que celui qui est sublimé est rouge.

Pratiquement, la sublimation peut s'effectuer de diverses manières :

1° On chauffe doucement la substance dans un ballon de verre, ou mieux dans un matras placé sur un bain de sable et entouré de sable jusqu'à la naissance du col, pour dessécher tout d'abord la matière. Lorsque toute trace d'humidité a disparu, on découvre la partie vide du matras et on continue à chauffer plus fortement. Les vapeurs produites viennent se condenser sur les parties découvertes du vase ; pour extraire le produit sublimé, il est indispensable de briser le verre.

2° La sublimation directe dans un matras n'est pas pratique quand il s'agit de condenser des substances très solubles. Dans ce cas, on opère dans des cornues en terre ou en verre communiquant avec un ballon tubulé, par l'intermédiaire d'une allonge de verre.

3° Lorsqu'on veut sublimer de petites quantités de substance organique, on les place dans un vase en terre, appelé *camion*, que l'on recouvre d'une feuille de papier Joseph collée sur les bords du vase de manière à tendre le papier. On dispose ensuite un long cône de carton blanc, qui puisse s'adapter exactement par sa base aux bords du camion ; on lute les jointures avec des feuilles de papier collé. On a soin de ménager une petite ouverture au sommet du cône. On chauffe le camion sur un feu modéré, de telle sorte que le fond du vase seulement soit exposé à l'action de la chaleur. Les vapeurs filtrent à travers le papier et viennent se condenser à la surface intérieure du cône en carton. Telle est l'opération par laquelle on prépare, à l'aide du benjoin, l'acide benzoïque sublimé.

F. **Fusion**. — La fusion est le passage d'un corps de l'état solide à l'état liquide, sous l'action de la chaleur. Ce phénomène s'effectue suivant des lois déterminées : ainsi, quand un corps est pur et qu'il est susceptible de fondre sans décomposition, il fond toujours à une même température, qui lui est propre, et qu'on nomme son *point de fusion ;* de plus, dès qu'un corps commence à fondre et pendant toute la durée de la fusion, sa température reste fixe, bien que l'on continue l'action de la chaleur. Cette dernière chaleur fournie est exclusivement employée au changement d'état ; elle s'appelle la *chaleur latente de fusion.*

Certaines substances passent, avant de fondre, par une phase de ramollissement qui précède d'assez loin, pour quelques-unes, la fusion proprement dite ; ce qui jette souvent de l'incertitude pour la détermination du point de fusion. C'est ainsi que le phosphore, la cire, les corps gras présentent un état pâteux ou visqueux, avant la fusion complète. Cette phase de ramollissement s'appelle la fusion pâteuse.

En pharmacie, la fusion est employée non seulement comme un moyen pour identifier les corps, mais encore pour constater leur pureté. Ainsi l'addition de substances étrangères à la cire, au beurre de cacao, amène un changement dans cette constante physique, appelée point de fusion.

La fusion est aussi une opération préliminaire et indispensable à la confection de quelques formes pharmaceutiques et à la préparation de certaines matières grasses.

En plus de la fusion proprement dite, on distingue aussi la *fusion aqueuse* qui est la liquéfaction d'un corps dans son eau de cristallisation. Ce phénomène, qui dépend à la fois de la solution et de la fusion proprement dite, ne suit pas les lois ordinaires de la fusion.

Pour la détermination du point de fusion, nous renvoyons le lecteur aux *Traités ordinaires de physique*.

G. Solidification. — La solidification est le phénomène qui résulte du passage d'une substance de l'état liquide à l'état solide par suite d'un abaissement de température.

Un liquide à l'état de pureté se solidifie toujours à une même température, que l'on appelle son *point de solidification*, et, lorsque ce liquide commence à se solidifier, sa température reste constante pendant toute la durée du phénomène ; par suite, dans la solidification, il y a toujours une certaine quantité de chaleur dégagée.

Le point de solidification doit généralement coïncider avec le point de fusion. Ce fait n'est pas toujours vrai, car on observe souvent qu'un corps reste liquide à une température beaucoup plus basse que celle de son point de fusion. Cette anomalie est appelée la *surfusion*. Lors des déterminations physiques, on peut, pour les substances pures et bien définies, faire cesser cette surfusion en projetant dans le liquide, dit *surfondu*, un fragment très mince du même corps solidifié ou d'un corps isomorphe.

2.

Les corps gras complexes, comme la cire, le beurre de cacao, une fois fondus, cessent difficilement leur état de surfusion.

La solidification est mise à profit, en pharmacie, dans des circonstances bien déterminées, comme, par exemple, pour incorporer et mélanger intimement des matières grasses, que l'on fait fondre au préalable, ou encore pour purifier l'axonge fondue, qu'on laisse refroidir lentement en l'agitant, pour obtenir un mélange homogène des divers principes qui la composent.

PROCÉDÉS GÉNÉRAUX DE STÉRILISATION

La *stérilisation* est une opération qui consiste à priver un liquide, un instrument ou un appareil des germes qui les souillent : ces germes peuvent être des moisissures, des microbes, etc., ou les spores qui donnent naissance à ces microorganismes.

Les méthodes employées pour obtenir la stérilisation sont nombreuses, elle varient avec les matières à stériliser. Nous ne nous occuperons que des procédés généraux mis en œuvre en pharmacie, soit pour la conservation de certaines formes pharmaceutiques, soit pour la préparation des pansements aseptiques ou encore pour rendre stériles les solutions destinées aux injections hypodermiques. Les méthodes particulières de stérilisation seront décrites lors de l'étude des formes pharmaceutiques, qui réclament leur application.

La stérilisation peut se faire par des agents chimiques, elle porte alors le nom d'*antisepsie ;* ou par des agents physiques, elle constitue alors l'*asepsie*.

La *stérilisation chimique* ou *antisepsie* s'obtient en mettant les substances, destinées à être préservées de l'action des microorganismes, en présence de produits antiseptiques, qui s'opposent à la pullulation des microorganismes et aux altérations qui en résultent.

La stérilisation chimique, à laquelle on doit avoir recours dans certains cas indispensables, n'est pas toujours sans inconvénients. Il est démontré que l'antisepsie ne donne qu'une stérilisation relative : si, en effet, les microbes sont détruits après un contact plus ou moins prolongé avec des composés chimiques, il n'en est pas de même des spores, qui restent le plus souvent inattaquées. Il y a plus, l'emploi de substances antiseptiques n'est pas exempt de dangers, surtout dans la pratique chirurgicale. On comprend tous les déboires auxquels on s'expose, spécialement dans l'emploi des pansements antiseptiques, alors que les spores peuvent se développer et donner lieu à des accidents septiques. Aussi, comme on le verra dans l'étude des pansements, la chirurgie fait surtout usage non seulement d'instruments *aseptiques*, mais aussi de ligatures et pansements *aseptiques*, c'est-à-dire, *rendus stériles par l'action de la chaleur*.

La stérilisation par les procédés chimiques sera réservée aux substances susceptibles d'être altérées par l'action de la chaleur. L'*asepsie*, au contraire, sera employée à la stérilisation des liquides qui résisteront à cette action physique.

Enfin, l'asepsie des liquides pourra encore être obtenue par la filtration à travers la bougie CHAMBERLAND, préalablement stérilisée par la chaleur.

Nous considérerons comme opérations pharmaceutiques les différents procédés utilisés pour réaliser l'asepsie, dont nous diviserons l'étude en deux parties :

1° L'*asepsie obtenue par la chaleur*,

2° L'*asepsie obtenue par la filtration*.

I. — **Asepsie obtenue par la chaleur**.

La stérilisation par la chaleur peut être obtenue : 1° par la chaleur sèche ; 2° par la chaleur humide.

1° *Par la chaleur sèche.* — Ce procédé de stérilisation ne peut être employé que pour les objets qui résistent facilement à une température élevée, car il résulte d'expériences nombreuses que, pour obtenir une asepsie complète par la chaleur sèche, il faut avoir une température de 160° à 180°, par laquelle toutes les spores des microorganismes sont détruites.

La méthode la plus simple de stérilisation par la chaleur sèche et qui n'est guère applicable que pour les instruments de chirurgie ou autres objets métalliques, porte le nom de *flambage ;* elle consiste à passer les objets à plusieurs reprises dans la flamme d'une lampe à alcool.

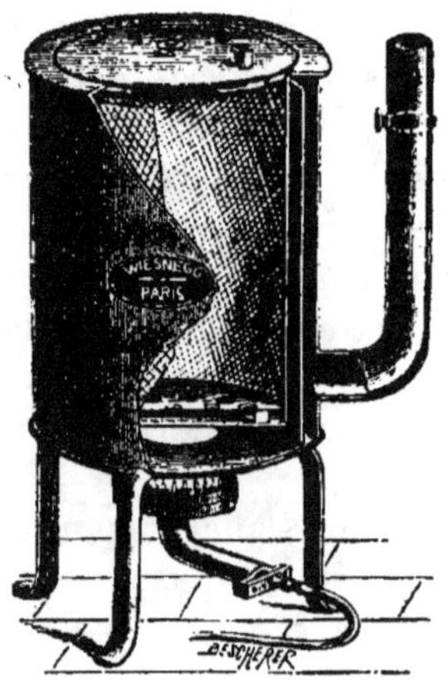

Fig. 16.

Ajoutons que le flambage ne constitue pas un procédé présentant beaucoup de garantie au point de vue d'une asepsie complète.

La stérilisation des appareils ou flacons en verre se fait d'une façon très pratique dans le *four à flamber* de PASTEUR, espèce de fourneau cylindrique en tôle, avec un retour de flamme répartissant uniformément la chaleur et chauffé par une rampe à gaz (fig. 16). Les objets à stériliser sont placés dans le four où l'on ma·ntient, pendant au moins dix minutes, une température de 160° à 180°.

La stérilisation par la chaleur sèche pourra s'effectuer au moyen des étuves à air chaud dont il existe de nombreux spécimens. L'étuve qui, pour le pharmacien, semble répondre à toutes les exigences de la pratique est l'étuve à air chaud de POUPINEL appelée *stérilisateur universel*. Cet appareil

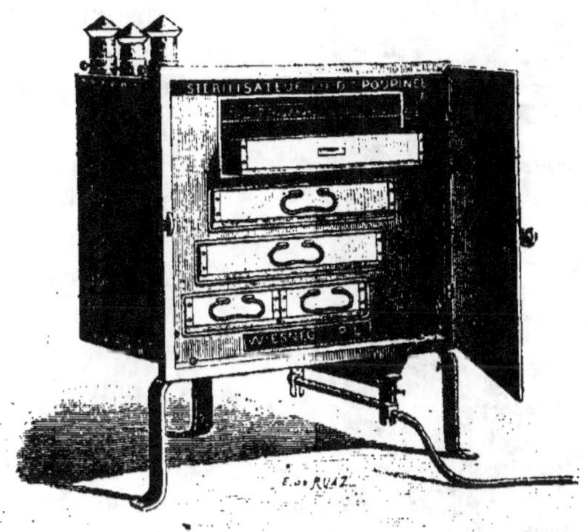

Fig. 17.

(fig. 17), peut servir à la stérilisation, à la fois, des instruments et des objets de pansements. Il se compose d'une étuve à doubles parois dont l'intérieur est divisé en compartiments. L'égale répartition de la chaleur est assurée par des cloisonnements intérieurs et par trois cheminées d'appel dont la hauteur, déterminée expérimentalement dans un premier réglage, est maintenue à l'aide de vis. Le chauffage de l'étuve se fait par une rampe à gaz et la flamme en est réglée par un robinet conique à vis.

Dans les compartiments supérieurs, on obtient souvent une température un peu supérieure à 150°, dans les autres

la température ne dépasse guère 140° à 150°. Un thermo-
mètre à maxima permet de constater que la température
voulue est bien at-
teinte. D'après P.
TERRIER, pour obte-
nir une stérilisation
absolue, il faut main-
tenir cette tempéra-
ture pendant au
moins trois quarts
d'heure. Cette étuve
rend de grands ser-
vices également pour
la stérilisation des
flacons, des pots, des
spatules, des filtres
pipettes, etc.

2° *Par la chaleur
humide*. — L'emploi
de la chaleur humide
nécessite une tempé-
rature moins élevée
pour obtenir une
asepsie complète. En
général, une tempé-
rature de 120° est suf-
fisante pour détruire
non seulement tous
les microorganismes,

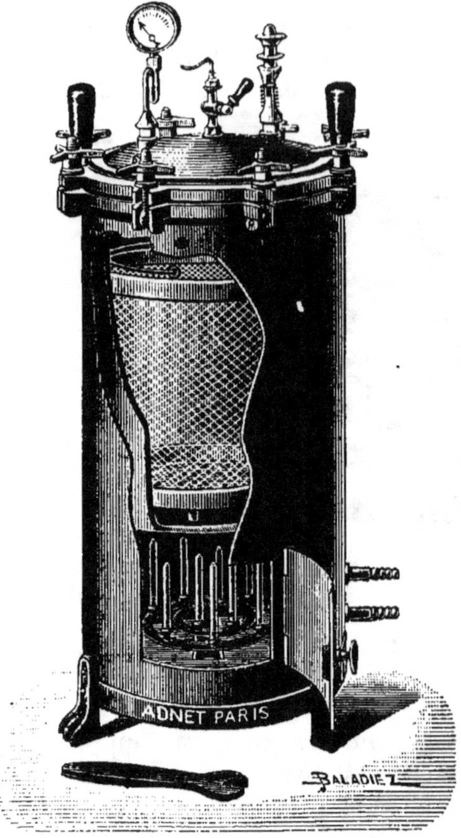

Fig. 18.

mais aussi les spores. L'appareil nécessaire au pharmacien pour stériliser par la chaleur humide, est l'*autoclave*
dans lequel on utilise la *vapeur d'eau sous pression* pour
obtenir la température indispensable à une véritable asepsie.

Le type de ces appareils est l'*autoclave de* CHAMBERLAND qui se prête très bien à la stérilisation des diverses solutions. des ligatures et même des pansements. On peut stériliser dans l'autoclave à la température de 100°; mais, le plus souvent, la stérilisation est obtenue par la vapeur sous une pression qui peut aller de 2 à 3 et 4 atmosphères, correspondant à une température de 120°, 134° et 144° centigrades.

L'autoclave de CHAMBERLAND (fig. 18) est un cylindre en cuivre rouge brasé. L'ouverture supérieure est fermée par un couvercle mobile en bronze très lourd, fixé à la partie périphérique du cylindre par de petites vis de pression et un joint de caoutchouc. Ce couvercle présente trois orifices, portant l'un une soupape de sûreté, l'autre un robinet et le troisième un manomètre. L'appareil est entouré d'une enveloppe en tôle et il est supporté par un fourneau également en tôle muni d'un brûleur à gaz.

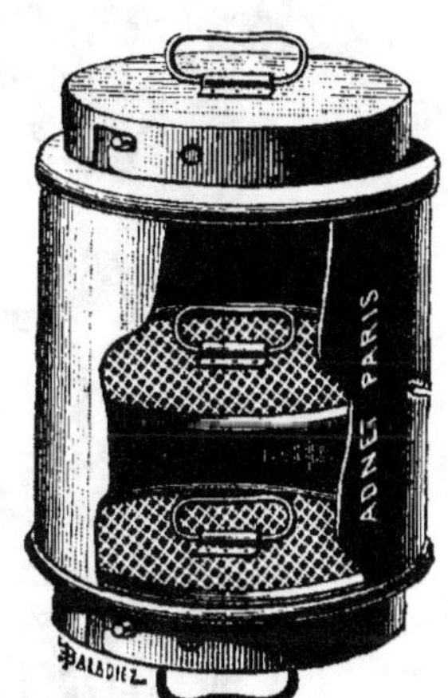

Fig. 19.

Dans l'intérieur de la chaudière, on peut placer un panier en toile métallique disposé à une certaine distance du fond de la chaudière. Au panier on peut substituer des boîtes en cuivre nickelé, lorsqu'on veut stériliser des pansements. Ces boîtes (fig. 19) possèdent un couvercle supérieur et un couvercle inférieur, munis de trous tout autour, que l'on peut ouvrir ou fermer en tournant légèrement les couvercles; pendant la stérilisation, les trous sont ouverts afin de laisser circuler la vapeur dans toutes les parties.

Pour opérer une stérilisation à l'autoclave, on verse un ou deux litres d'eau dans la chaudière, on dispose soit le panier en laiton, avec les ustensiles à stériliser, soit les boîtes

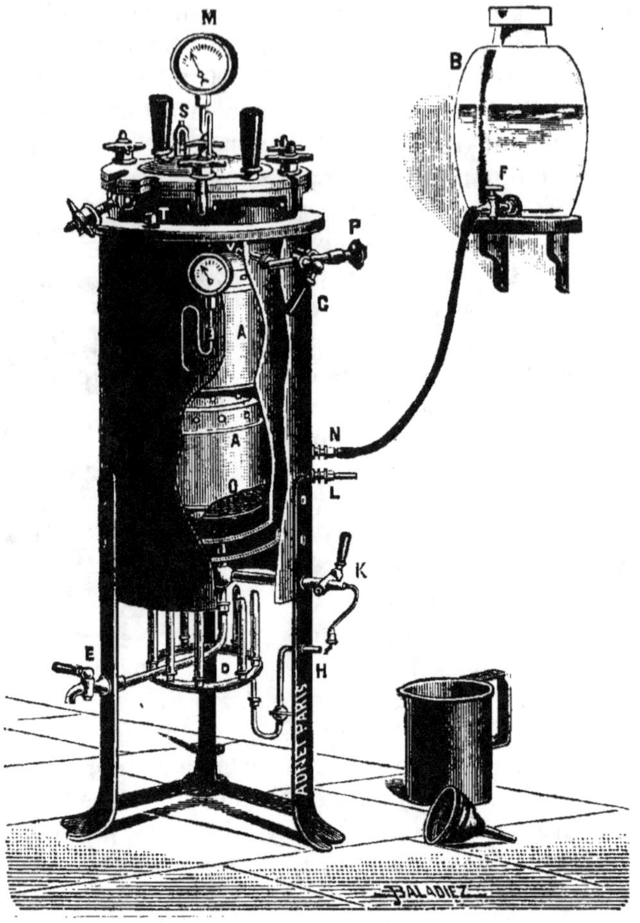

Fig. 20.

en cuivre ; enfin, on place le couvercle de l'autoclave,
on serre les boulons. On a soin d'ouvrir le robinet du

couvercle pour laisser échapper l'air, on chauffe ; dès que la vapeur sort en sifflant, on ferme ce robinet. A ce moment la température est à 100°. Si on continue à chauffer, la pression s'élève et le manomètre marque 1, 2 ou 3 atmosphères correspondant à des températures de 120°, 134°, 144° C. Il est bon de régler la température et de faire jouer la soupape de sûreté pour maintenir la pression et, par suite, la température cherchée, pendant dix ou quinze minutes. On éteint ensuite le gaz, on attend que le manomètre soit revenu à zéro, on ouvre le robinet et l'air rentre en sifflant dans l'appareil. On enlève le couvercle et les appareils à stériliser qu'il contenait.

L'inconvénient de l'autoclave de CHAMBERLAND est de donner, après stérilisation, des pansements humides qu'il faut faire ensuite sécher à l'étuve.

On a cherché à obtenir la dessiccation des pansements dans l'autoclave même où l'on a effectué la stérilisation. L'appareil qui répond le mieux à ce but est celui de SOREL (fig. 20). Cet appareil présente le grand avantage de stériliser les pansements dans toutes leurs parties et de les sécher complètement.

La stérilisation est obtenue par la vapeur d'eau sous pression à 134°, produite dans la double paroi de l'appareil : au moyen d'un robinet, cette vapeur passe dans le corps intérieur et traverse les objets à stériliser. Le séchage se fait à l'aide d'une trompe qui fait le vide dans l'autoclave. Enfin, pour rétablir la pression normale, on introduit de l'air rendu stérile par un tube de platine porté au rouge.

Voici le maniement du stérilisateur de SOREL, tel qu'il est décrit par le fabricant. On introduit à chaque opération deux litres d'eau, dans la double paroi par le bouchon *T* ; on place la boîte *A* mobile, garnie de pansements à stériliser, en ayant soin d'enlever le couvercle inférieur *B* et de le déposer sur le fond du corps intérieur, dans la

GÉRARD.   3

disposition indiquée sur la figure. Le couvercle supérieur ne s'enlève pas, mais les trous existant tout autour doivent être ouverts.

La collerette de la boîte repose sur un cordon de caoutchouc ; elle est munie d'un petit tube qui sert à ramener dans le bas du stérilisateur la vapeur condensée sur le couvercle.

Le joint du couvercle en bronze et de la boîte se fait avec une rondelle mobile de caoutchouc, munie d'une échancrure qui doit se rencontrer avec l'orifice du petit tube indiqué ci-dessus.

On serre le bouchon *T* du couvercle, on ferme les robinets *R* et *E* du bas de l'appareil, on ouvre le robinet *K* placé sur le couvercle et celui *G* placé sur le côté.

Le brûleur à gaz *D* est allumé, on voit bientôt la vapeur s'échapper par le robinet *K* du couvercle, on le ferme et la pression s'établit pour 2 atmosphères, pression que l'on maintient cinq minutes.

Alors, sans éteindre le brûleur à gaz, on ferme le robinet *G*, placé le long de la paroi et on ouvre le robinet *E* qui correspond à la trompe à eau *F*. La vapeur d'eau est entraînée, le manomètre retombe à zéro. Pendant ce temps, la vapeur continue à circuler dans la double enveloppe, car le robinet *G* étant fermé, elle ne peut plus pénétrer dans le cylindre intérieur en *C* ; la soupape de sûreté *L* permet de continuer le chauffage sans avoir à se préoccuper de la pression.

Quand la vapeur est complètement sortie par le robinet *E*, on fait marcher la trompe à eau *F* et on maintient le vide, indiqué à 75 par le manomètre, pendant dix ou quinze minutes. On a bien soin, avant d'arrêter le courant d'eau de la trompe, de fermer le robinet *E*, et, on allume le bec de gaz *H* placé sur le couvercle, qui porte au rouge le tube de platine et on ouvre le robinet *K* jusqu'à ce que le manomètre soit revenu à zéro.

L'opération est alors terminée ; on éteint le gaz, on ouvre

le couvercle de l'appareil et on enlève la boîte *A*, en ayant la précaution de remettre aussitôt le couvercle inférieur et de fermer les trous du supérieur, si les pansements doivent séjourner dans la boîte.

Certaines substances ne peuvent être soumises sans s'altérer à une température de 120°, nécessaire à une stérilisation complète : on s'est assuré qu'une température de 60° à 80°, s'exerçant chaque jour, pendant une heure, et renouvelée durant une période de quatre à dix jours, suivant les objets ou les produits à stériliser, était suffisante pour détruire les microorganismes et leurs spores. Cette méthode, appelée *stérilisation par chauffage discontinu ou méthode de* TYNDALL, peut se pratiquer facilement à l'aide des étuves ordinaires de nos laboratoires.

La stérilisation est une opération que le pharmacien doit employer journellement, soit pour réaliser l'asepsie et la conservation de certaines solutions, soit pour la préparation des divers objets de pansements aseptiques. Quant aux multiples précautions indispensables pour conserver l'asepticité, nous renvoyons le lecteur à la *Technique Bactérioscopique* de G. ROUX, parue dans cette collection.

La stérilisation par l'*eau bouillante* est souvent mise à profit par le pharmacien, pris au dépourvu et qui se trouve dans la nécessité de stériliser rapidement un objet quelconque, un flacon, par exemple. Il suffit alors de plonger ce flacon, muni de son bouchon, dans de l'eau que l'on porte à l'ébullition, ébullition que l'on maintient pendant quinze à vingt minutes. On réalise ainsi, non pas une asepsie absolue, mais une stérilisation suffisante en pratique.

II. — Asepsie obtenue par la filtration.

La stérilisation par la chaleur n'est pas applicable à certaines solutions qui, dans ces conditions, seraient susceptibles d'éprouver des altérations profondes, comme les solutions de cocaïne, de glycérophosphates, les extraits d'organes, etc. On emploie alors la stérilisation par la bougie de porcelaine dégourdie de CHAMBERLAND (fig. 21), fermée par un bout et terminée de l'autre par un téton

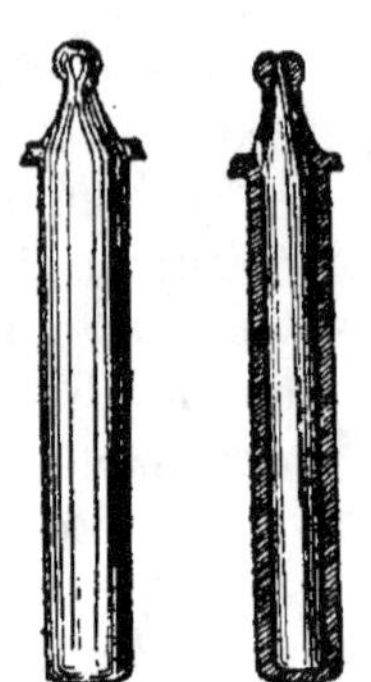

Fig. 21.

ouvert. Cette bougie a la propriété de laisser filtrer à travers ses pores le liquide et de retenir tous les microorganismes. La filtration à travers cette bougie est toujours très lente, quand elle s'effectue à la pression ordinaire ; il faut, en général, que le liquide à stériliser soit soumis à une certaine pression ou qu'il soit sollicité à passer à travers les pores du filtre par une aspiration. L'appareil qui, en pharmacie, rend les plus grands services pour la stérilisation des solutions destinées aux injections hypodermiques, est le *filtre* KITASATO (fig. 22). Il se compose d'une fiole conique en verre épais portant deux tubulures, l'une supérieure fermée par un bouchon de caoutchouc, traversé par une bougie CHAMBERLAND surmontée elle-même d'une boule de verre faisant l'office d'entonnoir et rétrécie à sa partie supérieure, l'autre latérale communiquant avec un tube de verre terminé par deux olivettes.

Avant la filtration, l'appareil doit être stérilisé : à cet effet, on bouche les deux ouvertures au moyen de petits tampons d'ouate et on porte le filtre soit dans le four à flamber, soit dans l'autoclave. Pour rendre aseptique un liquide quelconque,

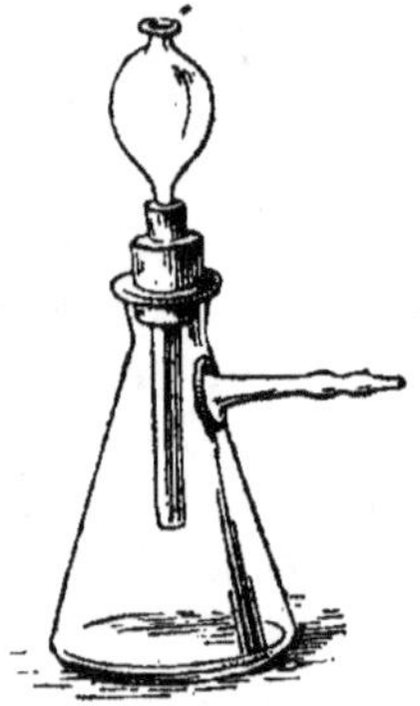

Fig. 22.

il suffit de déboucher, avec toutes les précautions voulues, l'ouverture de l'entonnoir, d'y verser le liquide à stériliser et de relier la tubulure latérale à la trompe à eau. Sous l'influence du vide partiel produit dans l'appareil, la solution passe à travers la bougie CHAMBERLAND et vient se réunir dans la fiole. On peut même répartir ensuite le liquide

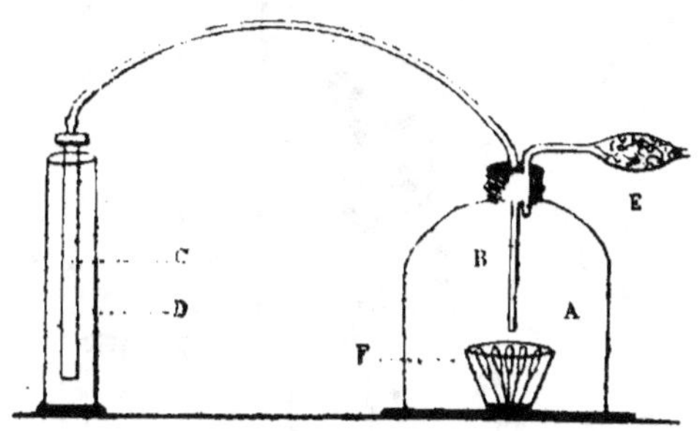

Fig. 23. — Appareil de EURY.

stérilisé dans des flacons ou des ampoules, préalablement stérilisés, que l'on ferme avec un coton aseptique ou que l'on scelle à la lampe.

EURY a imaginé un appareil qui permet à la fois de stériliser les liquides et de les répartir dans des ampoules.

« Cet appareil (fig. 23), très simple à construire, se compose d'une cloche à vide *A*, dont la douille est fermée par un bouchon de caoutchouc traversé par deux tubes de verre; l'un de ces tubes *B* plonge presque au centre de la cloche et il est relié, par un tube de caoutchouc à vide, avec une bougie CHAMBERLAND *C*, plongeant dans une éprouvette D; l'autre tube *E*, qui porte un renflement rempli de coton, communique avec une trompe à vide.

« Ces différentes pièces sont préalablement stérilisées et montées sur la cloche.

« D'autre part, dans un verre conique F, on dispose les

ampoules, la pointe ouverte et tournée vers le bas, on stérilise le verre avec les ampoules et on l'introduit sous la cloche. L'appareil est prêt à fonctionner.

« On remplit l'éprouvette D avec la solution à filtrer et on fait le vide ; le liquide traverse la bougie et vient tomber

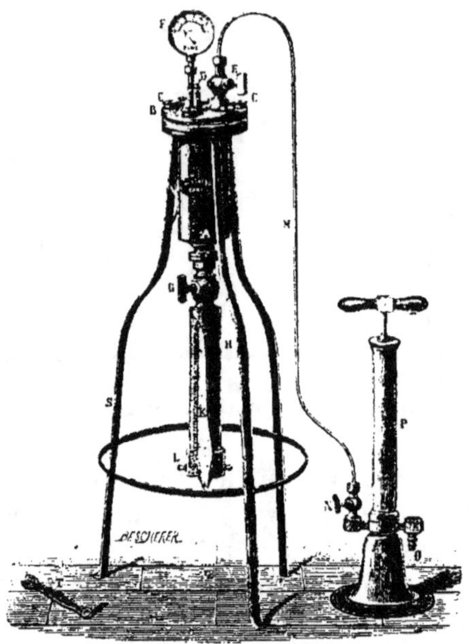

Fig. 24.

dans le verre F ; lorsque la quantité filtrée est suffisante pour remplir les ampoules, on fait rentrer l'air lentement : les ampoules se remplissent ; il ne reste plus qu'à enlever le verre et à le remplacer par un autre contenant de nouvelles ampoules et on recommence l'opération.

« Cet appareil permet de remplir, facilement et en peu de temps, de grandes quantités d'ampoules. »

Au lieu d'effectuer la filtration à la bougie CHAMBERLAND

par aspiration, on peut, au contraire, exercer une pression graduelle sur la solution à stériliser pour la forcer à traverser le filtre.

On emploie l'appareil représenté dans la figure ci-contre (fig. 24). Le liquide qui doit être filtré est placé dans le récipient A, en cuivre, à parois solides et dont le couvercle B se fixe avec de fortes vis de pression C. Ce réservoir porte à sa partie inférieure un filtre CHAMBERLAND ; un robinet G règle le passage du liquide du réservoir dans l'espace qui entoure la bougie K. La pression s'obtient à l'aide d'une pompe aspirante et foulante de GAY-LUSSAC P, qui se fixe en E à une tubulure à robinet que porte le couvercle du réservoir. Un manomètre F indique la pression obtenue.

La bougie filtrante, employée dans ces divers appareils, doit, avant chaque opération, être nettoyée et stérilisée. Il suffit, pour cela, de la brosser avec une brosse dure, de la laver à grande eau et mieux de la plonger pendant quelque temps dans l'eau chaude, pour la débarrasser le plus possible des produits solubles restés dans les pores du filtre. On sèche ensuite la bougie à l'étuve entre 37° et 40°, on la porte au rouge dans la flamme d'un bec de BUNSEN ou on la stérilise à l'autoclave.

Pour aseptiser les préparations opothérapiques, on emploie de préférence la filtration à la bougie d'alumine, sous pression d'acide carbonique, dans l'appareil de d'ARSONVAL. Nous aurons l'occasion de décrire la technique de cette stérilisation, lorsque nous étudierons ces préparations physiologiques.

La stérilisation par filtration présente l'inconvénient de modifier quelquefois la composition du liquide filtré. Les filtres de porcelaine retiennent certaines substances albuminoïdes solubles, soit des diastases, des toxalbumines ou encore des antitoxines.

Hugounenq a montré que, dans la filtration à travers la porcelaine, les solutions de caséine laissent dégager des gaz, et, que la proportion de caséine, précipitable par l'acide acétique, subit une diminution considérable qui, dans certains cas, peut atteindre le tiers du poids total. Il est un fait absolu, c'est qu'on ne peut conclure de la composition chimique d'un liquide donné contenant des matières albuminoïdes, à la composition chimique de ce même liquide après stérilisation sur bougie.

Par suite, la filtration sur porcelaine est d'un emploi qui ne peut être complètement généralisé. On y aura recours pour aseptiser des liquides tenant en dissolution des substances non susceptibles de se fixer sur la porcelaine. On évitera de filtrer sur bougie Chamberland les solutions de ferments, les sérums thérapeutiques qui doivent leur activité à des diastases, à des toxalbumines ou à des antitoxines.

3° Opérations résultant d'une action physique s'exerçant en présence d'un liquide

A. **Dissolution**. — La dissolution est le phénomène qui résulte de la dissémination des molécules d'un corps solide, liquide ou gazeux dans les molécules d'un autre corps liquide, appelé *dissolvant*, de façon à avoir un tout homogène.

On donne le nom de *dissolution* ou de *solution* aussi bien à l'action qui s'est accomplie qu'au produit qui en est résulté.

La dissolution est souvent accompagnée de phénomènes thermiques, dus à des causes multiples qui peuvent être physiques (changement d'état des corps) ou chimiques (réaction du dissolvant sur le corps dissous donnant naissance à un dégagement de chaleur). L'effet thermique, observé dans la dissolution, est toujours égal à la somme algébrique de toutes ces causes, et, suivant celles qui l'emportent, il en résulte tantôt un abaissement, tantôt une élévation de température.

Le liquide homogène résultant de la dissolution présente, vis-à-vis du dissolvant employé, des propriétés différentes : généralement, la dissolution s'accompagne d'une contraction, les densités des liqueurs, formées par les mêmes produits, varient avec la proportion de ces derniers, enfin les constantes physiques des corps en présence sont modifiées (points de solidification, d'ébullition, tension de vapeurs, couleurs, pouvoir rotatoire, etc.).

Quel que soit le procédé employé pour dissoudre, dans un liquide, un composé solide, liquide ou gazeux, on remarque que, pour une température déterminée, la quantité maxima du composé dissous est constante, si on a soin de maintenir le dissolvant en contact avec le corps à dissoudre. Cette quantité maxima étant atteinte, la dissolution est dite *saturée ;* cette limite de saturation caractérise la solubilité du corps.

On appelle *coefficient de solubilité* d'un corps, dans un dissolvant déterminé et pour une température donnée, la quantité du corps dissous dans l'unité de poids du dissolvant.

Une élévation de température augmente la solubilité des composés solides et liquides et diminue, au contraire, celle des corps gazeux.

L'augmentation de pression facilite, en général, la solubilité de tous les corps et principalement celle des composés gazeux.

Un même liquide dissout différentes substances dans des proportions qui varient avec la nature de ces substances, et, d'autre part, un corps ne se dissout pas de la même façon dans les divers dissolvants. Ces caractères sont importants pour différencier les substances entre elles, on les applique souvent, soit en chimie, soit en pharmacie, pour identifier un corps.

Lorsqu'on a deux dissolvants non miscibles entre eux, si on prend une substance soluble dans chacun d'eux et si on agite une solution faite dans l'un des dissolvants avec une certaine quantité de l'autre, le corps dissous se partage entre les deux liquides. Les quantités dissoutes par un même volume de ces deux liqueurs sont entre elles dans un rapport constant, appelé *coefficient de partage*, lequel dépend seulement de la nature des corps, de la concentration et de la température (BERTHELOT et JUNGFLEISCH).

Nous avons vu que lorsqu'un liquide a dissous d'une substance tout ce qu'il peut en prendre, on dit qu'il est saturé ou que le liquide est à saturation. Si la saturation a été faite à chaud, la dissolution abandonne en partie, par le refroidissement, le corps qu'elle contient. Il arrive souvent qu'une solution saturée à chaud ne laisse déposer par refroidissement aucune quantité de ce corps, le dissolvant renferme alors une proportion de substance supérieure à la limite de saturation, pour la température de l'expérience : une semblable solution est dite *sursaturée*.

Tous les liquides peuvent être employés comme dissolvants, mais ceux que l'on utilise, surtout en pharmacie, sont : l'eau, l'alcool à des degrés divers, le vin, la bière, le vinaigre, l'éther, la glycérine, les huiles fixes, le chloroforme le sulfure de carbone, différents carbures d'hydrogène, comme l'essence de térébenthine, l'huile de vaseline, etc.

Les différents procédés de dissolution sont :

a) La solution simple ;

b) La macération ;

c) L'infusion ;

d) La digestion ;

e) La décoction ;

f) La lixiviation ou percolation.

a) La *solution simple* s'emploie surtout lorsque le corps à dissoudre est soluble sans résidu dans le dissolvant. Si le corps est liquide, il suffit de le mélanger au dissolvant et d'agiter pour avoir un produit homogène. Lorsque les deux liquides ne sont pas miscibles en toutes proportions ou que l'un des deux est en quantité supérieure au coefficient de solubilité des deux liquides réciproques, on laisse reposer et la partie restée insoluble se sépare de la dissolution ; on l'isole par la décantation.

Le mélange des deux liquides dégage quelquefois une quantité de chaleur telle, que l'opération peut devenir dangereuse, si on ne prend pas quelques précautions : c'est ainsi que, pour faire de l'acide sulfurique dilué, c'est-à-dire pour dissoudre de l'acide sulfurique dans l'eau, il faudra verser lentement l'acide dans l'eau en agitant continuellement et non l'eau dans l'acide, opération qui provoquerait la formation brusque de vapeurs, avec projection du mélange.

Lorsque la substance à dissoudre est solide, on la met en contact avec le dissolvant ; mais, pour faciliter la dissolution, on pulvérise au préalable le corps et on agite le mélange. Cette opération s'effectue dans un mortier de verre ou de porcelaine. Nous avons vu qu'en général la chaleur augmentait les solubilités et par suite, si le dissolvant et le corps à dissoudre sont inaltérables par la chaleur, on chauffe le mélange soit à feu nu, soit au bain-marie. Lorsque le dissolvant est volatil, on opère dans un ballon muni d'un réfrigérant à reflux, qui condense les vapeurs et les ramène dans le ballon. Si on emploie comme dissolvant le vin, la bière ou le vinaigre, la dissolution doit se faire exclusivement à froid ; dans le cas de l'huile et de la glycérine, on ne doit pas dépasser la température de 100°.

Le résultat de la solution s'appelle un *soluté*.

b) La *macération* et, en général, tous les autres procédés de dissolution dont nous allons parler, ont pour but principalement de séparer certaines substances solubles d'autres qui sont insolubles. La macération consiste à laisser séjourner un corps dans un liquide, pendant un temps déterminé et à la température ordinaire. On a recours à ce mode de dissolution, lorsque les principes à dissoudre sont facilement solubles, ou que le corps, sur lequel on fait agir la macération, est altérable par la chaleur, ou renferme des produits volatils. Pour favoriser la dissolution des principes solubles, on a soin d'agiter souvent le mélange dans des vases fermés. La macération terminée, on décante le liquide, on exprime le marc, on mélange les différentes liqueurs et on filtre. On obtient ainsi un *macéré*.

c) L'*infusion* sert surtout à dissoudre à chaud les matières actives des substances végétales, en employant l'eau comme véhicule. On verse le liquide bouillant sur la substance médicamenteuse divisée et on laisse macérer en vase clos pendant un temps relativement court et qui a pour durée la limite de refroidissement du véhicule. La dissolution des principes actifs s'effectue, dans ces conditions, à une température qui n'est jamais supérieure à 75° ou 80°, par suite du refroidissement immédiat de l'eau bouillante en présence du vase et de son contenu. L'infusion est sutout mise en pratique pour épuiser les substances végétales à tissu délicat et dont les produits que l'on veut dissoudre sont facilement solubles à la température à laquelle on opère.

Le résultat de l'infusion porte le nom d'*infusé*.

d) La *digestion* est une méthode de dissolution ou d'épuisement qui consiste à maintenir, pendant un temps déterminé, les substances immergées dans le dissolvant, porté à une température plus ou moins élevée, mais toujours inférieure à celle de l'ébullition du véhicule. La digestion est donc une macération faite à chaud. La digestion se fait dans des vases en verre ou en porcelaine renfermant la substance et le liquide, on chauffe soit à l'étuve, soit au bain-marie. Lorsque le liquide employé est très volatil, on effectue la digestion dans un ballon communiquant avec un réfrigérant à reflux.

c) La *décoction* est une opération qui a pour but de retirer d'une substance animale ou végétale tous les principes solubles qu'elle contient, en la soumettant, pendant un temps déterminé, à l'action d'un liquide porté à l'ébullition. Elle se pratique exactement comme la digestion, en ayant soin toutefois de maintenir le dissolvant à l'ébullition, et lorsque ce dernier est volatil, on se sert comme précédemment, d'un ballon muni d'un réfrigérant à reflux.

La décoction se fait donc à une température élevée et qui est celle de l'ébullition du liquide ; elle met en liberté certains principes et en dissout d'autres, qui seraient restés insolubles à une température plus basse ; des composés, provenant des substances employées et ne se formant qu'en présence de l'eau bouillante, prennent naissance dans la décoction. Il faut dire aussi que, par l'action prolongée de la chaleur, certains produits s'altèrent, deviennent insolubles et peuvent même être détruits entièrement. Depuis que nos connaissances sur les principes immédiats sont plus précises, on sait que l'action de la chaleur amène, chez quelques alcaloïdes, par exemple, des transformations isomériques, des hydratations, des oxydations, qui annihilent ou modifient leur action thérapeutique. La chaleur peut aussi, dans des mélanges complexes, hydroliser les glucosides, détruire les matières colorantes qui, par une ébullition prolongée, se fixent sur les fibres végétales, et rendent insolubles certains principes immédiats, par suite des transformations chimiques dont nous avons parlé. Nous pourrions citer des exemples multiples de modifications qui résultent de l'emploi prolongé de la chaleur. Dans le cours de cet ouvrage, nous aurons l'occasion, lors de l'étude des divers médicaments, de revenir sur ces faits, qui font de la digestion une opération ne devant être employée que dans des conditions bien déterminées.

f) La *lixiviation* ou *percolation* est une opération dans laquelle on épuise une substance de ces principes solubles,

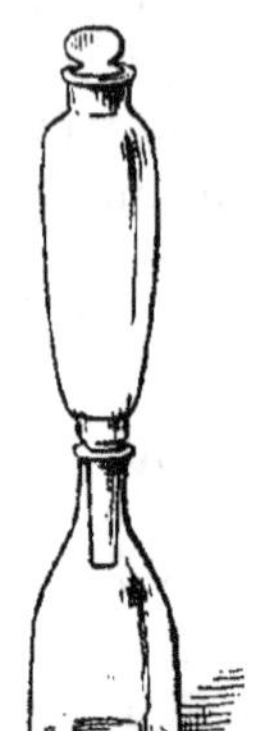

Fig. 25.

en la faisant traverser par un dissolvant approprié, qui peut être l'eau, l'alcool, l'éther, un carbure d'hydrogène, etc.

Les appareils, employés pour la lixiviation, s'appellent *lixiviateurs*, *digesteurs* ou *percolateurs*. Le plus simple consiste dans une allonge droite légèrement conique (fig. 25), dont le col est obstrué par quelques fragments de la substance ou par des morceaux de verre cassé, sur lesquels on dispose une couche de coton ou d'amiante. La substance à épuiser est introduite dans l'allonge fixée au goulot d'un flacon, en ayant soin de ménager, par un petit carré de papier, la sortie de l'air de ce dernier. La poudre tassée modérément est d'abord imbibée par le dissolvant, puis on verse celui-ci par fractions ; le liquide pénètre dans la masse, se sature des produits solides et tombe dans le flacon ; l'addition d'une nouvelle quantité de dissolvant force les premières couches du liquide à traverser la substance, elle les déplace, de là le nom de *méthode de déplacement* donné à ce procédé de dissolution.

Lorsqu'on a une certaine quantité de matière à traiter, on se sert d'un appareil en métal cylindrique (fig. 26) terminé à sa partie inférieure par un cône renversé. A la jonction du cylindre et du cône se trouve un diaphragme percé de trous destiné à recevoir la substance, celle-ci, à sa partie supérieure, est elle-même recouverte d'un autre diaphragme mobile analogue sur lequel on verse le dissolvant.

Pour que l'épuisement de la matière se fasse dans de bonnes conditions, il faut prendre certaines précautions : la substance doit être réduite en poudre d'une grosseur non pas déterminée, mais variable avec la nature de la matière à épuiser. Si celle-ci est destinée à être traitée par l'eau et si elle est susceptible de se gonfler par ce dissolvant, elle sera réduite en poudre grossière : tel est le cas de la rhubarbe et de la gentiane. Les substances, au contraire, à tissu compact, comme la noix vomique, par exemple, peuvent être en poudre plus fine. De plus, le tassement de la matière doit être aussi uniforme que possible, sinon il se

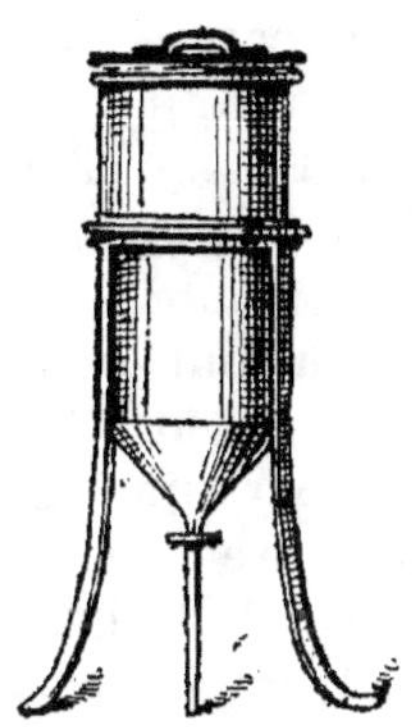

Fig. 26.

forme des *fausses voies*, c'est-à-dire que le liquide pénètre dans les interstices où il rencontre moins de résistance et l'épuisement est incomplet dans les parties les plus tassées.

Certains auteurs ont proposé, pour favoriser la lixiviation des substances se gonflant facilement par l'eau, de les mélanger à de la paille hachée ou à du sable lavé. L'emploi du sable facilite en effet l'opération, mais l'addition de paille, qui se mélange difficilement à la masse, tend au contraire à multiplier les fausses voies. Il est préférable, pour les poudres végétales desséchées, de les imbiber, au préalable, de liquide, de laisser en contact pendant vingt-quatre heures et de disposer ensuite le mélange dans le lixiviateur.

Tenant compte de toutes les observations précédentes, la

Pharmacopée des États-Unis pratique la lixiviation de la façon suivante.

La matière est humectée avec une certaine quantité d'eau et, après une macération de vingt-quatre heures, le mélange est introduit dans le percolateur et on lixivie en ajoutant le dissolvant, de façon que le niveau du liquide soit toujours à la partie supérieure de la substance. On continue la percolation, jusqu'à ce que l'on recueille les trois quarts de la colature que l'on doit obtenir. La masse est retirée de l'appareil et soumise à la presse, on filtre le liquide exprimé que l'on ajoute au produit de la lixiviation, on complète avec de l'eau pour avoir le volume indiqué. Lorsque cette opération a pour but d'épuiser complètement la matière, on continue la lixiviation jusqu'à ce que le liquide écoulé soit incolore, inodore et ne donne pas de résidu à l'évaporation.

On doit choisir un percolateur de dimensions telles que la hauteur occupée par la substance doit être de six fois environ le diamètre de l'appareil. On conseille, dans la lixiviation avec l'allonge en verre, de recouvrir la substance d'une couche de sable lavé, qui maintient la matière convenablement tassée et permet de répartir uniformément le dissolvant versé à la surface.

Il arrive quelquefois que le coton, qui obstrue le col de l'allonge, se tasse lorsqu'il est mouillé et empêche le liquide de s'écouler, aussi recommande-t-on de préférence l'emploi du coton de verre. Si on n'a pas le soin de maintenir, suivant les indications de la Pharmacopée des États-Unis, l'appareil rempli du dissolvant, l'air entraîné par la colonne de liquide envahit la masse qu'elle déplace et les fausses voies sont créées.

On accélère quelquefois l'écoulement du liquide en faisant un vide partiel dans le flacon destiné à recevoir la colature : à cet effet, on peut se servir d'un flacon à très large ouverture dont le bouchon est percé de deux trous, l'un donnant passage au col de l'allonge et l'autre à un tube coudé relié par un caoutchouc à une trompe à vide. Mais il arrive souvent aussi, dans ces conditions, que la matière se tasse fortement et l'écoulement du liquide, s'arrête brusquement.

Lorsque l'alcool est employé comme dissolvant dans la lixiviation, les substances ne se gonflent pas ; elles peuvent, par suite, être réduites en poudre très fine ; les fausses voies sont rares et l'opération marche généralement bien.

Quand le dissolvant est volatil et d'un prix assez élevé, comme l'alcool et l'éther, la lixiviation se fait en vase clos pour éviter la déperdition du liquide par évaporation. Le flacon inférieur porte alors (fig. 27) une tubulure latérale à laquelle on adapte un tube recourbé qui le fait communiquer avec le haut de l'allonge. Sans cette précaution, l'air se comprimerait dans le flacon et arrêterait l'écoulement.

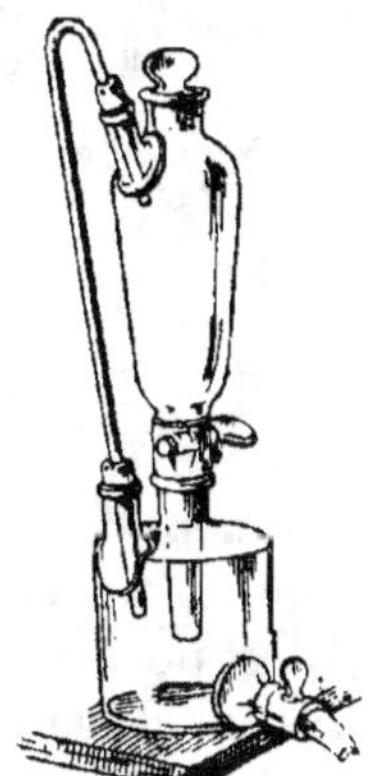

Fig. 27.

Le Codex de 1884 ne donnait aucune indication précise pour l'opération de la lixiviation, laissant au pharmacien le choix entre ce procédé d'épuisement des drogues médicamenteuses et la macération. Cette liberté, dit Em. Bourquelot, *est absolument en contradiction avec les principes mêmes de l'institution du Codex, d'après lesquels tout médicament doit être préparé de la même façon sur tout le territoire français afin d'avoir partout la même composition. En conséquence, la Commission du Codex a adopté l'article sur la lixiviation tel qu'il était rédigé par* Em. Bourquelot. *Ce mode d'épuisement est maintenant prescrit par le Codex, conformément aux décisions de la Conférence internationale de Bruxelles, pour l'obtention de toutes les teintures et des extraits de drogues héroïques.*

Le lecteur trouvera dans la Pharmacopée de 1908 (voir ce volume p. 383) la forme du percolateur à employer, le traitement préalable que doit subir la poudre à épuiser, le moyen de conduire la lixiviation pour obtenir, autant qu'il est possible, des produits toujours identiques.

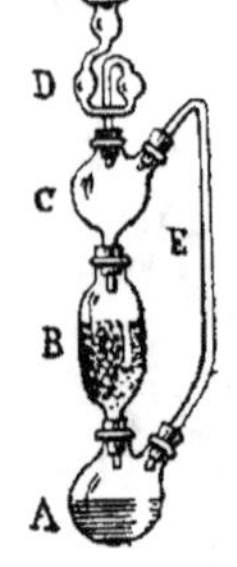

Fig. 28.

Lorsque la lixiviation doit se faire à la température de l'ébullition et avec des liquides volatils, les appareils qui servent au déplacement s'appellent plus spécialement *digesteurs*. Le digesteur de Payen (fig. 28), le plus anciennement connu, se compose d'un ballon *A* à deux tubulures, dans lequel on met le dissolvant volatil et que l'on peut chauffer par un bain-marie. Le ballon est surmonté d'une allonge *B* contenant la matière pulvérisée à épuiser; cette allonge supporte un ballon à deux tubulures *C*. La tubulure supérieure porte un tube de sûreté à boule *D*, qui constitue une fermeture hydraulique. La tubulure latérale du ballon supérieur est reliée par un tube coudé *E* à la tubulure latérale du ballon inférieur. Le liquide étant porté à l'ébullition dans le ballon, les vapeurs passent par le tube latéral *E* et vont se condenser dans le ballon supérieur *C* refroidi par l'air extérieur. Le liquide condensé s'écoule sur la matière, l'épuise et retombe dans le ballon inférieur pour se volatiliser à nouveau et parcourir le même chemin. Le

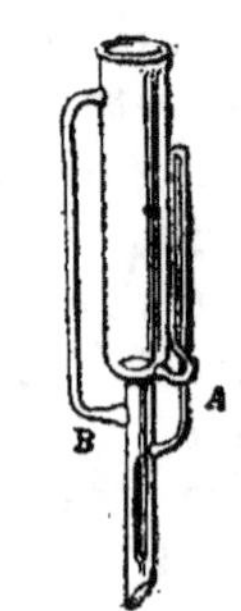

Fig. 29.

liquide du ballon étant maintenu constamment à l'ébullition, on produit à travers l'appareil une circulation continue. Dans cet appareil, la condensation des vapeurs n'est pas toujours complète et celles-ci s'échappent en partie par le tube *D*. Aussi est-il préférable de relier directement l'allonge *B* à un réfrigérant de Liebig, disposé à reflux.

Pour la lixiviation à chaud, avec des liquides volatils, de petites quantités de matière, on peut se servir du tube lixiviateur de Soxhlet (fig. 29) que l'on fixe sur un ballon, le tube contenant la matière à épuiser est surmonté lui-même d'un réfrigérant ; on verse d'abord dans cet appareil une certaine quantité du dissolvant, pour amorcer le tube *A*. On chauffe le ballon au bain-marie ; le liquide distille, les vapeurs s'échappent en *B*, se condensent dans le réfrigérant pour retomber dans le tube et traverser la substance à lixivier ; le liquide se rend ensuite dans le ballon par le siphon *A*.

Barthe a fait connaître dans le *Bulletin de la Société de Pharmacie de Bordeaux* de 1897, un appareil à lixiviation, pour dissolvants volatils, vraiment pratique et que tout pharmacien peut fabriquer lui-même : « La figure ci-contre (fig. 30), suffit à expliquer le fonctionnement de cet appareil. Une petite allonge *A'* pénètre dans une autre *A* de

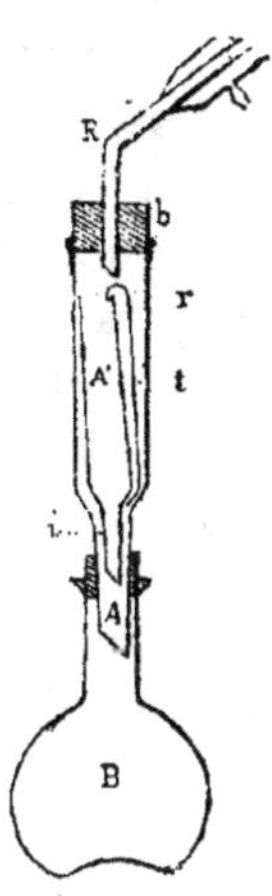

Fig. 30.

plus grandes dimensions : un petit tube de verre plein est interposé entre les deux allonges et descend en s'incurvant légèrement jusque dans le col de la plus grande ; il est retenu à cette dernière par son extrémité supérieure *r*, recourbée à la lampe en forme de crochet. De cette façon, les vapeurs du dissolvant, en sortant du ballon *B* chauffé, passent dans l'interstice *i* compris entre les deux allonges et vont se condenser dans le réfrigérant *R* d'où elles retombent dans l'allonge *A'* où est placée la substance à lixivier. On emploie des bouchons de liège ou de caoutchouc. suivant le dissolvant. »

AVANTAGES ET INCONVÉNIENTS DE LA LIXIVIATION. — La lixiviation demande, pour l'épuisement complet d'une substance, une quantité de dissolvant beaucoup moindre que la macération ; elle donne, en outre, plus rapidement une solution saturée des principes solubles contenus dans une matière animale ou végétale. On reproche à cette opération de n'être pas d'une pratique toujours facile, surtout lorsqu'il s'agit de la lixiviation par l'eau : elle présente alors les multiples inconvénients que nous avons indiqués au sujet de l'état de division de la matière traitée, de son tassement et aussi des modifications d'état physique que peut lui faire subir le dissolvant. Tout cela est vrai, mais il faut reconnaître que lorsqu'on opère avec l'alcool, l'éther, les carbures d'hydrogène, l'épuisement se fait d'une façon régulière et complète. La macération ne peut, dans certains cas, comme pour le dosage des matières grasses dans les substances végétales, par exemple, remplacer la lixiviation à chaud au moyen de digesteurs que nous avons décrits.

B. **Distillation**. — La distillation est une opération par laquelle on sépare un corps volatil, par vaporisation d'abord et par condensation ensuite, d'autres corps non volatils ou moins volatils que le premier.

Le mélange de plusieurs substances dont les points d'ébullition sont différents peut être séparé au moyen de la distilation en chacun de ses composants par un fractionnement méthodique, c'est la *distillation fractionnée*.

La distillation s'effectue le plus souvent à la température de l'ébullition et sous la pression atmosphérique : quelquefois on doit la pratiquer sous des pressions inférieures pour plusieurs raisons : soit parce que l'écart entre les points d'ébullition des composants d'un mélange à distiller n'est pas toujours le même sous la pression réduite ou à la tension atmosphérique et que ces écarts peuvent faciliter les sépa-

rations, soit parce que l'abaissement du point d'ébullition
et, par conséquent, de distillation, produit par le vide, peut
simplifier beaucoup l'opération et permettre même de distiller certains corps qui se décomposent sous l'influence
d'une température élevée.

Pour la distillation sous la pression atmosphérique, on

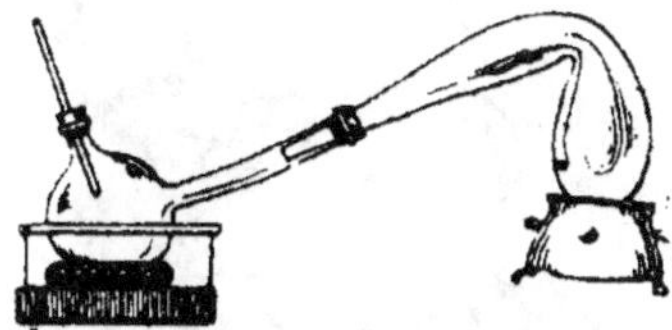

Fig. 31.

peut distiller dans une cornue (fig. 34) que l'on peut disposer
sur un foyer, le col de la cornue s'engage dans un ballon
tubulé plongeant dans un vase contenant de l'eau froide.

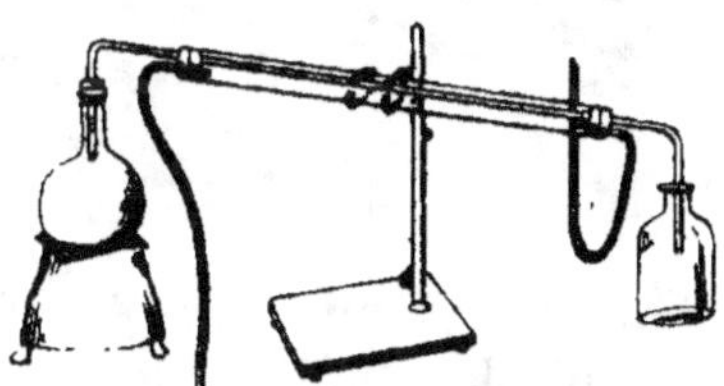

Fig. 32

Les vapeurs du produit à distiller placé dans la cornue viennent se condenser dans le ballon.

Dans cet appareil, les vapeurs ne se condensent souvent
que partiellement ; il est préférable de faire usage d'un
réfrigérant en verre ou en métal formé d'un premier tube
que traversent les vapeurs à refroidir, lequel est entouré
d'un deuxième tube d'un plus grand diamètre : dans l'espace
annulaire compris entre ces deux tubes, on fait circuler un

courant d'eau froide qui constitue le liquide réfrigérant. Le réfrigérant est fixé au col de la cornue ou mieux à un ballon (fig. 32), fermé par un bouchon de liège ou de caoutchouc percé suivant son axe d'un trou dans lequel pénètre, à frottement doux, un tube de verre recourbé de façon à ce que l'angle formé par les deux branches corresponde à l'in-

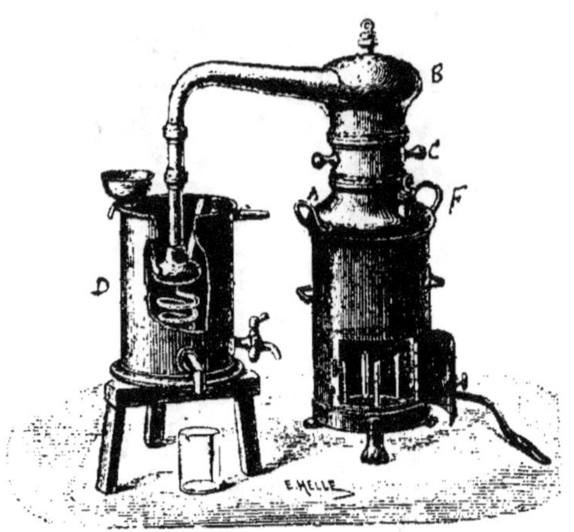

Fig. 33.

clinaison qui doit être donnée au réfrigérant. Le liquide condensé est recueilli dans un récipient.

Lorsqu'on a des quantités assez considérables de matière à distiller, on se sert en pharmacie de *l'alambic de* SOUBEYRAN (fig. 33). Cet appareil se compose d'une cucurbite *A* recevant le liquide à distiller et d'un chapiteau *B* où se réunissent les vapeurs et qui les dirige, par un col de cygne, vers le réfrigérant *D*, formé d'un tuyau enroulé en spirale ou serpentin et placé dans un vase métallique contenant de l'eau froide. Lorsqu'on veut distiller au bain-marie, on introduit dans la cucurbite, contenant de l'eau, un vase cylindrique *C* garni de joints de caoutchouc permettant de l'adapter exactement sur le chapiteau d'une part et sur la cucurbite d'autre part.

Les diverses parties de l'appareil sont rendues étanches en collant sur les différents joints des bandelettes de papier.

Pour opérer la distillation à feu nu, on porte à l'ébullition le liquide contenu dans la cucurbite, la vapeur se rend dans le chapiteau et de là dans le serpentin où elle se condense. Lorsqu'on veut distiller au bain-marie et dans un courant de vapeur d'eau, on met de l'eau dans la cucurbine et on chauffe, la vapeur passe par un tube latéral F qui la conduit au fond du bain-marie, au-dessous d'un diaphragme percé de trous, celui-ci est susceptible de recevoir les substances végétales que la vapeur doit traverser. Le liquide de condensation est recueilli par l'extrémité inférieure du serpentin. L'eau qui entoure ce serpentin s'échauffant très vite par la chaleur qu'abandonne la vapeur en se condensant, il est nécessaire de la renouveler plusieurs fois, surtout lorsque la distillation doit durer un certain temps. L'arrivée de l'eau froide se fait à l'aide d'un tuyau surmonté d'un entonnoir à partie supérieure et dont l'extrémité inférieure débouche au fond du récipient contenant le serpentin ; et l'eau, chauffée par la vapeur, s'échappe par la partie supérieure du réfrigérant.

Lorsqu'on distille un mélange de plusieurs produits volatils ayant chacun un point d'ébullition propre, le corps le plus volatil distille d'abord, mais sa vapeur contient des quantités de chacun des autres produits, proportionnelles à la tension ou force élastique de la vapeur de chacun de ces produits, à la température à laquelle s'opère la distillation. La distillation n'est donc pas un moyen d'analyse quantitative mais elle peut permettre, par une série de *fractionnements*, de distillations successives et d'analyse des vapeurs dégagées, d'obtenir à l'état de pureté une partie de chacun des composants du mélange. Cette méthode des *distillations fraction-*

nées s'effectue en séparant les portions qui passent à des températures différentes, redistillant chaque partie de la même façon, réunissant entre elles les liqueurs qui passent à une même température, puis redistillant encore celles-ci de la même manière. Pour ces opérations, on se sert d'appareils spéciaux, comme le tube à boules de WÜRTZ, de LE BEL et HENNIGER, etc. (voir *Manipulations de chimie* de JUNG-FLEISCH).

Nous avons expliqué précédemment les raisons pour lesquelles dans certaines conditions, on est obligé de distiller sous pression réduite. En principe, on se sert d'un appareil distillatoire formé d'un ballon très épais pouvant résister à la pression atmosphérique et communiquant avec un réfrigérant de LIEBIG se rendant dans un ballon tubulé dans lequel on fait le vide. Pour plus de détails dans la pratique de la distillation dans le vide, nous renvoyons le lecteur aux *Manipulations de chimie* de JUNGFLEISCH.

C. **Évaporation**. — L'évaporation est le passage d'un liquide à l'état de vapeur, lorsque ce changement d'état se produit surtout à sa surface. Elle a principalement pour but d'extraire une substance dissoute dans un liquide expulsé par sa transformation en vapeurs s'échappant dans l'atmosphère.

Lorsque l'évaporation est faite jusqu'à la vaporisation complète du liquide, on dit qu'elle est faite à *siccité* ; si l'évaporation n'a pour résultat que de concentrer la liqueur sous un petit volume, elle s'appelle *concentration*.

L'évaporation est *spontanée*, lorsque la solution à évaporer se concentre à l'air libre par vaporisation dans l'atmosphère, sans l'intervention de la chaleur. Il suffit alors de placer le liquide dans un vase à large ouverture en présence de l'air souvent renouvelé, pour que l'évaporation soit maximum.

L'évaporation par la *chaleur* se produit d'une façon plus active : on peut mettre le vase, renfermant la solution, dans une étuve, ou le chauffer au bain-marie ou à feu nu. On favorise l'évaporation par l'agitation pour renouveler les couches d'air à la surface du liquide. L'évaporation se fait plus rapidement à l'ébullition.

Dans l'évaporation *dans le vide*, on fait usage d'appareils à distiller dans le vide, ou encore, on place les liquides à évaporer sous des récipients dans lesquels on fait le vide pour enlever la vapeur au fur et à mesure qu'elle se produit. On emploie généralement des cloches, dites à dessécher, dans lesquelles on raréfie l'air à la trompe ou à l'aide de la machine pneumatique. A côté du liquide à évaporer, on met un vase renfermant de l'acide sulfurique, du chlorure de calcium fondu ou du carbonate de potasse desséché. Ces diverses substances sont destinées à absorber la vapeur d'eau, lorsque la solution à concentrer est aqueuse.

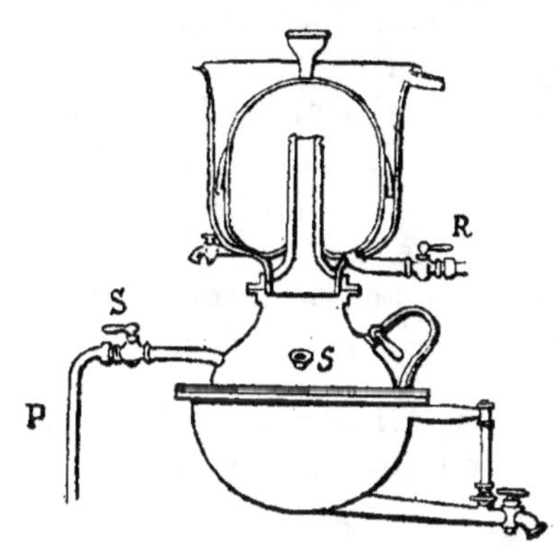
Fig. 34.

On a recours à l'évaporation dans le vide, lorsque les produits sont altérables par la chaleur.

On emploie souvent, en pharmacie, l'appareil représenté ci-contre (fig. 34), qui permet de concentrer sous pression réduite et, par suite, à basse température, les liquides aqueux et principalement ceux qui sont destinés à fournir les extraits. Dans cet appareil, le vide s'obtient sans pompe, ni autre moyen d'aspiration. On commence à mettre de l'eau dans la cucurbite inférieure, on chauffe jusqu'à l'ébullition, la vapeur d'eau produite se répand dans la cloche supérieure. On a soin, pendant cette ébullition, de maintenir le robinet *R* ouvert, l'air s'échappe avec la vapeur d'eau. Lorsque tout l'air est expulsé, on ferme le robinet, on plonge le tube *P* dans la solution à évaporer et on ouvre le robinet *S*. Le vide partiel, formé dans l'appareil par la condensation de la vapeur d'eau dans la cloche supérieure entourée d'eau froide, fait monter le liquide dans la cucurbite inférieure. Le robinet *S* est fermé et on chauffe l'appareil au bain-marie. Le liquide distille et vient se condenser dans la cloche et par cette condensation alternative en vase clos, combinée avec une réfrigération méthodique, on arrive à concentrer la solution à une chaleur modérée et en vase clos.

D. **Vaporisation**. — Ce terme est, en général, employé pour indiquer le passage d'un corps liquide ou solide à l'état gazeux. Elle diffère de l'évaporation en ce que, dans la vaporisation, on emploie généralement les vapeurs formées.

La vaporisation s'effectue, comme l'évaporation, soit à l'air libre, soit sous pression réduite et dans le vide, par les mêmes procédés que ceux que nous avons étudiés précédemment.

4° OPÉRATIONS RÉSULTANT D'UNE ACTION CHIMIQUE PROVOQUÉE PAR LES FERMENTATIONS

Notions générales sur les fermentations.

La *fermentation* est une réaction chimique résultant de la transformation de substances plus ou moins complexes par l'action d'un ferment qui peut être *organisé* ou *soluble*.

Il semble établi maintenant que les ferments, dits *orga-*

nisés, agissent par les ferments solubles qu'ils sécrètent et dont nous parlerons plus loin.

Les *ferments* sont caractérisés par ce fait que les actions qu'ils produisent ne sont pas proportionnelles à la quantité de ferment agissant.

Les *ferments organisés* sont des microorganismes, des êtres monocellulaires, moisissures, bactéries, bacilles, etc., qui, par leur activité vitale, transforment et modifient la substance fermentescible, le plus souvent en donnant des produits plus simples. Certaines transformations chimiques considérées, jusqu'à un certain moment, comme étant le résultat de la vitalité des microorganismes, sont maintenant reconnues comme dues à l'action de ferments solubles sécrétés par ces mêmes microorganismes.

Les *ferments solubles* sont des subtances susceptibles de transformer, par hydratation ou déshydratation, oxydation ou réduction, ou par dédoublement moléculaire, divers composés. Il existe même, et cela a été nettement démontré, des ferments à action reversible pouvant reproduire avec les produits, préalablement formés par une action fermentative, le composé primitif. POTTEVIN a pu avec la lipase du pancréas, qui dédouble les glycérides, reformer de l'oléine en présence d'un mélange de glycérine et d'acide oléique.

D'autres ferments ont une action particulière, celle par exemple de coaguler ou de liquéfier certains matériaux préalablement coagulés, etc.

PAWLOW a montré que dans l'organisme animal il existait des ferments solubles qui ont la propriété d'aider ou de compléter d'autres ferments, ou d'exalter leur action. Ces ferments sont appelés *Kinases*. Telle est l'entérokinase, ferment sécrété par la muqueuse intestinale, qui confère au suc pancréatique pur, non mélangé au suc intestinal et alors, peu actif, des propriétés protéolytiques énergiques.

Voici, d'après Victor HENRI, les propriétés générales que

possèdent tous les *ferments solubles*, appelés encore *diastases* :

a) Chaque diastase agit sur des corps bien déterminés : dans beaucoup de cas, il a été possible d'établir une relation entre les propriétés stéréochimiques des corps qui sont attaqués par une diastase donnée.

b) Toutes les diastases donnent des solutions colloïdales.

c) Il y a une disproportion énorme entre la quantité d'une diastase et la quantité de ce corps qui peut être transformé par une diastase donnée ; ainsi, par exemple, on peut avec un milligramme d'*invertine* transformer 20 grammes de saccharose en un mélange de glucose et de lévulose.

d) Les diastases ne s'affaiblissent pas pendant leur action : elles apparaissent donc, à ce point de vue comme indestructibles.

Ces propriétés générales montrent que les actions diastasiques font partie du groupe des actions catalytiques produites par les colloïdes.

Les fermentations jouent parmi les animaux et les végétaux un rôle important, on peut dire que les phénomènes vitaux, pour la plupart, sont en rapport avec les sécrétions diastasiques. Si, chez les animaux, les fermentations président aux fonctions les plus importantes, comme la nutrition, par exemple ; chez les végétaux, elles prédominent dans l'acte de la germination et les ferments solubles, soit seuls, soit associés, contribuent très probablement à la formation des principes immédiats.

Nous donnerons quelques considérations générales sur les ferments solubles, qui peuvent être d'une importance capitale dans la préparation de certains médicaments et, à ce sujet, le pharmacien ne doit pas ignorer les propriétés générales de ces composés que l'on est susceptible de rencontrer dans les plantes ; il doit savoir quel est leur rôle, leur mode d'action et connaître surtout l'influence des agents physiques et chimiques sur ces ferments solubles et sur les fermentations qu'ils déterminent.

Ferments solubles. Diastases. Enzymes. — Les ferments solubles, appelés encore diastases ou enzymes, sont sécrétés par une cellule vivante ; leur nombre s'accroît chaque jour.

Parmi les acquisitions les plus importantes dans la question les enzymes, il faut citer la *zymase* ou *alcoolase*, découverte en 1897 par Ed. BUCHNER : elle montre que ce ferment soluble de la levure de bière, qui transforme le glucose en alcool et acide carbonique, est susceptible d'accomplir, en l'absence de toute cellule de levure, l'acte fermentatif que l'on considérait jusqu'ici comme inséparable de la vie de l'organisme.

Plus récemment, ce même auteur a annoncé que la fermentation acétique est due à une oxydase sécrétée par le *mycoderma acéti*. De même la fermentation lactique serait due à un ferment soluble sécrété par les bactéries lactiques.

L'étude des diastases a encore pris de l'importance, depuis qu'on a montré que les microbes sécrètent des produits toxiques analogues aux diastases.

Procédés généraux de préparation des diastases. — On n'a pas encore pu obtenir les ferments solubles à l'état de pureté. Les procédés généraux de préparation consistent à préparer une solution de diastase en faisant macérer les tissus animaux ou végétaux dans de l'eau ou de la glycérine. Les enzymes sont solubles dans ces deux dissolvants. On ajoute ensuite à la liqueur filtrée un excès d'alcool fort qui détermine la formation d'un précipité, lequel redissous dans l'eau donne une liqueur jouissant de propriétés

4.

diastasiques. Le contact prolongé de l'alcool a l'inconvénient de diminuer l'activité du ferment soluble.

. Une diastase peut également être entraînée dans un précipité floconneux ou gélatineux, formé au sein de la liqueur qui la tient en dissolution. Ainsi, un liquide ayant des propriétés diastasiques, additionné d'acide phosphorique et d'eau de chaux, donne un précipité de phosphate de chaux qui, redissous dans l'eau acidulée, communique à cette eau des propriétés diastasiques.

D'autres auteurs ont employé, comme précipitant, la cholestérine, le collodion, etc.

Propriétés générales des diastases. — Les enzymes ne sont pas dialysables ; elles se fixent sur certaines substances, comme la soie grège, la fibrine. En général, elles sont peu actives aux températures voisines de 0°, leur activité augmente avec la température ; leur action est maximum à une température variable pour chaque ferment, mais généralement comprise entre 40° et 50° ; à partir de ce moment on observe un affaiblissement et enfin, au delà de 90°, l'action du ferment soluble est détruite.

La plupart des diastases décomposent l'eau oxygénée. Certaines substances paralysent l'action des ferments organisés, sans arrêter celle des ferments solubles. C'est ainsi que le chloroforme, l'acide cyanhydrique, le phénol, le thymol, le fluorure de sodium sont employés pour éviter l'intervention des ferments organisés pendant l'action diastasique, ces divers produits permettent aussi de distinguer une fermentation *vitale* d'une fermentation par une enzyme soluble.

L'impossibilité dans laquelle on se trouve de pouvoir préparer les diastases, à l'état de pureté, fait que l'on ne sait rien, ou à peu près, de leur composition chimique et comme le dit Bourquelot : « Il ne faut pas chercher la caractéristique des ferments solubles dans leur composition chimique : elle est tout entière dans les réactions qu'ils déterminent et dans les lois qui régissent ces réactions. »

Nomenclature des principales diastases. — 1º L'*invertine* ou *sucrase* est sécrétée par un grand nombre de cellules animales et végétales, elle dédouble la saccharose en l'hydratant et donne un mélange de glucose (dextrose) et de lévulose (fructose), appelé sucre interverti.

2º L'*amylase* hydrate l'amidon en le transformant en maltose et dextrines ; on la rencontre dans le règne végétal et principalement dans l'orge germé. Certaines sécrétions animales (salive, suc pancréatique) renferment aussi une diastase provoquant un processus fermentatif analogue.

3º L'*émulsine*, ferment soluble rencontré dans les amandes douces, le laurier-cerise, la plupart des champignons, dédouble par hydratation l'amygdaline, glucoside des amandes amères, en donnant du glucose, de l'aldéhyde benzoïque et de l'acide cyanhydrique. Son action hydrolysante s'exerce encore sur bien d'autres glucosides végétaux.

4º La *myrosine*, très répandue dans la famille des crucifères, dissocie, par hydratation, le myronate de potassium de la moutarde noire en essence de moutarde en isosulfocyanate d'allyle, sulfate de potassium et glycose. En agissant sur la *sinalbine*, de la moutarde blanche, ce même ferment donne, par un processus identique, de l'essence de moutarde blanche ou isosulfocyanate de paraoxybenzyle, du sulfate de sinapine et du glucose.

5º La *pepsine*, la *trypsine* et la *papaïne* sont des ferments, dits *protéohydrolytiques*, ils transforment par hydratation les albuminoïdes en albumoses et peptones. La pepsine, sécrétée par certaines glandes gastriques, agit en milieu acide ; la trypsine du pancréas peptonise en milieu neutre ou alcalin, et la papaïne, ferment végétal du suc de *Carica papaya*, exerce la même action peptonifiante que les ferments précédents, quelle que soit la réaction du milieu.

6° Les ferments *coagulants*, comme la *caséase*, la *plasmase* et la *pectase*, présentent dans leur mode d'action une grande analogie : leur action est favorisée par la présence des sels de calcium.

La *caséase* ou *ferment-lab* amène la coagulation du lait ou plutôt la caséification. Ce n'est pas, à proprement parler, un ferment coagulant, mais un ferment *dédoublant* vis-à-vis de la caséine, en donnant une *substance caséogène*, précipitable vers 40° à 50° par les sels alcalino-terreux ; ce précipité constitue le *caséum*.

7° La *plasmase*, ferment soluble, appelé encore *fibrinferment* sécrété seulement par le sang extravasé, amène la coagulation du sang en transformant le fibrinogène soluble en fibrine insoluble. Les sels calciques sont presque indispensables à cette coagulation.

8° La *lipase*, qui saponifie les graisses.

9° Les *cytases* ou ferments cyto-hydrolytiques qui transforment les polysaccharides des végétaux en matières sucrées.

10° La *pectase*, enzyme soluble sécrétée par certaines cellules végétales, transforme la pectine en acide pectique avec gélatinisation de la masse. Cette action ne se produit que si les liquides en présence renferment un sel soluble de calcium, de baryum ou de strontium ; il se forme, dans ces conditions, un véritable pectate alcalino-terreux.

11° L'*alcoolase*, ferment soluble découvert, en 1897, par Ed. BUCHNER dans les cellules de levure et provoquant la fermentation alcoolique du glucose. Cet auteur a réussi à obtenir, en broyant la levure de bière avec de la terre d'infusoires et du sable quartzeux et soumettant le mélange à une pression considérable, un liquide qui *privé de tout élément cellulaire*, fait fermenter la saccharose, la dextrose, la lévulose et la maltose. On considérait jusqu'ici la fermentation alcoolique comme corrélative de la vie de la cellule de levure et ne pouvant s'effectuer en dehors de cette cellule.

Il nous resterait encore bien d'autres diastases à citer et qui, toutes, ont une action nettement déterminée : les unes (*maltase, tréhalase*) agissent sur des matières sucrées d'un type spécial ; les autres sont susceptibles de produire des oxydations variées (*oxydases*), ou de provoquer des décompositions particulières (*uréase*), ou des réductions (*réductases* ou *hydrogénases*, etc.).

Nous avons voulu, par cette rapide description, montrer quelle était la diversité des ferments solubles, et, surtout, leur importance dans les échanges vitaux et dans la formation de certains principes. C'est à dessein que nous avons donné quelques notions sur les propriétés générales des enzymes, pour indiquer au pharmacien les précautions qu'il devra prendre dans le traitement des matières animales et végétales, lorsqu'il voudra conserver l'action de ces agents particuliers. Si nous avons rapidement passé en revue les enzymes les plus importants, c'est que nous nous réservons, dans le cours de cet ouvrage, de décrire, d'une façon plus détaillée, les processus fermentatifs qui auront, dans la pratique de la pharmacie, un intérêt immédiat.

5° OPÉRATIONS AYANT POUR BUT LE PESAGE ET LE MESURAGE DES MÉDICAMENTS

Le pesage et le mesurage des médicaments sont des opérations indispensables que le pharmacien exécute chaque jour.

Les unités de poids et de mesure, employées en pharmacie, sont le gramme et le litre.

Le *pesage* est la recherche du poids d'un corps. Cette détermination se fait, par comparaison, en prenant pour unité le poids d'un corps-type facile à retrouver avec exactitude. Cette unité est, en France et chez toutes les nations qui ont adopté le système métrique, le *gramme*.

Le gramme est le poids d'un centimètre cube d'eau distillée à son maximum de densité, c'est-à-dire à la température de + 4° C.

Les instruments qui servent à établir cette comparaison, c'est-à-dire à peser, sont les *balances*. Tous ceux qui emploient ces appareils doivent en connaître la théorie et les conditions dans lesquelles ils sont établis, les unes agissant sur l'exactitude, les autres sur la sensibilité.

Le lecteur trouvera, dans tous les traités de mécanique et de physique, cette étude importante de la balance que le cadre de notre Précis ne nous permet pas de reproduire.

En pharmacie, on utilise les *balances ordinaires* et les *balances de précision*.

Parmi les balances ordinaires, la plus couramment employée est la balance de ROBERVAL, qui permet d'effectuer des pesées de 5 kilogrammes au plus, à un décigramme près.

Les balances de précision comprennent :

1° Le *trébuchet*, petite balance avec laquelle on peut peser jusqu'à 70 et 80 grammes, à un milligramme près ;

2° Les *balances d'analyse* dans lesquelles ont peut faire des pesées de 250 à 300 grammes, à un demi-milligramme près.

La balance de ROBERVAL, le trébuchet et la balance d'analyse sont les instruments de pesage indispensables à tout pharmacien.

Substitution du mesurage des volumes à la pesée. — Nous savons qu'il existe une relation simple entre le volume d'un corps, son poids et sa densité. Le poids d'un corps P est égal à son volume V, multiplié par sa densité :

$$P = V D.$$

Par suite, pour déterminer le poids d'une substance, il

suffit de connaître sa densité et de mesurer son volume : le produit donnera le poids cherché. Cette formule ne s'applique qu'aux corps solides ou liquides. A cette détermination du poids se rattache donc celle des densités.

La *densité* d'un corps solide ou liquide peut être définie en disant que c'est le rapport entre le poids de ce corps, sous un volume quelconque, et le poids d'un égal volume d'eau distillée ; le corps étant pris à la température de 0° et l'eau à celle de son maximum de densité, c'est-à-dire à + 4° C.

Nous ne décrirons pas les procédés scientifiques employés pour déterminer avec précision la densité des liquides ; on les trouvera décrits dans tous les traités de physique ; ils ne sont pas, du reste, rigoureusement indispensables dans la pratique pharmaceutique, qui fait surtout usage *d'aréomètres* à volume variable et à poids constant.

Le plus employé de ces aréomètres était autrefois celui de BAUMÉ, dont la graduation est arbitraire et qui est maintenant en partie remplacé par le *densimètre* de BRISSON.

L'aréomètre de BAUMÉ a deux destinations, il sert : 1° pour les liquides plus denses que l'eau, on lui donne alors les noms de *pèse-sels*, *pèse-acides*, *pèse-sirops*, etc. ; 2° pour les liquides moins denses que l'eau, on l'appelle dans ce cas *pèse-liqueurs*, *pèse-esprits*, etc.

L'aréomètre de BAUMÉ se compose d'un tube cylindrique en verre qui porte à sa partie inférieure un tube plus large terminé par une boule lestée.

Pour graduer l'aréomètre destiné aux liquides plus denses que l'eau, on le leste de telle sorte que, plongé dans l'eau distillée à la température de + 12°,5, il s'enfonce jusqu'à la partie supérieure de la tige, où l'on marque 0. Puis, on le plonge dans un mélange de quinze parties de sel marin et de quatre-vingt-cinq parties d'eau pure, l'opération étant faite à la même température que pour l'eau distillée, on marque 15 au point d'affleurement, puis on divise l'intervalle en quinze parties égales et on continue les divisions sur toute la longueur du tube.

Dans le cas des liquides moins denses que l'eau, pour graduer l'instrument, on fait un mélange de quatre-vingt-dix parties d'eau pure et de dix parties de sel marin. On leste l'aréomètre de manière que, prolongé dans ce mélange à la température de $12°5$, il plonge jusqu'à l'extrémité inférieure de la tige, où l'on place le zéro de l'échelle. On le plonge ensuite dans l'eau pure, toujours à $12°5$, il s'y enfonce davantage : on met 10 au point d'affleurement, on divise l'intervalle en dix parties égales, divisions que l'on prolonge jusqu'à l'extrémité de la tige.

L'emploi de l'aréomètre de Baumé a suscité, à juste titre, bien des objections, d'abord en raison de sa graduation arbitraire et, ensuite, de sa construction souvent défectueuse, à tel point qu'il est difficile de se procurer plusieurs instruments dont les indications soient comparables.

Nous avons dit que cet aréomètre est remplacé, dans la pratique, par le densimètre de Brisson qui a l'avantage d'indiquer, par le point d'affleurement, la densité du liquide dans lequel il est plongé.

Le densimètre de Brisson est un aréomètre à poids constant. Si l'instrument est destiné aux liquides plus denses que l'eau, le point d'affleurement dans l'eau à $+4°$ se trouve vers le sommet de la tige et il est marqué 1 000. On compose ensuite des mélanges d'eau et de dissolution saline, dont on détermine la densité par le méthode du flacon. Le densimètre est plongé dans ces mélanges, à densité connue et à la température de $+15°$; au point d'affleurement on marque le chiffre représentant cette densité. Après avoir déterminé de cette façon quelques points d'affleurement de la tige, on partage les intervalles en parties égales.

Les divisions, tracées au-dessous du chiffre 1 000, correspondent à des densités croissantes. par millièmes ou centièmes, depuis 1 000 jusqu'à 2 000.

Le point d'affleurement, indiqué par le densimètre, donne la densité du liquide dans lequel il est plongé, mais on peut dire également que les divisions de cet instrument donnent aussi le poids réel d'un litre du liquide : le point d'affleurement dans l'eau distillée correspond à 1 000 grammes, c'est-à-dire au poids d'un litre d'eau à + 4°. Si le liquide que l'on examine marque 1 220, cela veut dire qu'un litre de ce liquide pèse 1 220 grammes.

La densité d'un liquide variant avec sa température. il est nécessaire de faire à ce sujet une correction. Des tables, calculées à cet effet, donnent, à la simple lecture, le chiffre dont il faut augmenter ou diminuer la densité observée, suivant qu'on a opéré à une température supérieure ou inférieure à + 15°, température à laquelle la graduation a été faite.

Ce densimètre sensible est préférable à tous les instruments que l'industrie fabrique et désigne sous le nom de *pèse-urine*, *pèse-éther*, *pèse-sirop*, etc.. densimètres qui ne portent comme graduation que les chiffres représentant les densités comprises entre les limites extrêmes de ces liquides.

Il nous reste maintenant à parler de l'*alcoomètre centésimal* de GAY-LUSSAC, aréomètre à poids constant. qui est destiné à faire connaître les quantités d'alcool, en volume, contenues dans les liqueurs alcooliques. Son zéro est placé au bas de l'échelle, il correspond à la densité de l'eau distillée à la température de + 15° ; la division 100, placée vers la partie supérieure de la tige, représente celle de l'alcool absolu (0,7947) à la même température : 100 correspond au point d'affleurement dans l'alcool absolu et zéro à celui de l'eau distillée.

L'intervalle de 0 à 100 est divisé en 100 parties. Mais comme l'alcool et l'eau, en se dissolvant réciproquement. se contractent dans des proportions qui varient d'après les

quantités d'alcool et d'eau mises en présence, la détermination des points intermédiaires ou degrés centésimaux, compris entre 0 et 100, doit être faite directement par l'expérience. A cet effet, on fixe, à la température de 15°, les
points d'affleurement du flotteur dans des liquides contenant 90, 80, 70... 30, 20, etc., parties d'alcool absolu et les
quantités n, n', n'' ... d'eau distillée, nécessaires pour faire
100 volumes de chacun des mélanges. En raison même de
la contraction dont nous venons de parler, les divisions
intermédiaires sont d'inégales longueurs. On remarque que
les intervalles entre les points de division diminuent de
100° à 30° et augmentent sensiblement de 20° à 0°. Les longueurs de l'échelle, comprises entre deux numéros, sont
partagées en dix parties proportionnelles.

A la suite de deux décrets parus en 1884 et en 1889, *l'alcoomètre centésimal légal* employé en France doit être
construit suivant des conditions nettement déterminées,
et qui sont inscrites dans le nouveau Codex de 1908 (voir ce
volume p. 827). En raison de la distance (3 millimètres)
qui doit exister entre chaque degré de l'instrument, chaque
degré étant ensuite subdivisé en demi-degrés, on a dû faire
trois alcoomètres distincts et comprenant chacun le tiers
de l'échelle totale de 0 à 100. Ces instruments doivent être
contrôlés par l'État et porter l'estampille de ce contrôle.

Chaque division ou degré représente donc, en centièmes
et en volume, la composition du liquide en alcool absolu.
Il suffit de plonger l'instrument dans un liquide alcoolique,
le degré correspondant au point d'affleurement indique la
richesse en alcool absolu, mais à la condition que le liquide
ne renferme pas de substances étrangères capables de modifier sa densité.

De plus, les indications de l'alcoomètre de GAY-LUSSAC ne
seront exactes qu'autant qu'on aura effectué la détermination à la température de 15° ; la lecture du résultat de toute

expérience, faite à une autre température, nécessitera une correction donnée par les tables de GAY-LUSSAC mentionnées au Codex.

On peut facilement calculer cette correction d'après la formule de FRANCOEUR :

$$x = C \pm 0.4 \times t$$

dans laquelle, x étant le degré alcoométrique cherché, C représente le degré donné par l'instrument, $t \pm$ la température au-dessus ou au-dessous de zéro, 0,4, une constante.

Le Codex, par des tables de mouillage, indique, en centimètres cubes, le volume d'eau distillée qu'il faut ajouter à 1 litre d'alcool de richesse alcoolique connue, pour obtenir un liquide alcoolique à un titre voulu, mais plus faible.

Notre Pharmacopée relate également les densités, à 15°, des mélanges d'eau et d'alcool absolu dans une table dressée par le *Bureau national des poids et mesures*, à la suite du décret du 27 septembre 1884.

Les *mesures de capacité*, employées en pharmacie, sont le litre ou décimètre cube et ses divisions décimales.

Nous avons vu précédemment que l'on peut substituer la mesure des volumes à leur pesée; réciproquement, on peut, de la même façon, déterminer le volume d'un poids donné de liquide, connaissant sa densité.

Le mesurage des liquides s'effectue au moyen de carafes, d'éprouvettes ou de vases jaugés, c'est-à-dire contenant, lorsqu'ils sont remplis jusqu'à un point de repère déterminé, un volume exactement connu de liquide.

On se sert aussi de pipettes jaugées, dont la contenance varie entre 5 et 200 centimètres cubes; elles portent, à la partie supérieure, une ligne de jauge tracée circulairement autour de la tige, et un autre trait se trouve à la partie inférieure du tube effilé qui termine la pipette. La contenance est telle que le volume du liquide qu'elles laissent écouler, pendant que le niveau passe du trait supérieur au trait inférieur, est précisément celui qu'il s'agit de mesurer.

Ces pipettes, appelées pipettes à deux traits, donnent des mesures plus exactes que les pipettes qui ne portent qu'un trait de jauge supérieur, et que l'on doit vider complètement, ce qui donne un volume souvent variable par suite de l'adhérence de la dernière goutte de liquide qui restera dans la pipette ou s'écoulera, suivant qu'on laissera tomber le liquide ou qu'on le chassera par insufflation.

On emploie également en pharmacie, pour les médicaments liquides, le dosage par *gouttes*.

Le poids des gouttes est variable avec la nature du liquide, sa viscosité et sa densité, et, avec le diamètre intérieur et extérieur du tube qui constitue le *compte-gouttes* et avec la hauteur de chute.

P. Yvon a étudié avec beaucoup de soin toutes ces causes de variation qui influent sur le poids des gouttes et la commission du Codex de 1908 s'inspirant de cet important travail a adopté, pour la rédaction de notre Pharmacopée, les conditions que doit présenter le compte-gouttes normal et qui sont conformes avec les décisions de la Conférence internationale.

Ces conditions sont les suivantes :

1° Le diamètre extérieur du tube d'écoulement doit être égal à 3 millimètres ;

2° Le diamètre intérieur du même tube doit être égal à 6/10e de millimètre ;

3° L'écoulement du liquide doit toujours se faire en chute libre.

Le compte-gouttes remplit bien ces conditions lorsqu'à la température de + 15°, vingt gouttes d'eau distillée pèsent un gramme à moins de 2 centigrammes près (Codex).

Nous indiquons dans les tableaux suivants, le nombre de gouttes nécessaires pour donner un gramme de certains liquides et des principales préparations galéniques. Ces chiffres sont extraits en partie du Codex, en partie de l'ouvrage *Les Drogues simples* de Brissemoret et Joanin.

TABLEAU I

Nombre de gouttes contenues dans un gramme à 15° centigrades.

NOMS DES PRODUITS	NOMBRE de gouttes pour un gramme.
Acide acétique cristallisable	56
— azotique officinal	24
— chlorhydrique officinal	21
— cyanhydrique officinal à 2 p. 100	23
— lactique	39
phosphorique (solution officinale)	19
— sulfurique officinal	26
— — alcoolisé	57
Alcool à 90°	61
— à 60°	53
Ammoniaque liquide officinale	25
Bromoforme	37
Chloroforme	60
Créosote de hêtre	41
Eau de Rabel	57
Eau distillée	20
Éther officinal	93
— — alcoolisé	75
Eucalyptol	53
Glycérine officinale à 28°	25
Essence de térébenthine	56
Liqueur d'Hoffmann	75
Essence de menthe	52
— d'anis	42
Hypnone	37
Nitrite d'amyle	65
Nitroglycérine (solution officinale)	60
Paraldéhyde	50
Salicylate de méthyle	43
Terpinol	55
Trinitrine (solution officinale)	60

TABLEAU II

Nombre de gouttes contenues dans un gramme,
à 15° centigrades, des principales préparations galéniques.

NOMS DES PRÉPARATIONS	NOMBRE de gouttes pour un gramme
Alcoolature d'aconit (feuilles)	53
Eau de Rabel	57
Élixir parégorique	53
Gouttes amères de Baumé	53
— noires anglaises	37
Huile phosphorée au centième	50
Laudanum de Rousseau	35
— de Sydenham	43
Liqueur de Boudin	20
— de Fowler	34
— de Pearson	12
— de Van-Swieten	30
Solution arsenicale de Pearson	12
Teinture alcoolique d'aconit (racines)	57
— — de belladone	57
— — de cantharides	57
— — de colchique	56
— — de digitale	57
— — d'extrait d'opium	56
— — d'iode	64
— — de jaborandi	53
— — de jusquiame	57
— — de lobélie	57
— — de noix vomique	57
— — de quinquina gris	53
— — — jaune	53
— — de scille	53
— — de stramoine	53
— — de strophantus	57
— — de coca	53
Extrait fluide de coca	45
— — de kola	45
— — d'hydrastis canadensis	45
Teinture de kola	53
— d'hydrastis canadensis	53

Pour l'administration des médicaments. le médecin exprime souvent les doses à prendre par *cuillerées* ou par *verrées*.

Le poids de la substance ainsi prescrite n'est pas d'une exactitude absolue.

Nous donnons dans le tableau ci-après, l'évaluation approximative des cuillerées et des verrées.

TABLEAU III

Évaluation approximative des cuillerées et des verrées.

	CONTENANCE en centimètres cubes.	ÉQUIVALANT EN GRAMMES A		
		Alcools et liqueurs alcooliques.	Eau.	Huile.	Sirops.
Cuillerée à café. .	5	3	5	4	6
— à dessert	10	9	10	9	16
— à soupe.	15	12	15	12	21
Verre à liqueur. .	30	22	30	22	37
— à madère. .	60	45	60	45	75
— à bordeaux.	90	67	90	67	112
— ordinaire. .	150	140	150	140	«

DEUXIÈME PARTIE

GROUPE I

FORMES PHARMACEUTIQUES RÉSULTANT D'UNE SIMPLE OPÉRATION MÉCANIQUE, AGISSANT DIRECTEMENT SUR LES MATIÈRES PREMIÈRES ET OBTENUES SANS L'ADDITION DE SUBSTANCES ÉTRANGÈRES VENANT CONTRIBUER A DONNER LA FORME PHARMACEUTIQUE.

Nous étudierons, dans ce groupe, les subdivisions indiquées ci-dessous :

I. — ESPÈCES.
II. — POUDRES.
III. — PULPES.
IV. — SUCS VÉGÉTAUX.
V. — ESSENCES OBTENUES PAR EXPRESSION.
VI. — SUCS ANIMAUX (voir groupe VIII : *Préparations physiologiques*).

I. — ESPÈCES

Les *espèces* sont des mélanges de plusieurs plantes ou
parties de plantes séchées et divisées en petits fragments et
servant à préparer des macérés, des infusés, des décoc-
tés, etc.

Préparation. — Les espèces, inscrites au Codex, sont
généralement constituées par un mélange de diverses substances, fait à poids égaux. Autant que possible, on ne doit
faire entrer dans ces mélanges que des parties végétales de
même texture ; c'est ainsi que l'on associe les racines avec
les racines ou les bois, les feuilles avec les feuilles ou les
sommités, et les semences entre elles. Cette précaution est
indispensable pour que la forme pharmaceutique, obtenue
par simple mélange, reste homogène et que le mode de
dissolution, choisi pour confectionner les préparations
ultérieures, soit celui qui convienne aux parties de plantes
entrant dans les espèces.

Les substances qui composent cette forme pharmaceutique doivent être mondées, incisées ou concassées et enfin
dépoudrées par le tamisage. Lorsque exceptionnellement
des matières salines doivent être mélangées aux espèces,
on ne les ajoute qu'après le mélange exact des composés
végétaux.

On ne fait généralement pas entrer dans la confection
des espèces des principes immédiats actifs, comme des alca-

loïdes, des glucosides, etc., en raison des incompatibilités qui seraient susceptibles de se produire lors de l'épuisement des espèces par un véhicule ; c'est ainsi que le tannin et les matières colorantes des végétaux pourraient insolubiliser ces principes actifs.

Les principales espèces, inscrites au Codex et les plus fréquemment employées, sont : les *espèces pectorales* ou *fleurs pectorales*, les *espèces purgatives* et les *espèces vulnéraires* qui sont destinées à la préparation des tisanes.

II. — POUDRES

Les *poudres* sont des substances animales, végétales ou minérales amenées par la pulvérisation à l'état de particules plus ou moins ténues.

Les poudres, envisagées comme formes pharmaceutiques, ont une importance considérable en pharmacie : elles facilitent l'administration de certaines drogues, elles permettent d'effectuer des mélanges intimes de plusieurs substances entre elles et elles se laissent, en outre, facilement épuiser par les différents dissolvants. Ajoutons que, dans certains cas, la poudre est quelquefois plus active que la plante entière qui l'a fournie, l'action mécanique de la pulvérisation suivie du tamisage pouvant avoir pour résultat de séparer des substances inertes ou moins riches en principes actifs et plus résistantes à la pulvérisation.

On peut diviser les poudres, en *poudres simples* et *poudres composées*.

POUDRES SIMPLES

Préparation. — La réduction en poudre homogène des matières animales, végétales ou minérales s'effectue d'après les indications que nous avons données en traitant de la pulvérisation.

Nous rappellerons seulement que, suivant les décisions de la Conférence internationale de Bruxelles, les drogues végétales actives doivent être pulvérisées sans résidu, à l'exception de la poudre de racine d'ipéca pour laquelle on ne recueille que les trois quarts, en poids, de la racine desséchée.

La ténuité de la poudre est indiquée par la largeur des mailles du crible ou du tamis à travers lesquelles on la fait passer, elle est représentée par une série de numéros allant de 2 à 52, chiffre donnant le nombre de mailles par centimètre. Le Codex de 1906 relate, pour chaque poudre, les précautions à prendre pour l'obtenir et le numéro du tamis ou du crible que l'on doit employer pour son tamisage.

Caractères. — Les poudres présentent généralement la couleur et l'odeur des substances qui leur ont donné naissance. Néanmoins, nous avons pu voir que certaines matières pulvérisées prennent, sous l'influence de l'action mécanique, une coloration différente et que quelques produits minéraux pouvaient par une pulvérisation prolongée subir des modifications chimiques importantes. Nous signalerons le cas du kermès et du sublimé, que nous avons relaté dans l'étude de la pulvérisation.

Conservation. — Les poudres sont susceptibles de s'altérer par l'action de l'air et de la lumière, la rapidité de cette altération dépend de la nature de la poudre elle-même et des principes actifs qu'elle renferme. Il est de toute nécessité que les matières pulvérisées soient bien sèches et si, pendant la manipulation, elles ont absorbé une certaine quantité d'humidité, il faut les exposer à l'étuve, modérément chauffée s'il s'agit de substances végétales, et les enfermer dans des vases bien secs que l'on placera à l'abri de la lumière. Il est bon de ne pas conserver au delà d'une année les poudres des drogues facilement altérables ou contenant des principes volatils.

Falsifications. Essai. — Les poudres, provenant directement du commerce, peuvent quelquefois être falsifiées et la recherche de la falsification est d'autant plus difficile qu'on ne peut prévoir la nature de la fraude par suite de la diversité des poudres ; de plus, les médicaments d'origine végétale renferment souvent des principes d'un dosage laborieux, ou bien, des principes imparfaitement caractérisés comme espèces chimiques.

HERLANT, de Bruxelles, a mis le premier en pratique l'examen micrographique, souvent complété par les réactions microchimiques, pour l'essai des poudres officinales.

COLLIN, de son côté, a publié à ce sujet des mémoires intéressants.

BRÆMER a établi les caractères anatomiques propres aux poudres de feuilles officinales, figurant au Codex de 1884 : il a pu, par de simples différences morphologiques, distinguer les diverses poudres et les différencier les unes des autres.

Ces micrographes se sont basés sur ce fait, que la pulvérisation a pour effet principal d'opérer un véritable clivage amenant la séparation et la disjonction des éléments anatomiques, mais non la destruction de leur forme.

Nous ne pouvons entrer ici dans la technique de ces recherches histologiques qui sont du ressort de la matière médicale.

Dans quelques cas bien déterminés, on peut effectuer l'essai des poudres par le dosage de leurs principes actifs. C'est ainsi que les substances pulvérisées qui renferment des alcaloïdes, comme les poudres de feuilles et de racine de belladone, de feuilles de jusquiame, de stramoine, de racine d'ipéca, de noix vomique, etc., etc., peuvent être examinées par quelques méthodes générales d'analyse que l'on peut facilement mettre en pratique pour chacune de ces préparations. Nous engageons fortement le pharmacien

à recourir à ces dosages alcaloïmétriques basés sur la
méthode de DRAGENDORFF. Cette méthode consiste à épuiser
la poudre par un véhicule approprié, à mettre l'alcaloïde
en liberté par un alcali et à traiter par un dissolvant, non
miscible au véhicule, qui dissout l'alcaloïde, que l'on traite
par une quantité connue d'acide sulfurique ou d'acide
chlorhydrique titré. On détermine la quantité d'acide libre
en excès, on connaît ainsi celle de l'acide combiné et, par
suite la proportion d'alcaloïde, dont le poids moléculaire
est connu. Cette méthode fondamentale de DRAGENDORFF a
subi de nombreuses modifications qui la rendent d'une
pratique très facile et qui, par suite des perfectionnements apportés, permettent d'arriver à d'excellents résultats.

HARTWICH a recherché s'il n'était pas possible de se servir
d'une méthode unique pour l'essai des drogues à alcaloïdes ;
or, il résulte des recherches qui ont été faites dans son
laboratoire que l'on ne peut, par un seul et même procédé,
doser les alcaloïdes de toutes les plantes et qu'il faut pour
certaines d'entre elles, soit à cause de leur nature ou de
celle de leurs principes actifs, modifier la technique.

Tous les essais qui ont été tentés ont eu pour base la
méthode, dite de KELLER, qui consiste pour le titrage des
alcaloïdes, à traiter la drogue par un mélange de
30 grammes de chloroforme et de 90 grammes d'éther, et à
mettre les alcaloïdes en liberté par de l'ammoniaque à
10 p. 100. Ceci fait, on ajoute un peu d'eau pour agglomérer
la poudre, on décante et on agite la liqueur éthérée avec
une solution d'acide chlorhydrique à 0,50 p. 100. Cette
solution acide est alcalinisée par l'ammoniaque, agitée avec
de l'éther chloroformé, lequel est ensuite décanté et évaporé.
Le résidu est ou pesé ou titré avec une solution décinormale
d'acide chlorhydrique.

Déjà la Pharmacopée allemande avait modifié le procédé

Keller en effectuant le titrage des alcaloïdes sans dessiccation au moyen de l'iodéosine en présence de l'éther.

Panchaud, collaborateur de Hartwich, donne aussi la préférence au titrage volumétrique des alcaloïdes, quand il s'agit de drogues ne contenant qu'un alcaloïde, ou plusieurs alcaloïdes dont le poids moléculaire moyen est bien établi. ou dont les poids moléculaires sont identiques comme pour les alcaloïdes des solanées, ou lorsqu'ils sont très voisins comme ceux de l'ipéca. Voici les lignes principales du procédé de dosage de Panchaud, susceptible d'être appliqué à la majorité des drogues à alcaloïdes :

On prend 12 grammes de la drogue pulvérisée que l'on met en contact avec de l'éther en quantité suffisante (environ 120 centimètres cubes). On agite fréquemment et au bout d'un temps déterminé on ajoute une quantité donnée d'ammoniaque qu'on laisse en contact pendant une demi-heure en agitant fréquemment. On laisse reposer et on décante, après repos dans un matras d'Erlenmeyer, autant de solution claire qu'il est possible. On pèse, on distille jusqu'à poids donné, on ajoute de l'alcool absolu, puis un peu de solution alcoolique d'hématoxyline et 10 centimètres cubes d'eau et on titre avec une solution décinormale d'acide chlorhydrique; quand la couleur violette est passée au brun rouge, on ajoute 30 centimètres cubes d'eau et on continue le titrage jusqu'à teinte jaune citron.

Nous le répétons, ce qui précède n'est qu'un schéma de la technique opératoire et, pour certaines substances, il est nécessaire de modifier quelque peu la marche du dosage. C'est pourquoi nous avons tenu à donner, comme on le verra plus loin, le détail complet des opérations analytiques pour certaines poudres. (Voir Poudre de belladone, p. 92.)

E. Léger préfère, pour le dosage de l'ensemble des alcaloïdes, excellent moyen pour apprécier la valeur thérapeutique d'une drogue, le dosage par pesée au titrage volumétrique. Cet auteur ne réserve la méthode volumétrique que pour les drogues qui renferment des alcaloïdes volatils ou facilement altérables par la chaleur.

E. Léger préconise comme dissolvant :

1° Le mélange de Prollius ainsi modifié : Ammoniaque, 4 centimètres cubes, alcool absolu, 16 centimètres cubes. éther (de D. 0,721), 130 centimètres cubes ;

2° Le chloroforme ;

3° Un mélange de 20 centimètres cubes de chloroforme et de 100 centimètres cubes d'éther de D. 0,721 ;

4° L'éther officinal préalablement saturé d'eau par agitation avec ce liquide.

L'auteur emploie suivant les cas l'ammoniaque et la magnésie pour la mise en liberté des alcaloïdes. On trouvera dans le Codex de 1908 pour le dosage des alcaloïdes dans l'écorce de grenadier, la mise en pratique bien détaillée du procédé de E. Léger. Nous avons reproduit, pour notre part, la technique complète que cet auteur a donné pour le dosage, suivant les conditions opératoires précédemment indiquées, des alcaloïdes dans la poudre de coca (voir p. 93).

POUDRES COMPOSÉES

Préparation. — Les poudres composées résultent du mélange de plusieurs poudres simples. Pour les préparer on doit :

1° Réduire séparément, autant qu'il est possible, chaque substance en poudre ;

2° Donner à chaque poudre la même ténuité, afin d'obtenir un mélange homogène ;

3° Pulvériser, à l'aide des autres substances, les matières de consistance molle ;

4° Porphyriser les substances minérales ;

5° Mélanger avec soin toutes les poudres simples dans un

mortier puis, pour rendre le mélange bien intime, passer à travers un tamis peu serré (Codex).

Lorsqu'on veut introduire dans une poudre des substances très actives ou des substances colorantes, il faut, au préalable, triturer ces dernières avec une petite quantité de la poudre et ajouter le reste petit à petit.

Il peut arriver que l'on ait à associer, dans la préparation des poudres, certains corps pouvant réagir entre eux, comme un mélange d'une substance acide et d'un carbonate alcalin (sels effervescents par exemple), dans ce cas, chaque substance doit être desséchée séparément et ensuite mélangée et tamisée.

Il est encore une circonstance particulière sur laquelle il est de toute nécessité d'attirer l'attention : c'est ainsi qu'il ne faut pas triturer ensemble des composés qui, par leur mélange, peuvent donner lieu à des combinaisons explosives, comme le chlorate de potassium et les hypophosphites, qui détonnent quand on les pulvérise avec le tannin, le sucre ou le soufre. Si on ne peut pas se dispenser de faire de semblables mélanges incompatibles, on pulvérise chaque substance séparément, on les mélange ensuite avec circonspection, à l'aide d'une spatule en bois ou en corne, et on tamise sur de la mousseline tendue sur un carré de bois. On a soin d'éviter tout frottement et toute pression.

Conservation. — On ne doit préparer à la fois qu'une petite quantité de poudres composées, elles sont toujours susceptibles de subir des altérations ou des modifications diverses en raison même de la complexité de leur composition. De plus, au bout de quelques temps de leur préparation, il faut rétablir l'homogénéité par un nouveau tamisage, les densités différentes de chacun des composants tendant à amener une séparation dans le mélange. La conservation se fait, comme pour les poudres simples, dans des vases hermétiquement bouchés et à l'abri de la lumière et de l'humidité.

PHARMACIE APPLIQUÉE

POUDRES DE FEUILLES DE BELLADONE

Préparation. — Les feuilles sont exposées, pendant quelques instants, dans une étuve chauffée à 40° ; on pulvérise la poudre par contusion dans un mortier de fer et on passe au tamis de soie n° 45 (Codex).

Dosage des alcaloïdes. *Procédé C. Forsberg*. — C. Forsberg donne un procédé de dosage des alcaloïdes de la poudre de feuilles de belladone qui est une modification de la méthode-type de Keller. Les résultats qu'il donne sont excellents.

Voici comment on opère :

Dans une capsule de porcelaine, on met 20 grammes de poudre de belladone préalablement désséchée à 100°, on ajoute 20 centimètres cubes d'une solution de carbonate de soude au 1/5ᶜ et on évapore à siccité au bain-marie en ayant soin de remuer souvent le mélange. Celui-ci est alors versé dans un flacon à l'émeri avec un mélange de 90 grammes d'éther et de 30 grammes de chloroforme. On agite avec soin et, après une demi-heure de contact, on ajoute 10 centimètres cubes de lessive de soude préalablement étendue de la moitié de son poids d'eau. On agite le mélange pendant quelques minutes, puis on laisse reposer deux heures et l'on ajoute encore 20 centimètres cubes d'eau pour agglomérer la poudre de belladone et rendre limpide la liqueur éthéro-chloroformique.

On laisse reposer pendant une heure, puis on filtre cette liqueur et on en prélève 60 grammes correspondant à 10 grammes de poudre de belladone ; on en distille le quart dans un petit ballon et on verse le résidu dans un flacon à l'émeri : on lave trois fois le ballon avec 5 centimètres cubes d'éther, que l'on ajoute dans le flacon ; enfin on verse dans celui-ci, 20 centimètres cubes de solution déci-normale d'acide chlorhydrique et on agite le mélange avec soin. On ajoute alors assez d'éther pour qu'il en reste une couche de 1 centimètre à la surface de la solution aqueuse, on met X gouttes d'une solution alcoolique d'iodéosine à 0,20 p. 100 et on verse goutte à goutte une solution aqueuse déci-normale de potasse, en agitant fortement jusqu'à ce que la couche aqueuse se colore légèrement en rose. Le nombre de centimètres cubes de solution déci-normale de potasse employés, multiplié par 0,0289 donne la quantité d'alcaloïdes de 10 grammes de poudre de belladone.

D'après la Pharmacopée suisse, la poudre de feuilles de belladone ne doit pas laisser plus de 15 p. 100 de cendres à l'incinération.

On sait que la belladone, la jusquiame et le datura renferment trois alcaloïdes isomériques, *l'atropine, l'hyosciamine et l'hyoscine;* l'atropine prédomine dans la belladone et le datura, tandis que l'hyosciamine existe surtout dans la jusquiame. Suivant E. Schmidt, au contraire, les feuilles de belladone renfermeraient de l'hyosciamine avec une petite quantité d'atropine. Le dosage peut donc être exprimé soit en atropine, soit en hyosciamine, soit en hyoscine, puisque ces trois alcaloïdes, étant isomères, ont le poids moléculaire.

POUDRE DE FEUILLES DE COCA

Préparation. — La poudre de feuilles de coca s'obtient comme celle de belladone et doit aussi être passée au tamis de soie n° 45 (Codex).

Composition. — Les feuilles de coca renferment des alcaloïdes dérivés de l'ecgonine : cocaïne, isotropylcocaïne, cocaïdine, tropacocaïne et enfin de l'hygrine.

Dosage des alcaloïdes. *Procédé E. Léger.* — Pour dosage l'auteur emploie une méthode volumétrique, car le procédé pondéral est inapplicable, l'hygrine étant un alcaloïde volatil. Il utilise comme substance alcaline, la magnésie qui, dans son emploi, a l'avantage de donner au mélange l'alcalinité juste suffisante pour mettre les alcaloïdes en liberté et de ne pas décomposer la cocaïne, la cinnamylcocaïne et l'isatropylcocaïne, tous constitués par des éthers méthyliques de l'ecgonine peu stables.

Le procédé de E. Léger consiste dans les opérations suivantes :

On détermine tout d'abord la teneur en eau de la poudre de coca en la desséchant à l'étuve à 100°. Ceci fait, on prend une quantité de poudre correspondant à 25 grammes de produit sec qu'on mélange dans un mortier avec 5 grammes de magnésie calcinée et 15 centimètres cubes d'eau. La poudre humide et homogène est introduite dans un flacon à l'émeri à large ouverture de 1 litre de capacité, on ajoute 625 centimètres d'éther officinal et saturé d'eau. Le flacon étant bouché et le bouchon coiffé d'un morceau de toile serré fortement autour du col, on agite le tout et on laisse en contact douze heures pendant lesquelles on agite fréquemment. L'opération étant commencée le matin, on l'abandonne pendant la nuit et le lendemain le tout sera agité une dernière fois, puis la masse jetée sur un filtre à plis, contenu dans un entonnoir recouvert d'une plaque de verre. On recueillera ainsi, dans un ballon jaugé, 500 centimètres cubes de teinture correspondant à 20 grammes de poudre. Le liquide éthéré sera distillé en plusieurs fois et à sec dans un ballon de 250 centimètres cubes, en opérant en l'absence de toute flamme, mais seulement en plongeant le ballon

dans l'eau chaude. On dissout le résidu vert dans 20 centimètres cubes d'éther bien neutre et on ajoute 10 centimètres
cubes d'acide chlorhydrique déci-normal, puis environ
20 centimètres cubes d'eau distillée.

Le ballon étant bouché avec un bouchon de caoutchouc,
on agite vivement et on verse le tout dans une boule à
robinet, on laisse déposer, on soutire la liqueur aqueuse
dans une fiole conique. Le ballon sera rincé deux fois avec
chaque fois 25 centimètres cubes d'eau distillée. Les eaux
de lavage seront chaque fois agitées avec la liqueur éthérée
verte restée dans la boule, puis les liquides aqueux seront
soutirés dans la fiole conique. On filtre cette solution acide
d'alcaloïdes au travers d'un filtre double sans plis préalablement mouillé d'eau distillée, et on reçoit le produit
filtré dans un flacon à large ouverture bouché à l'émeri, de
500 centimètres cubes de capacité. On lave complètement
la fiole et le filtre. Les eaux de lavage sont réunies à la
première liqueur acide contenue dans le flacon. On ajoute
de l'eau distillée en quantité suffisante pour faire 150 centimètres cubes de liquide, puis de l'éther neutre de façon à
former une couche surnageante de 1 centimètre de hauteur,
et enfin V à VI gouttes de solution alcoolique d'iodéosine
à 0 gr. 10 pour 50 centimètres cubes. On fait alors écouler
dans le liquide, à l'aide d'une burette graduée, de la solution
déci-normale de potasse jusqu'à ce que, après agitation
énergique, la couche aqueuse ait pris une coloration rose
faible.

On note le nombre n de centimètres cubes de liqueur
alcaline employés à cette saturation, 10 — n représentera
le nombre de centimètres cubes d'acide chlorhydrique
déci-normal combiné aux alcaloïdes. En multipliant ce
nombre par 0,1535, on obtiendra la quantité d'alcaloïdes
contenu dans 100 grammes de la poudre essayée.

Le coefficient 0,1535 est la moyenne des quantités d'alca-

loïdes (cocaïne. isatropylcocaïne, hygrine) capables de
saturer 1 centimètre cube d'acide chlorhydrique déci-
normal.

E. Léger a trouvé, pour une poudre de coca désséchée.
0,712 d'alcaloïdes p. 100. W. R. Lamar. en opérant diffé-
remment et en se servant de pétrole comme dissolvant, a
trouvé un chiffre à peu près semblable (0,70 p. 100); cet
auteur avait également adopté le poids moléculaire moyen
des alcaloïdes de la coca, ce qui donne le même coefficient, 0,1535, pour 1 centimètre cube d'acide chlorhydrique
déci-normal.

POUDRE DE RACINE D'IPÉCA

Préparation. — Le Codex de 1908 fait préparer la poudre
d'ipéca comme la poudre de feuilles de belladone, mais en
recommandant de ne recueillir que les 3/4 de la racine
employée.

Essai et dosage des alcaloïdes. — La poudre d'ipéca renferme, comme alcaloïdes, de *l'émétine*, et d'après Paul et
J. Cownley, un autre principe appelé *céphæline*, homologue
inférieur de l'émétine ; elle contient, en outre, un troisième
alcaloïde, la *psychotrine*, peu connue, ne jouissant d'aucune action thérapeutique et existant, dans la racine d'ipéca,
en petite quantité, un centième environ des alcaloïdes
totaux.

Les deux alcaloïdes principaux sont solubles dans le
chloroforme ; on les dose ensemble à l'état d'émétine, car
étant donnée la faible différence qu'il y a entre les poids
moléculaires très élevés de ces deux produits, on peut considérer comme exacts les résultats du dosage dont la technique a été indiquée par Keller : 12 grammes de poudre
d'ipéca préalablement desséchée à 40° sont traités dans un
flacon de 200 c. c. de capacité par 90 grammes d'éther et 30 c. c.

de chloroforme. Au bout de cinq minutes, on verse dans le flacon 10 c. c. d'ammoniaque à 10 p. 100 et, pendant une demi-heure, on agite fréquemment et vivement le mélange. On ajoute alors 10 c. c. d'eau et on agite de nouveau fortement pendant deux à trois minutes. On décante 100 c. c. de liqueur claire, correspondant à 10 grammes de poudre, que l'on agite, à deux ou trois reprises, dans un entonnoir à séparation avec de l'acide chlorydrique à 1 p. 100 en employant successi-vement 25 c. c., 15 c. c. et 10 c. c. La solution aqueuse acide, versée dans une ampoule à séparation, est alcali-nisée avec de l'ammoniaque, puis agitée à deux reprises avec 50 grammes d'un mélange d'éther (deux parties) et de chloroforme (une partie). On filtre la solution d'alcaloïdes dans un vase de Bohême, on évapore lentement au bain-marie et on titre les alcaloïdes en faisant digérer le résidu de la solution éthéro-chloroformique avec 10 c. c. d'acide sulfurique titré déci-normal. L'excès d'acide sulfurique, non combiné aux alcaloïdes, est dosé avec une solution déci-normale de soude, en se servant comme indicateur d'une solution à 1 p. 100 d'hématoxyline. Le résultat est calculé en émétine : 1 c. c. d'acide sulfurique déci-normal correspondant à 0 gr. 0254 d'émétine.

On peut exiger que la poudre d'ipéca renferme 2,5 p. 100 d'alcaloïdes totaux, calculés en émétine.

La Convention internationale de Bruxelles a fixé défini-tivement le titre de l'ipéca à 2 p. 100 d'alcaloïdes.

Le Codex de 1908 a modifié légèrement le procédé de KELLER et effectue le dosage du mélange des alcaloïdes par pesée (voir le Codex p. 362).

D'après M. Paterson, la proportion des cendres contenues dans une poudre d'ipéca est une donnée intéressante, il estime que toute poudre qui contient plus de 3,25 p. 100 de cendres doit être tenue pour suspecte.

Poudre d'ipéca désémitinisé. — On a introduit récemment

en thérapeutique l'emploi de l'ipéca privé de son émétine. Pour préparer ce produit, on traite l'ipéca en poudre par un mélange de chloroforme et d'ammoniaque et on épuise jusqu'à ce que le liquide n'enlève plus d'alcaloïde à la poudre, laquelle est ensuite désséchée à une douce chaleur.

POUDRE D'OPIUM

Préparation. — Suivant les décisions de la Conférence internationale, l'opium en poudre doit servir à l'obtention des préparations opiacées titrées. Il doit contenir le dixième de son poids de morphine, lorsqu'il est desséché à 60°. Le Codex de 1908 prescrit donc de préparer la poudre d'opium en pulvérisant l'opium brut préalablement desséché à 40° et tamisant la poudre obtenue au tamis de soie n° 30. Celle-ci doit être ensuite soumise à la dessication à une température de 60°.

Yvox a fait justement remarquer que la poudre d'opium, conservée pendant un certain temps dans un flacon bouché, mais que l'on débouche de temps en temps pour les besoins du service dans une pharmacie, reprend de l'humidité. C'est ainsi que la poudre d'opium, desséchée déjà à 60°, conservée depuis un certain temps, peut perdre à 100° jusqu'à 8 p. 100 d'eau, alors qu'elle ne doit perdre pour cette température que 3 p. 100 d'humidité. D'où la nécessité, suivant l'observation de Yvox, de peser la poudre desséchée à nouveau à 60° pour obtenir des préparations magistrales bien dosées ou plus simplement d'augmenter de 5 p. 100 le poids de l'opium à prélever.

Composition. — La poudre d'opium renferme, comme base la plus importante, de la *morphine*, qui a été découverte en 1816 ; mais depuis on a pu isoler beaucoup d'autres alcaloïdes, qui sont : *la codéine, la thébaïne, la papavérine, la*

*papavéramine, la méconidine, la codamine, la laudanine, la
laudanosine, la lanthopine, la protopine, la crypotopine, la
rhœadine, la narcotine, l'oxynarcotine, la narcéine, la pseudo-
morphine, la gnoscopine, la tritopine, l'hydrocotarnine.*

La valeur thérapeutique de l'opium est généralement
déterminée d'après la quantité de morphine qu'il contient.

Dosage de la morphine. — De nombreux procédés
ont été donnés pour doser la morphine dans l'opium, mais
les résultats obtenus ne sont jamais concordants entre eux
pour une même poudre d'opium. Le Codex de 1908 a adopté
le procédé Petit, dit à la chaux, légèrement modifié (voir
Codex).

D'autre part, L. Picard a étudié comparativement la
méthode à la chaux et celle à l'ammoniaque, précédemment indiquée par E. Léger, et il a apporté quelques modifications à cette dernière méthode au point que son fonctionnement est plus régulier avec l'obtention d'un produit
final plus pur.

**Procédé Léger, ou à l'ammoniaque, modifié par
L. Picard**. — On prend 6 grammes d'opium desséché à
60° et 48 centimètres cubes d'eau de chaux officinale. La
poudre est triturée dans un mortier avec très peu d'eau, on
fait une masse molle qui est pistée énergiquement, puis on
la délaie dans le reste de l'eau de chaux, de façon a obtenir
une bouillie homogène qui sera abandonnée dans le mortier
soigneusement couvert et agitée de temps en temps. Cette
macération doit durer deux heures.

Dix à quinze minutes avant la filtration, on ajoute 0 gr. 50
de salicylate de soude et on agite. Puis, on passe et comprime le tout sur un carré de toile solide et pas trop serrée.
Le liquide est filtré sur un filtre plissé de 14 centimètres de
diamètre et on couvre l'entonnoir. Trente-six centimètres

cubes du filtrat sont placés dans un flacon avec 4 centimètres cubes d'éther ; on neutralise la liqueur en versant goutte à goutte la solution officinale d'ammoniaque avec une mince bande de tournesol pour indicateur et vérifiant après chaque goutte.

Le virage obtenu, on compte encore VI gouttes d'alcali, on agite et on abandonne au repos pendant vingt-quatre heures.

On décante sur deux filtres lisses équilibrés, placés l'un dans l'autre, et on réunit la morphine sur le filtre. Les cristaux restés dans le flacon sont amenés sur le filtre au moyen de 8 centimètres cubes d'eau distillée.

On ferme la douille de l'entonnoir avec un tube de caoutchouc de 20 centimètres de longueur et une pince, le filtre et son entonnoir sont remplis d'eau distillée additionnée de quelques gouttes d'éther et on laisse écouler après cinq minutes. On renouvelle ce lavage. On dessèche le filtre à 100° et on pèse après refroidissement.

On peut, si l'on veut, enlever la petite quantité négligeable de narcotine (dont le poids n'est jamais supérieur à 0 gr. 02) en lavant le filtre et le précipité avec 20 centimètres cubes de benzine et desséchant à nouveau. Finalement on pèse.

POUDRE DE QUINQUINA

La nouvelle Pharmacopée a seulement conservé la poudre de quinquina rouge ; elle doit contenir une proportion minima de 50 grammes d'alcaloïdes totaux pour 1.000 grammmes et donner au moins 15 grammes de sulfate basique de quinine calculé cristallisant avec 8 molécules d'eau. Cette quantité de 15 grammes correspond à 12 gr. 57 de sulfate basique de quinine desséché à 100° jusqu'à constance du poids.

Composition. — Il existe, au Codex, les poudres de quinquina gris, de quinquina jaune et de quinquina rouge. Les
alcaloïdes les plus importants du quinquina sont : la *quinine*,
la *quinidine*, la *cinchonine* et la *cinchonidine*. On a, de plus,
isolé de diverses espèces de quinquinas les autres alcaloïdes suivants : la *quinamine*, la *quinamidine*, la *cupréine*,
l'*homoquinine*, l'*hydroquinine*, l'*hydroquinidine*, l'*hydrocin-
chonine*, l'*hydrocinchonidine*, la *cinchonamine*, la *paytine*, la
cusconine, la *concusconine*, la *cusconidine*, l'*aricine*, la *paricine*,
la *paytamine*, la *dihomo-cinchonine*, la *dicinchonine*, la *diqui-
nidine*, la *javanine*, la *cincholine*, la *chairamine*, la *conchaira-
mine*, la *chairamidine*, et la *conchairamidine*.

Les autres principes constituants du quinquina sont :
l'*acide quinique*, existant à l'état de sel calcaire, la *quinovine*,
glucoside amer insoluble dans l'eau, une huile volatile, une
matière grasse verdâtre, de l'*acide cinchofulvique* ou *rouge
cinchonique* insoluble, de l'acide cinchotannique ; cette dernière substance est une matière colorante rouge et soluble
constituée par un glucoside possédant les propriétés du
tannin et donnant par hydrolyse du sucre et du rouge cinchonique.

Essai. — Le Codex de 1908 (voir p. 575) donne un procédé
pour doser à la fois les alcaloïdes totaux et la quinine, qui
est peut-être un peu long dans sa technique mais qui, surtout, pour des expérimentateurs déjà exercés, fournit d'excellents résultats. C'est à ce procédé qu'il faudra avoir recours
lorsque l'on voudra, pour une expertise, par exemple, obtenir
un dosage rigoureux.

Procédé Florence. — Pour les besoins professionnels du
pharmacien, j'estime que la méthode décrite en 1906 par
Florence est suffisante pour estimer la valeur d'un quinquina. Voici quelle est cette méthode :

6.

Dans un flacon de conserves sans épaulement, on introduit 12 grammes de quinquina finement pulvérisé et 120 grammes d'éther pur à 65° exempt d'alcool. On agite, puis on ajoute 10 centimètres cubes de solution de soude caustique à 10 p. 100. On laisse en contact pendant une heure environ en agitant souvent. Au bout de ce temps on verse 10 centimètres cubes d'eau pour agglomérer la poudre de quinquina. On décante la liqueur éthérée et, au besoin, on jette le quinquina sur un entonnoir étroit muni d'une douille de coton hydrophile et on exprime rapidement par une douce pression. Cette liqueur éthérée est agitée vigoureusement avec 20 à 30 centimètres cubes d'eau de chaux seconde pour enlever les matières résineuses et rendre la liqueur éthérée à peu près incolore.

a) **Dosage des alcaloïdes totaux.** — Ceci fait, on introduit 100 grammes (ce qui correspond à 10 grammes de poudre de quinquina) de l'éther ainsi déféqué dans un flacon à conserves sans épaulement muni d'un bon bouchon et 30 centimètres cubes d'eau, puis, avec une burette graduée, une solution déci-normale d'acide oxalique dans l'éther pur sans alcool (qu'on obtient, au moment du besoin, en dissolvant 0 gr. 63 d'acide oxalique cristallisé dans 100 centimètres cubes d'éther à 65°). Les alcaloïdes précipitent blancs et purs, mais par agitation vigoureuse, les oxalates se dissolvent dans l'eau, sauf celui de quinine. On ajoute la solution décinormale d'acide oxalique jusqu'à ce qu'une goutte ne produise plus de louche dans l'éther qui surnage, absolument limpide, les alcaloïdes précipités. La fin de la réaction est très nette et d'ailleurs on peut la contrôler au toucher, en prélevant avec un agitateur au fond du flacon une goutte d'eau qu'on met en contact sur une soucoupe avec une goutte de tournesol bleu sensibilisé.

En multipliant le nombre de centimètres cubes employés

par 0,035, on a le poids des alcaloïdes totaux contenus dans 10 grammes de poudre de quinquina.

FLORENCE fait remarquer que ce chiffre de 0,035 ne représente pas la quantité de quinine capable de se combiner avec un centimètre cube de solution déci-normale d'acide oxalique, mais la dose d'alcaloïdes totaux du quinquina que l'expérience a montré se combiner avec 1 centimètre cube de la liqueur titrée acide. Ce chiffre, dit l'auteur, varie quelque peu avec la variété des quinquinas, ce qui rend ce dosage simplement approximatif.

b) **Dosage de la quinine.** — Pour doser la quinine, on décante l'éther, puis on jette sur un filtre taré les oxalates d'alcaloïdes qu'on lave au compte-gouttes jusqu'à ce que les eaux de lavage ne donnent plus avec l'eau de chaux de trouble notable, les oxalates d'alcaloïdes, sauf celui de quinine, sont entraînés. On sèche le précipité et on pèse. Le poids d'oxalate de quinine obtenu multiplié par 1,206 donne la proportion de sulfate de quinine à 8 molécules d'eau.

POUDRE DE GRAINES DE LIN (FARINE DE LIN)

Préparation. — La graine de lin, mondée et séchée à l'étuve à 40°, est pulvérisée dans un mortier de fer ou mieux à l'aide d'un moulin à noix d'acier et à arêtes tranchantes. La poudre est passée à travers un crible métallique n° 6 (Codex).

Composition. — La farine de lin, outre des composés azotés, renferme de petites quantités de cire, de résine, de sucre, de malates, d'acétates et d'autres sels, elle contient une subtance mucilagineuse et à peu près 30 p. 100 d'huile fixe ; elle fournit environ 3 p. 100 de cendres.

Falsification; Essai. — On substitue quelquefois frauduleusement à la farine de lin le tourteau de lin, c'est-à-dire la poudre privée de son huile fixe, souvent même on y ajoute des tourteaux de colza. Pour reconnaître cette dernière falsification, on prend 2 ou 3 grammes de farine, que l'on fait bouillir avec une solution contenant 10 grammes de chlorure de sodium, 20 grammes d'eau et 0 gr. 30 d'acide chlorhydrique étendu. On a soin de ne projeter la matière à essayer dans cette solution que quand celle-ci est à 70°. Après refroidissement, on filtre et on sature par le carbonate de soude ; on ajoute ensuite deux à trois gouttes de solution de ferricyanure de potassium à 1 p. 100.

La farine de lin pure ne donne pas de coloration, tandis que, si elle contient 5 à 10 p. 100 de tourteau de colza, il se produit une coloration brune, rouge ou violette (Jaworowski).

On peut s'assurer que la farine de lin n'a pas été privée de son huile fixe par le dosage de cette matière, qui s'effectue en prenant 10 grammes de farine de lin, qu'on traite dans un appareil à déplacement par du sulfure de carbone jusqu'à épuisement complet de la substance huileuse. On évapore, au bain-marie, dans une capsule de porcelaine tarée la solution sulfo-carbonique et lorsque l'odeur de sulfure de carbone a cessé d'être perceptible, on laisse refroidir la capsule dans un dessiccateur et on pèse. Le poids trouvé, diminué de la tare de la capsule, donne le poids de la matière grasse contenue dans la prise d'essai.

Conservation. — La farine de lin doit être fraîchement préparée, car si on la conserve un certain temps, elle rancit par suite de saponification de la matière huileuse et d'oxydation des produits saponifiés. Cette falsification peut causer des érythèmes locaux, lors de l'application des cataplasmes de farine de lin.

POUDRE DE MOUTARDE NOIRE (FARINE DE MOUTARDE)

Préparation. — La farine de moutarde se prépare exactement comme la farine de lin, elle doit être passée au crible n° 9 (Codex).

Composition. — La farine de moutarde noire, renferme, comme éléments principaux, de 20 à 25 p. 100 d'huile fixe et du *myronate de potasse*, glucoside dédoublable en présence de l'eau, sous l'influence d'un ferment soluble, la *myrosine*, contenu également dans la moutarde noire, en glucose, bisulfate de potasse et essence de moutarde.

D'après E. OSER, cette essence de moutarde ne serait pas du sulfocyanure d'allyle comme on le croyait, c'est-à-dire un éther sulfocyanique vrai ; mais un éther isosulfocyanique ou éther de la sulfocarbimide (1).

Sa formule est $S = C = Az — C^3H^5$; on l'appelle encore allylsénévol.

L'essence de moutarde contient aussi une petite quantité de cyanure d'allyle.

Il est à noter que la moutarde blanche renferme un glucoside différent de celui de la moutarde noire; WILL et LAUBENHEIMER l'ont appelé *sinalbine*. Ce composé s'hydrolyse également par la myrosine avec formation de glucose, de sulfate acide de sinapine et d'essence de moutarde blanche. D'après les recherches de SALKOWSKI, cette essence serait

---

1. Nous rapellerons que les éthers sulfocyaniques vrais répondent à la formule générale :

$$Az = C — S — R'$$

et les éthers isosulfocyaniques ou éthers de la sulfocarbimide à la formule générale :

$$S = C = Az — R'.$$

un isosulfocyanate de paraoxybenzyle dont la formule est :

$$C^6H^4 \begin{cases} OH \ (1) \\ CH^2 - Az = C = S \ (4). \end{cases}$$

La farine de moutarde noire, mise en contact avec l'eau, développe son essence ; c'est grâce à la formation de ce composé volatil qu'elle est employée comme rubéfiante en thérapeutique.

Essai. — La farine de moutarde s'altère facilement en présence de l'humidité ; elle peut ainsi avoir perdu une partie de son essence mise en liberté.

D'après le Codex de 1908, la farine de moutarde doit contenir, au moins, 0 gr. 70 p. 100 d'essence. Pour s'en assurer, la Pharmacopée donne un procédé de dosage (voir Codex 1908, p. 428).

Nous reproduisons, en outre, une méthode très pratique indiquée par Vuillemin. On prend 5 grammes de farine de moutarde que l'on met macérer, à une température de 25 à 30°, pendant une heure, dans un ballon fermé avec 100 centimètres cubes d'eau distillée. On ajoute ensuite 20 centimètres cubes d'alcool, on distille dans un appareil tout en verre et on reçoit le distillat dans un mélange de 30 centimètres cubes d'ammoniaque et de 10 centimètres cubes d'alcool. Ce liquide est ensuite additionné de 3 à 4 centimètres cubes de solution décinormale de nitrate d'argent et on chauffe au bain-marie. On recueille le précipité de sulfure d'argent formé, on le lave successivement à l'eau, à l'alcool et à l'éther et on le sèche à 80°. On pèse. Le poids trouvé, multiplié par 8,602, donne le poids d'essence pour 100 grammes de moutarde.

Une bonne farine de moutarde doit aussi fournir de 20 à 25 p. 100 d'huile fixe.

Conservation. — Comme la farine de lin, la farine de moutarde doit être récemment préparée pour qu'elle possède toute sa valeur thérapeutique.

POUDRE DE CANTHARIDES

Préparation. — On prend des cantharides de l'année que l'on dessèche à l'étuve chauffée à 50°, puis on les pulvérise sans résidu dans un mortier en fer couvert. La poudre est passée aux tamis 9, 15 ou 37 (voir Codex, p. 538).

On ne doit négliger aucune précaution pour se mettre à l'abri de la poussière des cantharides.

Composition. — La poudre de cantharides renferme un principe particulier, la *cantharidine*, de formule $C^{10}H^{12}O^4$, auquel elle doit ses propriétés vésicantes énergiques. Elle contient également des *cantharidates magnésiens*, sels jouissant des mêmes propriétés vésicantes que la cantharidine. Les cantharidates en solution donnent, en présence d'un acide, de la cantharidine et non de l'acide cantharidique.

La poudre de cantharides renferme, en outre, les acides formique, acétique, urique à l'état libre, une huile verte, une matière cireuse, des phosphates de calcium et de magnésium ; elle contient en général de 8 à 12 p. 100 d'eau et fournit, à l'incinération, de 6 à 10 p. 100 de cendres.

La proportion de cantharidine libre ou de cantharidine à l'état de combinaison saline est variable. D'après DIETRICH, la cantharidine libre se trouve de 0^{gr},382 à 0^{gr},857 p. 100, et la cantharidine combinée oscille entre 0,033 à 0,309 p. 100, les chiffres les plus fréquents sont 0^{gr},10 à 0^{gr},12 p. 100.

Le Codex de 1884 exigeait que les cantharides contiennent au moins 0^{gr},50 de cantharidine p. 100. Il résulte des recherches de Fumouze, de E. Léger que ce chiffre est réellement trop élevé et le Codex de 1908 à réduit à 0ᵍʳ,40 p. 100 la teneur en cantharidine.

Dosage de la cantharidine. — Le dosage de la cantharidine s'est fait longtemps par le procédé de Mortreux légèrement modifié : il consistait à épuiser les insectes pulvérisés par du chloroforme, additionné de 2 p. 100 d'acide chlorhydrique.

Le résidu de l'évaporation chloroformique était privé des matières grasses et colorantes par un traitement ultérieur au sulfure de carbone. La partie restée insoluble dans la liqueur sulfo-carbonique était formée par la cantharidine.

Le Codex de 1908 (voir p. 123) a adopté le procédé préconisé par E. Léger qui emploie comme dissolvant la benzine, laquelle dissout la cantharidine mélangée de matières grasses et colorantes, on enlève ensuite ces dernières par un lavage à l'éther de pétrole. L'usage de l'éther de pétrole présente l'avantage, en raison de son point d'ébullition peu élevé de réaliser la dessication de la cantharidine à 60-65° : ce qui réduit au minimum la perte par volatilisation. Pour limiter encore cette perte, E. Léger fixe la durée de séjour a l'étuve à 60-65° à une heure.

Ce dosage donne la proportion de la cantharidine totale, car l'épuisement à la benzine se fait après addition d'un peu d'acide chlorhydrique.

A. W. Self et H. Greenish ont donné une méthode un peu longue, mais qui donne des résultats très précis ; elle est basée sur le pouvoir dissolvant, d'une part, de la benzine pour épuiser les cantharides et, d'autre part, sur celui de l'eau bouillante pour séparer la cantharidine de l'extrait benzénique.

Voici comment on opère :

20 grammes de cantharides en poudre fine sont triturés

dans un mortier avec 3 centimètres cubes d'acide chlorhydrique.

La poudre ainsi préparée est épuisée par 80 centimètres cubes de benzine dans un appareil continu de Soxhlet. Après deux heures d'ébullition, on distille la benzine au bain-marie et on chasse les dernières traces du dissolvant par un courant d'air. La benzine qui a passé à la distillation est agitée avec 3 portions de 20, 20 et 10 centimètres cubes d'une solution de potasse à 1 p. 100, afin d'enlever les traces de la cantharidine entraînées par la benzine distillée. Les eaux alcalines réunies sont acidifiées par l'acide chlorhydrique, portées par addition d'eau distillée au volume de 105 centimètres cubes et ajoutées à l'extrait benzénique qui renferme la presque totalité de la cantharidine, plus les matières grasses et résineuses enlevées aux cantharides par la benzine.

On porte alors à l'ébullition, avec réfrigérant à reflux, pendant dix minutes ; on laisse la graisse se séparer et on soutire avec une pipette 100 centimètres cubes du liquide aqueux presque bouillant. On répète l'ébullition et la séparation avec quatre nouvelles quantités de 50 centimètres cubes d'eau distillée, en faisant bouillir chaque fois cinq minutes et agitant fréquemment.

Aux liquides aqueux réunis, qui ont dissous la cantharidine, on ajoute 3 centimètres cubes d'acide chlorhydrique et on agite avec du chloroforme à quatre reprises en employant successivement 30, 30, 20 et 20 centimètres cubes de ce dissolvant. On réunit les diverses portions de chloroforme dans un flacon taré ; on distille au bain-marie, en ayant soin de chasser jusqu'aux dernières traces de chloroforme. Le résidu est alors lavé avec 3 portions successives de 5, 5 et 2 centimètres cubes d'un mélange à parties égales d'alcool absolu et d'éther de pétrole saturé de cantharidine. Les liquides de lavage sont décantés au fur et à mesure sur

un tampon de coton placé dans la douille d'un petit entonnoir. Finalement, on lave le flacon et le tampon de coton
avec un peu d'éther de pétrole jusqu'à ce que ce dissolvant
évaporé ne laisse plus que des traces inappréciables de
résidu. Alors on dissout, avec un peu de chloroforme, les
cristaux de cantharidine qui ont pu être entraînés sur le
tampon de coton, puis on évapore, on dessèche à 60-65
degrés et on pèse.

III. — **PULPES**

Les *pulpes végétales* du *Codex* de 1884 étaient des préparations de consistance molle, préparées avec des plantes ou parties de plantes et formées du parenchyme des végétaux réduits en pâte, à l'exception des parties ligneuses séparées par le tamis. C'est une forme pharmaceutique surannée délaissée par la nouvelle thérapeutique. Aussi n'est-ce pas surprenant que le Codex de 1908 les ait supprimés. Il nous semble néanmoins utile de dire quelques mots de leur préparation.

Préparation. — Les pulpes se préparent :

1° *A froid*, en contusant dans un mortier les végétaux généralement frais, ou, si leur tissu est dur, en les divisant par la râpe. La pâte obtenue est pulpée à travers un tamis de crin.

2° *A chaud*. — Quelques substances, avant d'être soumises à la pulpation, sont additionnées d'une petite quantité d'eau et mises à digérer au bain-marie. La masse, une fois ramollie, est pulpée au tamis de crin et évaporée en consistance d'extrait mou.

En raison de la grande altérabilité de ces médicaments et de la difficulté qu'on éprouve à les obtenir en toute saison, on a proposé de préparer certaines pulpes en délayant la substance active desséchée et pulvérisée dans l'eau distillée correspondante, et en pistant le tout dans un mortier.

Composition. — Les pulpes contiennent, en général, les sucs végétaux mélangés à des cellules ou à des débris de cellules végétales. Les médicaments de cette espèce ayant encore quelque emploi thérapeutique sont :

1° La pulpe de Casse qui renferme un principe purgatif se rapprochant de celui du séné, avec du sucre, de la gomme, des principes pectiques ;

2° La pulpe de Tamarin composée d'acides tartrique, citrique et malique, de tartrate de potassium, de gomme, de pectine et de sucre.

Conservation. — Les pulpes sont d'une conservation difficile, le mélange de substances végétales et de matières hydrocarbonées et azotées les prédispose à l'altération. On a préconisé, pour les conserver, de les recouvrir d'une couche de sucre pulvérisé, moyen peu efficace qui a l'inconvénient de modifier la composition du médicament. Il est préférable de les préparer au moment du besoin.

IV. — SUCS VÉGÉTAUX

Les sucs, en général, sont la caractéristique des êtres
vivants ; ils gorgent toutes les cellules de l'organisme végétal ou animal, ils sont le produit de l'absorption et de
l'activité protoplasmique, ils sont indispensables aux
échanges vitaux et à l'édification des divers tissus.

Les végétaux ne se développent qu'à la condition de
puiser, dans le sol et dans l'atmosphère, un certain nombre
de substances, comme l'eau, l'acide carbonique, les azotates,
les sels ammoniacaux, les phosphates, etc., qui, après avoir
éprouvé des modifications plus ou moins complètes et
après avoir été élaborées, sont assimilées et constituent les
principes immédiats contenus dans les tissus de la plante.
Ces modifications sont l'œuvre de la cellule, qui opère
des oxydations, des réductions, des hydratations, des
dédoublements, des synthèses chimiques, en un mot,
diverses opérations variables avec la nature du milieu
intérieur et extérieur.

Formation et composition générale des sucs végétaux. —
L'eau, l'acide carbonique, les azotates, les sels ammoniacaux,
les phosphates que la plante va chercher, soit dans le sol,
soit dans l'atmosphère, sont des corps inoxydables ; tous ces
matériaux, doués d'une énergie chimique peu intense, se
trouvent transformés, par l'activité chimique du protoplasma
cellulaire, par l'action combinée de la chlorophylle et de la
lumière et par les ferments engendrés par ce protoplasma, en

matières oxydables, sucre, amidon, graisse, albumine, etc.,
que la plante met en réserve dans ses cellules : ce sont
les sucs que la plante utilise pour l'édification de nouveaux
organes. La formation de ces corps divers est non seulement
le résultat de phénomènes d'hydratation et de dédoublements corrélatifs, mais aussi, comme dit A. GAUTIER, la
résultante de phénomènes de réduction s'exerçant dans la
profondeur du protoplasma des cellules.

Les principes immédiats extraits des plantes sont donc
des hydrates de carbone, des graisses, des corps amidés,
des substances protéiques, des alcaloïdes, des sels alcalins
et terreux, en un mot, toute une série de composés appartenant à la fois à la chimie minérale et à la chimie organique.

Nous n'entrerons pas dans tous les processus synthétiques qui donnent naissance aux divers principes immédiats, nous dirons seulement un mot de l'origine des substances fondamentales qui composent les sucs végétaux.

*Origine des matières sucrées et en général des hydrates de
carbone dans les plantes.* — Les matières sucrées, contenues
dans les végétaux, sont multiples, toutes semblent résulter
des fonctions photochlorophylliennes qui agissent sur l'eau
et sur l'acide carbonique absorbé et produit, pour dissocier
à la fois ces deux composés, en libérant de l'oxygène et
formant de l'aldéhyde méthylique :

$$CO^2 + H^2O = COH^2 + O^2.$$

Tous les auteurs sont d'accord pour admettre cette décomposition de l'acide carbonique. D'après FRIEDEL et MACCHIATI,
la réduction de l'acide carbonique serait accomplie, sans
intervention de la matière vivante, par une diastase utilisant
l'énergie des rayons solaires et par la chlorophylle agissant
comme sensibilisatrice.

La présence d'aldéhyde formique dans les plantes est un fait bien établi ; on a même démontré qu'elle n'est pas incompatible avec la vie cellulaire. D'autre part, on ne doit pas être étonné de ne pas facilement percevoir cette formation d'aldéhyde formique : ce composé se fixe, en effet, très facilement aux matières albuminoïdes en donnant des combinaisons insolubles. Dès lors, dès qu'elle est formée, cette aldéhyde, produit complètement transitoire, se condense en elle-même ou avec d'autres substances pour donner des hydrates de carbone ou des albuminoïdes transformés.

Par condensation de l'aldéhyde formique et par analogie avec les processus synthétiques des sucres obtenus par E. Fischer *in vitro*, on peut admettre la formation des divers sucres avec les phases intermédiaires, aldéhyde glycérique, hexoses, hexites, etc. Les premiers sucres formés se transforment ensuite très vraisemblablement en pentoses d'une part et, d'autre part, se condensent pour donner de l'amidon, de l'inuline.

Comme le dit avec tant d'autorité A. Gautier : « Ce ne sont point là des vues théoriques, de simples hypothèses, cet ensemble de réactions qui nous permet de rattacher à l'aldéhyde formique les sucres les plus divers, les dextrines, les amidons, les celluloses, etc., dérivés de polymérisations successives, quelquefois accompagnées d'hydrogénation ; on en a réalisé aujourd'hui au laboratoire la suite complète et régulière. Quant aux végétaux, pour accomplir ces mêmes réactions hydrogénantes, polymérisantes ou déshydratantes, ils possèdent dans leurs cellules et dans les ferments qu'elles sécrètent, des agents très efficaces, qui leur tiennent lieu de réactifs chimiques habituels. »

Comme l'a dit Dehérain, la feuille est le laboratoire dans lequel s'effectue la synthèse des principes immédiats des plantes. Mais ces produits formés ne restent pas dans l'appareil chlorophyllien, ils circulent dans toute la plante, en y subissant souvent des métamorphoses encore inconnues.

Origine des acides, des corps gras. — Grâce à certains ferments, et en particulier aux oxydases, l'oxygène absorbé par l'acte respiratoire se porte sur les composés de synthèse à nature aldéhydique, pour donner des acides, lesquels peuvent résulter également du dédoublement fermentatif des sucres. Ces acides produits s'unissent à la glycérine pour donner les éthers gras, qui constituent les matières grasses. Quant à la glycérine elle-même, comme le dit A. GAUTIER, elle résulte de la fixation de l'hydrogène sur les sucres ou les autres composés aldéhydiques ; cet hydrogène naissant provient, soit, plus certainement du dédoublement des matières sucrées par les ferments, comme cela a lieu dans la transformation du glucose en acide butyrique qui met de l'hydrogène en liberté.

Origine des matières albuminoïdes, des corps amidés, des alcaloïdes. — D'après A. GAUTIER, les substances albuminoïdes se formeraient par voie synthétique, s'effectuant entre l'eau, l'acide cyanhydrique et l'aldéhyde formique, produits dans les feuilles. Il est bien démontré que l'acide cyanhydrique libre se trouve à un moment donné dans la plante et résulte de la réduction de l'acide azotique des nitrates par les substances réductrices du protoplasma. La molécule initiale d'albumine subit une sorte d'assimilation qui sera différente suivant les cellules de la plante. Par désassimilation, on aura des corps amidés divers, comme l'asparagine, par exemple, ou des alcaloïdes eux-mêmes. Les alcaloïdes seraient donc, suivant A. GAUTIER, le produit de désassimilation de l'albumine, mais ajoutons qu'il est possible que ceux-ci puissent se former par synthèse directe de l'acide cyanhydrique avec divers composés.

On ne sait encore, dit E. SCHMIDT, de Marbourg, si les

bases végétales doivent leur formation à un processus synthétique utilisant des combinaisons simples, inorganiques
ou organiques, ou bien si cette formation se réalise, au contraire, par dégradation de matières azotées, de poids moléculaire élevé et de composition complexe ; on ne sait pas
non plus s'il y a lieu de croire, suivant la nature chimique
des alcaloïdes envisagés, que les deux modes de formation
peuvent être mis en œuvre par la plante, soit alternativement, soit dans un ordre déterminé.

Toutefois, il faut admettre avec la plus grande vraisem-
blance que le pyrrol et l'indol, produits de dédoublement
des matières albuminoïdes, constituent la source de production d'un grand nombre d'alcaloïdes de nature pyridique
ou quinoléique, mais le processus qui, dans les plantes,
conduit de ces combinaisons aux alcaloïdes nous est provisoi-
rement complètement inconnu.

D'après E. Schmidt, les alcaloïdes ne peuvent être consi-
dérés que comme des déchets de la nutrition végétale,
comme des substances jouant dans la plante un rôle analogue à celui que jouent, dans l'organisme humain, l'urée,
l'acide urique, la créatinine. La plante, au lieu de les éliminer comme l'organisme animal, met les alcaloïdes en
réserve à des endroits appropriés pour lui servir comme
substances de protection, contre l'attaque des insectes et
d'autres animaux.

Classification des sucs. — Les pharmacologistes ont divisé
les sucs en sept classes :

1º Les sucs aqueux ;
2º Les sucs gommeux ou gommes ;
3º Les sucs résineux ou résines ;
4º Les sucs gommo-résineux ou gommes-résines ;
5º Les sucs balsamiques ou baumes ;
6º Les sucs huileux volatils ou essences, huiles essentielles ;

7° Les sucs huileux fixes.

On peut reprocher à cette classification de ne pas déterminer d'une façon précise la nature des sucs aqueux, alors que, pour les autres, la qualification donne déjà quelques idées sur leur composition. A cela, on peut répondre que, dans cette classe des sucs aqueux, on fait rentrer, d'une façon peut-être un peu artificielle, tous les sucs qui sont extraits mécaniquement, qui sont fluides et dont les principes primordiaux sont solubles dans l'eau, alors que les autres sucs sont formés de produits insolubles dans l'eau, ou qu'ils sont plus ou moins concrets, ou sont le résultat d'une évaporation ou d'une concrétion spontanée.

Parmi les sucs végétaux, nous étudierons maintenant les *sucs aqueux*, reportant, dans une classification séparée, l'étude des essences et laissant à l'Histoire naturelle médicale les sucs gommeux, résineux, balsamiques et huileux fixes.

SUCS AQUEUX

Si nous nous en tenons à ce qui a été dit précédemment, les sucs aqueux sont caractérisés par leur fluidité et la solubilité complète dans l'eau des principes les plus utiles au point de vue thérapeutique. Ils sont principalement formés par le liquide protoplasmique des cellules végétales.

Les sucs aqueux peuvent être subdivisés en :

1° *Sucs herbacés;*
2° *Sucs acides* ou *sucs de fruits* ;
3° *Sucs sucrés.*

1° Sucs herbacés

Préparation.— Les sucs herbacés, formés du liquide cellulaire des parties vertes des végétaux, sont obtenus en divisant les plantes et les contusant dans un mortier de marbre. La pulpe qui en résulte est soumise à l'action de la presse.

Dans quelques cas particuliers, comme pour les sucs mucilagineux et épais, on ajoute la cinquième partie de leur poids d'eau pour en faciliter l'extraction.

Clarification. — Les sucs herbacés sont clarifiés, soit par filtration, (suc de citrons), soit par coagulation. Ce dernier mode était surtout réservé aux préparations devant subir ultérieurement l'action de la chaleur, comme les sucs de feuilles de belladone, de ciguë, de jusquiame, de stramoine, etc., destinés à la préparation des extraits des sucs dépurés, qui étaient au Codex de 1884 et qui ne figurent plus au nouveau Codex de 1908. Pour cette clarification, le suc est soumis, au sortir de la presse, à l'action de la chaleur ; l'albumine végétale est coagulée, elle entraîne la chlorophylle et les autres impuretés.

Caractères. — Les sucs, retirés des parties vertes des végétaux et non clarifiés, apparaissent avec une couleur verdâtre foncée, due aux grains de chlorophylle formant la couleur verte des feuilles et des parties jeunes des végétaux. Mais une fois clarifiés, la chlorophylle, insoluble dans l'eau, ne fait plus partie des sucs herbacés qui prennent alors une coloration brune présentant le plus souvent des reflets dichroïques.

Composition. — La composition des sucs herbacés est très complexe. Ils renferment, en général, en dissolution dans l'eau, des hydrates de carbone (dextrines, matières sucrées, gommes), des substances albuminoïdes, des matières colorantes, des diastases, des acides organiques, des sels minéraux, etc. De plus, certains sucs herbacés peuvent renfermer des principes actifs spéciaux, comme la convallamarine et la convallarine dans le suc de muguet, soit des alcaloïdes, comme dans les sucs des plantes vireuses (belladone, ciguë, jusquiame, laitue vireuse, stramoine, etc.).

Les sucs extraits des pousses végétatives ou florales contiennent presque toujours de l'asparagine.

Les sucs herbacés présentent le plus souvent une réaction légèrement acide, due à la présence d'acides organiques.

Conservation. — Les sucs herbacés, contenant à la fois des substances albuminoïdes, hydrocarbonées et salines, sont dans les meilleures conditions pour être envahis par les microorganismes de la fermentation et de la putréfaction ; aussi leur conservation est-elle difficile ; ajoutons à cela l'action oxydante de l'air s'exerçant sur les matières colorantes et autres substances oxydables. On a proposé, pour les conserver, différents procédés dont le meilleur, à notre avis, est l'addition, au suc nouvellement extrait, de quelques gouttes de chroloforme qui retarde toute altération. Cette pratique ne permet guère qu'une conservation de vingt-quatre à quarante-huit heures tout au plus ; mais cette addition ne peut être faite que dans certaines conditions particulières et principalement quand le suc est destiné à la confection d'un extrait. L'action ultérieure de la chaleur, nécessaire pour obtenir une semblable préparation, élimine alors les traces de chloroforme que l'on a pu ajouter. Il faut dire qu'en général les sucs herbacés sont destinés à être utilisés immédiatement après leur préparation.

2º SUCS ACIDES OU SUCS DE FRUITS

Préparation. — Les sucs acides employés en pharmacie sont retirés des fruits que l'on soumet à l'action de la presse, après les avoir écrasés à la main ou sur un tamis s'ils sont tendres et succulents, ou après les avoir déchirés à la râpe, si leur tissu est dur ou compact. Les fruits doivent au préalable, autant que possible, être privés de toutes leurs parties inutiles ; c'est ainsi qu'on enlève, avec un linge rude, le duvet qui recouvre les coings, qu'on enlève le pédoncule des cerises, qu'on zeste les citrons et les oranges, et qu'on prive les grenades de leur écorce. Pour certains fruits très succulents, comme les cerises, les groseilles et les framboises, on peut avoir recours à un autre procédé d'extraction du suc, qui consiste à les chauffer au bain-marie dans une bassine. Sous l'influence de la chaleur, le suc se dilatant dans l'enveloppe inextensible la fait éclater ; la pulpe est ensuite laissée à égoutter sur un tamis ou soumise à la presse. Ce dernier procédé de préparation présente le grave inconvénient, si la chaleur était trop élevée, de détruire les ferments solubles, qui, nous le verrons plus loin, sont indispensables pour la clarification du produit.

Dans quelques cas spéciaux et, en particulier, pour le suc de nerprun, la pulpe écrasée est abandonnée à elle-même pendant trois ou quatre jours avant de l'exprimer. Pendant ce temps, le suc subit un commencement de fermentation qu'on laisse continuer jusqu'à ce qu'une petite partie du suc filtré ne trouble plus par addition d'alcool à 90°. A ce moment, la préparation est filtrée à travers une chausse avec expression.

Clarification. — Les sucs acides ou de fruits sont toujours clarifiés par *fermentation*, prenant naissance au sein du suc abandonné à lui-même à une température variant entre 12° et 15° ; exception est faite pour le suc de citron qui est simplement clarifié par chauffage suivi d'une filtration. Dans ces conditions, deux processus fermentatifs entrent en jeu. Tout d'abord, des ferments organisés, appartenant presque tous au genre *Mucor*, apportés par le fruit, donnent naissance à une légère fermentation alcoolique, s'effectuant aux dépens des matières sucrées, avec production d'un peu d'alcool et d'acide carbonique. De plus, une autre fermentation, dite *pectique*, gélatinise le liquide ; la formation de cette gelée consistante a pour but de priver le suc des matières pectiques extrêmement altérables. Il est utile d'entrer dans quelques détails de cette fermentation spéciale.

Les fruits acides, en particulier, renferment avant la maturité, suivant Frémy, une substance de réserve qui ressemble beaucoup à la cellulose et à laquelle il a donné le nom de *pectose*. Pendant la maturation des fruits, la pectose se transforme en pectine, très probablement sous l'influence d'un ferment soluble non encore isolé.

Bourquelot et ses élèves ont étudié des pectines d'origines diverses et leurs recherches ont abouti à la connaissance de faits nouveaux et importants, de nature à préciser les notions vagues que nous possédons sur les pectines.

Les matières pectiques fournissent de l'acide mucique par l'acide azotique et de l'arabinose par hydrolyse ; on doit donc les considérer comme composés de galactane (anhydride de galactose) et d'arabane (anhydride de l'arabinose).

La présence de la galactose serait plus certaine, dit Bourquelot, si l'on avait retiré de la galactose des produits de l'hydrolyse, mais jusqu'ici cela n'a pas été fait.

La pectine est en solution dans les sucs de fruits nouvellement préparés. Après un séjour de quelques heures, cette pectine se transforme, sous l'influence d'une enzyme appelée *pectase*, en acide pectique ; cette transformation se manifeste par la gélatinisation du liquide et la formation d'une substance réductrice.

D'après Bertrand et Mallèvre, la formation d'acide pectique se produirait seulement en présence des sels de calcium, ou encore, des sels de baryum ou de strontium.

Par suite, pour clarifier les sucs acides dès qu'ils sont extraits, on les expose dans un lieu frais, on les laisse fermenter jusqu'à ce qu'ils se soient éclaircis, ce qui demande environ vingt-quatre heures. Il est indispensable de ne pas laisser la fermentation se prolonger outre mesure, la plus grande partie du sucre interverti se trouverait transformée en alcool et, cela, jusqu'à ce que le degré alcoolique de la liqueur s'oppose à l'action des ferments solubles.

L'acide carbonique, produit par fermentation alcoolique, ramène à la surface toutes les impuretés et la gelée consistante, formée par les pectates alcalino-terreux, se sépare en laissant le liquide limpide et clair. On décante le suc dans une chausse et, en dernier lieu, on verse le dépôt gélatineux et on laisse égoutter.

Cette interprétation du rôle de la chaux dans la formation de l'acide pectique n'est pas admis par tous les auteurs. Goyaux estime que la pectase est capable de transformer la pectine en acide pectique, même en l'absence de sels de chaux. La présence de ce dernier ne fait que rendre la réaction plus visible par formation de pectate de chaux insoluble.

Pour le suc de nerprun, on laisse pendant trois ou quatre jours la fermentation s'établir avec les enveloppes du fruit, dans le but d'obtenir un produit plus coloré, en raison de l'action dissolvante du liquide légèrement alcoolique sur les matières colorantes des enveloppes.

Caractères et compositions des sucs acides. — Les sucs de fruits sont caractérisés d'abord par leur acidité, due à des acides organiques divers, qui sont principalement les acides tartrique, citrique et malique, et ensuite par des matières sucrées. Dans les sucs de fruits, il existe simultanément du sucre réducteur (sucre interverti) et de la saccharose, mais cette dernière n'existe que dans les fruits à réaction acide très faible, comme les fraises par exemple, tandis qu'elle disparaît des fruits dont la réaction acide est plus élevée, comme les cerises et les groseilles. En plus de ces composés, les sucs renferment des sels acides, des produits pectiques et gommeux, des diastases, telles que l'invertine et la pectase (pour les sucs n'ayant pas subi l'action de la chaleur), des matières colorantes et des sels minéraux. Quelques sucs contiennent aussi des huiles essentielles et des substances particulières. Tel est le suc de nerprun qui renferme un glucoside, la rhamnine et un autre principe immédiat soluble dans l'eau. la rhamnocathartine et une matière colorante jaune, le rhamnocitrin.

Conservation. — Les sucs de fruits, immédiatement après leur clarification, doivent être employés à la confection des préparations galéniques. On a quelquefois besoin dans la pratique de conserver des sucs acides d'une année à l'autre. Parmi les procédés proposés, celui d'APPERT est celui qui est généralement employé.

FRANÇOIS APPERT a fait connaître sa méthode en 1836 dans un ouvrage intitulé : *L'Art de conserver pendant plusieurs années toutes les substances animales et végétales.* Il consistait à enfermer. dans des vases hermétiquement bouchés, les produits à conserver et à plonger ces vases pendant huit à dix minutes dans l'eau bouillante. Ce procédé, appliqué aux sucs de fruits, est efficace mais entraîne souvent des pertes par suite de la rupture des bouteilles.

En pratique, on se contente de chauffer dans une bassine le suc et de le verser tout bouillant dans des bouteilles, préalablement chauffées, que l'on bouche aussitôt.

Ce procédé n'empêche pas souvent le suc de se recouvrir de moisissures ; de plus, il est tellement incommode de boucher des bouteilles, portées à une température de 80° au moins, qu'on a inventé plusieurs appareils pour rendre cette manipulation plus facile.

A. LAMBERT fait remarquer qu'au temps de F. APPERT, on ignorait les causes de fermentation et que, si l'on mettait à l'abri de l'air les substances à conserver, c'était pour les soustraire à l'action oxydante de cet agent, car il admettait

que la petite quantité d'air enfermé dans la bouteille se
combinait au suc pendant le temps de chauffe. Maintenant
que l'on sait que les altérations par fermentation sont dues
à des germes organisés apportés par l'air, A. LAMBERT propose, avec juste raison, d'appliquer à la conservation des
sucs de fruits les moyens que l'on emploie dans les laboratoires de microbiologie pour stériliser les bouillons de culture, c'est-à-dire de chauffer au bain-marie les sucs contenus dans les bouteilles fermées avec un tampon de coton
aseptique. Après refroidissement, il suffit de boucher les
bouteilles avec des bouchons de liège sans enlever le tampon
de ouate, on a ainsi des *sucs pasteurisés* susceptibles d'une
conservation absolue.

Un autre moyen de conservation, très simple et très
économique, consiste à ajouter quelques gouttes de chloroforme aux sucs à conserver qui, pour servir à une préparation ultérieure, devront être portés à l'ébullition
(A. LAMBERT).

L'addition de chloroforme empêche bien, il est vrai, l'altération des matières organiques par les ferments figurés,
mais n'entrave en rien les transformations ultérieures qui
pourraient s'effectuer au sein du suc, sous l'influence des
ferments solubles insensibles à l'action du chloroforme.

Enfin, certains auteurs conseillent l'emploi de l'acide
sulfureux qui présente le grave inconvénient de décolorer les sucs. Inutile de dire que l'addition des antiseptiques, comme l'acide salicylique, le formol, doit être
exclue.

Recherche de l'acide salicylique dans les sucs de fruits. —
On neutralise 100 centimètres cubes de suc et on distille
en recueillant 75 centimètres cubes de liquide. Le résidu
est additionné de quelques fragments de pierre ponce et
de 2 centimètres cubes d'acide sulfurique au quart ou d'acide

phosphorique à 30 p. 100 ; on recueille par distillation 10 centimètres cubes qui donnent la réaction de l'acide salicylique avec le perchlorure de fer, c'est-à-dire une coloration violette, même pour une teneur de 0 milligramme 5 d'acide salicylique par 100 centimètres cubes.

Dans les cas douteux, on ajoute au résidu 10 centimètres cubes d'eau et on distille ensuite à plusieurs reprises ; les liquides distillés sont réunis et épuisés par l'éther. La liqueur éthérée évaporée et reprise par un peu d'eau est soumise à la réaction du perchlorure de fer (H. HEFELMANN).

PHARMACIE APPLIQUÉE

SUCS DE GROSEILLE

Groseilles rouges.	1000 grammes.
Cerises rouges acides.	100 —
Merises	50 —

Les fruits, privés de leurs pédoncules, sont écrasés à la main sur un tamis de crin placé au-dessus d'une terrine destinée à recevoir le suc ; on soumet le marc à la presse et on réunit les deux sucs que l'on abandonne à la fermentation dans un lieu frais jusqu'à ce qu'une petite quantité du suc prélevé ne soit plus troublée par addition de la moitié de son volume d'alcool à 90°. Généralement cette précipitation est perceptible au bout de vingt-quatre-heures. Le liquide est décanté et filtré (Codex).

L'addition des cerises rouges facilite la formation du coagulum gélatineux, très probablement parce que celles-ci sont très riches, soit en pectine, soit en pectase.

Le suc de groseille, traité par l'ammoniaque, quelques gouttes de sulfhydrate d'ammoniaque et de l'eau, se colore en brun violacé ; avec un dixième d'acide azotique concentré au bain-marie pendant dix minutes, la plupart des matières

virent au jaune : agité avec l'alcool amylique, le suc ne
doit pas se colorer.

D'après König, la composition des sucs de groseille, naturellement quelque peu variable, oscillerait entre les chiffres
suivants :

    Eau . . . .   46 à 50 p. 100.
    Saccharose . . . .   25 à 27   —
    Sucre inverti. . . . .   23 à 24   —
    Matières précipitables par l'alcool
        à 90° . . . .   0,14 à 0,90 p. 100.
    Cendres . . . .   0,14 à 0,32   —

Pour la conservation du suc de groseille, GAUDIN conseille,
comme A. LAMBERT, de le pasteuriser à la température de 60° :
ce chauffage a, en outre, l'avantage de ne pas noircir le suc, de
ne pas enlever l'arôme pour le remplacer par le goût de cuit,
comme le fait la méthode d'APPERT, et de détruire les oxydases qui sont la cause des changements de couleur et des
dépôts se formant avec le temps. Voici comment cet auteur
opère :

Le suc fermenté est chauffé pendant dix minutes à 70°,
puis filtré après refroidissement. On l'embouteille dans des
demi-litres qu'on bouche au coton et on chauffe de nouveau
à 70° au bain-marie pendant dix minutes. Les bouteilles
brûlantes sont tirées une à une pour le bouchage définitif
qui consiste à remplacer le coton par un bouchon flambé,
coupé au ras du col et cacheté à plusieurs reprises, sans
jamais incliner la bouteille. Il se produit en effet, par le
refroidissement, un vide partiel qui amène à la surface du
liquide, par une véritable distillation, un peu d'alcool provenant de la fermentation ; alcool qui favorise la conservation
en s'opposant au développement des moisissures dont il reste
toujours des spores dans le bouchon.

3° SUCS SUCRÉS

Les sucs sucrés, extraits de certains végétaux comme la canne à sucre, le sorgho, l'érable, la betterave, servent à l'industrie pour la fabrication des sucres bruts qui sont généralement purifiés ensuite dans les raffineries.

Nous n'entrerons pas dans le détail de ces opérations complexes qui sortirait du cadre de notre Précis.

V. — ESSENCES OBTENUES PAR EXPRESSION

Les *essences obtenues par expression* seront étudiées en même temps que les *essences préparées par distillation*.

GROUPE II

FORMES PHARMACEUTIQUES NÉCESSITANT L'INTERVENTION
D'UN VÉHICULE LIQUIDE EN PARTIE VOLATILISABLE.

A. — *Médicaments préparés par solution :*

1º Véhicule = Eau. — HYDROLÉS.

    I. — TISANES.
    II. — APOZÈMES.
    III. — MUCILAGES.
    IV. — ÉMULSIONS.
    V. — LIMONADES.
    VI. — SOLUTIONS MÉDICAMENTEUSES (y compris le *Képhir*, le *Koumys,* le *Yogourt,* le *Babeurre* et les *Laits humanisés*).

2º Véhicule = Alcool. — ALCOOLÉS.

    VII. — TEINTURES ALCOOLIQUES.
    VIII. — ALCOOLATURÉS.

3º Véhicule = Éther. — ÉTHÉROLÉS.

    IX. — TEINTURES ÉTHÉRÉES.

4º Véhicule = VIN.

    X. — VINS MÉDICINAUX.

5° Véhicule = BIÈRE.

    XI. — BIÈRES MÉDICINALES.

6° Véhicule = VINAIGRE.

    XII. — VINAIGRES MÉDICINAUX.

    B. — *Médicaments obtenus par distillation :*

XIII. — EAUX DISTILLÉES.
XIV. — ESSENCES.
XV. — ALCOOLATS.

    C. — *Médicaments obtenus par évaporation :*

XVI. — EXTRAITS.

HYDROLÉS

I. — TISANES

Les tisanes sont des médicaments magistraux ou officinaux qui ont l'eau pour excipient, et qui servent généralement de boisson aux malades. Il est rare, étant donnée leur destination, que l'on fasse entrer dans cette forme pharmaceutique des substances renfermant des principes très actifs.

Préparation. — Les tisanes se préparent en soumettant les substances médicamenteuses à l'action dissolvante de l'eau ; on emploie pour cela les différents procédés de dissolution mis en œuvre pour épuiser les substances de leurs principes solubles que nous avons précédemment étudiés : c'est-à-dire la macération, l'infusion, la digestion et la décoction ; la solution simple n'est employée que pour la préparation de la tisane de gomme arabique. Le praticien devra choisir le mode de dissolution le plus approprié pour traiter les substances devant servir à la préparation des tisanes, en cela il sera guidé par les raisons qui militent en faveur du procédé de dissolution choisi.

Tout d'abord, il est de toute nécessité que l'eau employée soit ou de l'eau distillée, ou de l'eau potable, exempte autant que possible de sels de chaux et, en particulier, de carbonate de calcium qui, en dissolution dans l'eau à l'état de bicarbonate, agit vis-à-vis des principes alcaloïdiques ou autres comme tous les alcalins, c'est-à-dire soit en les précipitant, soit encore en formant avec les acides organiques des composés insolubles.

Dans quelques cas particuliers, la drogue devra être soumise à un traitement préalable destiné à la priver des principes inutiles ou nuisibles ; tel est le cas de la tisane faite avec le *Carragaheen*, lequel devra être lavé à l'eau froide avant de le soumettre à la décoction. Il en est de même pour la tisane de *lichen d'Islande*, dans laquelle celui-ci avant d'être utilisé est chauffé avec de l'eau jusqu'à l'ébullition ; on rejette ce premier liquide qui renferme le citrarin. C'est avec ce lichen, privé du principe amer, que l'on obtiendra par décoction la tisane de lichen renfermant le principe mucilagineux recherché.

En général, le Codex indique les modes de dissolution à employer pour les tisanes les plus usuelles.

Les tisanes doivent être clarifiées, soit par le repos et la décantation, soit en les passant à travers une passoire ou une étamine, et, plus rarement, on les clarifie par la filtration. Ce dernier procédé doit être surtout employé pour les tisanes d'arnica, de bouillon-blanc, de tussilage, dans le but de séparer les fines aigrettes que ces fleurs abandonnent à la préparation.

Le plus souvent, le soluté ainsi préparé a besoin d'être édulcoré ; on ajoute alors soit du sucre, du sirop ou du miel, ou bien encore de la réglisse que l'on met à infuser avec l'hydrolé.

Les proportions des différentes substances, employées pour l'édulcoration d'un litre de tisane, sont les suivantes :

Sucre	60 grammes.
Sirop de sucre	100 —
Miel	100 —
Racine de réglisse (à infuser) . . .	10 —

Les 10 grammes de racine de réglisse à infuser peuvent être remplacés par 0 gr. 50 de glycyrrhizine ammoniacale.

Proportion des substances nécessaires pour la confection des tisanes. — En dehors des doses inscrites au Codex et de celles qui sont prescrites par le médecin, le pharmacien peut adopter les quantités suivantes pour les tisanes ne renfermant pas de substances très actives et qui sont prescrites sous une forme générale, sans autre indication posologique :

Pour un litre de tisane, on emploie généralement 20 gr. de bois, racines ou écorces, 10 grammes de feuilles ou fleurs et séminoïdes ; enfin pour les feuilles ou fleurs aromatiques et aussi pour les fleurs de coquelicot, de sureau, de bourrache, d'arnica, de fleurs pectorales, le safran, etc., la dose est réduite à 5 grammes par litre.

Composition. — La composition des tisanes est très complexe. Celles-ci contiennent toutes les substances minérales ou organiques, solubles dans l'eau, qui se trouvent dans la substance faisant la base de la préparation. Ce sont, en général, des acides ou sels organiques, certains hydrates de carbone, des substances protéiques, principalement dans les tisanes préparées à froid, des matières colorantes et des principes spéciaux à chaque plante.

Conservation. — En général, les tisanes constituent, pour les microorganismes, de véritables bouillons de culture ; aussi ne sont-elles pas susceptibles de conservation. Du reste, elles doivent toujours être préparées au moment du besoin et être consommées dans les vingt-quatre heures.

II. — APOZÈMES

On donne le nom d'*apozèmes* à des tisanes concentrées ne pouvant servir de boisson habituelle aux malades.

Ces préparations semblent, dans notre arsenal thérapeutique, tomber de plus en plus en désuétude. Le médecin donne plutôt la préférence à d'autres formes pharmaceutiques, comme les potions, par exemple, dont la posologie peut être facilement établie, et qui se substituent avantageusement, comme nous le verrons plus loin, au sujet de la décoction blanche de Sydenham, à certains apozèmes, vestiges de nos anciennes pharmacopées. Il est juste d'ajouter que l'apozème de cousso, l'apozème d'écorce de racine de grenadier et l'apozème purgatif, ou médecine noire, font encore, avec l'apozème blanc de Sydenham, l'objet de prescriptions de la part des médecins.

Préparation. — Les apozèmes se préparent exactement comme les tisanes, et en se soumettant aux règles générales que nous avons exposées. De plus, cette forme pharmaceutique n'est le plus souvent qu'une tisane composée ; on doit donc, pour sa préparation, traiter méthodiquement chacune des substances qui entrent dans l'hydrolé, et ajouter à la fin les substances solubles et aromatiques.

Comme exception à la règle énoncée précédemment au sujet des tisanes, l'apozème de cousso, ou tisane concentrée de cousso, ne doit pas être clarifié ; on se contente de délayer la poudre de cousso dans l'eau bouillante. Ce mélange doit être donné au malade sans avoir été passé.

Conservation. — Les apozèmes ne sont pas susceptibles de conservation ; on doit les préparer au moment du besoin et en prescrire la consommation dans les vingt-quatre heures.

PHARMACIE APPLIQUÉE

Apozème Blanc

Décoction blanche de SYDENHAM (Ancien Codex de 1884).

Phosphate tricalcique	10 grammes.
Mie de pain de froment	20 —
Gomme pulvérisée	10 —
Sucre blanc	60 —
Eau de fleurs d'oranger	10 —
Eau distillée	Q. S.

Le Codex de 1908 a modifié la formule de l'apozème blanc de SYDENHAM et a adopté celle qui avait été proposée par GAY (voir plus loin page 139). Nous croyons utile de reproduire la préparation telle qu'elle était indiquée par le Codex de 1884 pour montrer combien la nouvelle formule est bien justifiée :

On triture dans un mortier en marbre le phosphate de chaux et la gomme, on ajoute la mie de pain et le sucre, on triture de nouveau pour avoir un mélange exact. On verse le mélange dans un poêlon avec un peu plus d'un litre d'eau, on chauffe jusqu'à l'ébullition en agitant continuellement, on fait bouillir à petit feu pendant un quart d'heure, on passe avec une légère expression à travers une étamine peu serrée, et on aromatise avec de l'eau de fleurs d'oranger.

Les quantités précédentes doivent donner un litre de décoction blanche.

Cet apozème est opaque, d'un blanc sale, à réaction faiblement acide : il contient en suspension la mie de pain, gonflée par l'ébullition, et le phosphate de chaux.

Voyons maintenant si cette association de substances si diverses est justifiée, et quelles sont les raisons qui l'ont fait maintenir si longtemps dans les formulaires officiels.

La formule de l'apozème de SYDENHAM a été souvent modifiée. Sans entrer dans l'historique complet de cette préparation, nous signalerons le travail de BOURGOIN, qui eut pour résultat de faire remplacer la corne de cerf, entrant dans la formule du Codex de 1866, par le phosphate tribasique de chaux. Cet auteur a établi que, par l'action de l'eau bouillante, un peu de phosphate de chaux se forme et se dissout, tandis qu'avec la corne de cerf, mélange de carbonate et de phosphate de chaux, le phosphate acide, susceptible de se former, repasse à l'état de phosphate tribasique insoluble, en présence du carbonate de chaux.

La mie de pain et le traitement du phosphate de chaux par l'eau bouillante n'introduisent dans le médicament que des traces d'acide lactique, trop faibles pour contribuer aux propriétés thérapeutiques de l'apozème, dues essentiellement au phosphate insoluble ; la mie de pain, d'autre part, rend la préparation délicate, elle n'aide en rien et nuit même plutôt à une suspension durable du phosphate ; elle provoque l'altération rapide de l'apozème et lui communique une onctuosité désagréable. Dès 1896, GAY avait émis le vœu que le futur Codex substituât au phosphate tribasique de chaux le phosphate bibasique que le formulaire officiel avait déjà adopté dans la confection des solutés et sirops de phosphate calcique, en raison de sa plus grande solubilité dans les milieux acides. Ce sel, outre qu'il doit être mieux attaqué par les liquides digestifs, est plus léger, plus apte, par suite, à être mieux suspendu dans un julep gommeux ;

il fournit une potion de plus bel aspect, plus blanche que ne le fait son congénère.

Par suite, GAY avait proposé que la décoction blanche de SYDENHAM soit remplacée par la *Potion de la Pharmacopée de Montpellier*, dont la formule pourrait être la suivante :

```
Phosphate de chaux bibasique.. . . . .   10 grammes.
Gomme arabique pulvérisée . . . . .   20      —
Sirop simple . . . . . . . . . . . .  100      —
Eau de fleurs d'oranger . . . . . .    20      —
Eau distillée . . . . . q. s. pour un litre de potion.
```

On triture bien le phosphate seul, puis mêlé à la gomme ; on fait un mucilage à l'aide du sirop et de l'eau de fleurs d'oranger préalablement mélangés ; on délaie avec de l'eau.

Cette formule a été définitivement adoptée par notre nouvelle Pharmacopée.

On assure la conservation presque indéfinie de la potion par l'addition de 1 gramme de sous-nitrate de bismuth, addition qui ne doit être faite qu'après indication du médecin.

III. — **MUCILAGES**

Les *mucilages* sont des préparations de nature gommeuse, coagulables en gelée par l'alcool. Divers mucilages sont employés, en pharmacie, dans la confection de certains médicaments et dans la fabrication des pastilles pour obtenir, entre elles, la liaison des substances qui n'ont aucune cohésion.

Leur consistance plus ou moins épaisse est due soit à la gomme, soit à d'autres principes analogues se trouvant dans les végétaux à l'état de dissolution ou de suspension.

Préparation. — On emploie, pour la préparation des mucilages pharmaceutiques, la *gomme arabique*, la *gomme adragante* ou plus rarement certaines *substances*, dites *mucilagineuses*, riches en un principe analogue aux gommes.

1° *Emploi de la gomme arabique.* — Le mucilage de gomme arabique s'obtient en triturant parties égales de gomme arabique pulvérisée et d'eau distillée froide, jusqu'à ce qu'on ait obtenu un liquide homogène. On peut substituer la gomme entière à la gomme pulvérisée, on fait alors une macération préalable de quelques heures.

La Pharmacopée suisse porte le mucilage obtenu à la chaleur du bain-marie pendant une demi-heure en remplaçant l'eau évaporée. Ce chauffage a pour but de détruire les ferments oxydants de la gomme ; Em. Bourquelot a, en effet, démontré que ces oxydases sont susceptibles d'engendrer des altérations plus ou moins profondes des composés avec lesquels on associe la gomme. Cette dernière, d'après cet auteur, provoque l'altération de toutes les préparations galéniques contenant des phénols, des éthers de phénols, certaines amines aromatiques et enfin diverses substances chimiques, comme le pyramidon, la morphine, l'adrénaline. Il y a aussi des préparations sur lesquelles la gomme agit certainement, sans que l'on puisse préciser le principe sur lequel s'effectue la réaction, comme les extraits de rhubarbe, de ratanhia, de cachou, etc. La destruction des oxydases par la chaleur, comme le recommande la Pharmacopée suisse, est donc rationnelle et supprime toutes les incompatibilités du fait de la présence de ces oxydases. En outre, le mucilage ainsi stérilisé se conserve plus facilement et ne tend plus à s'acidifier.

C. BÜHRER fait remarquer que l'action de la chaleur trouble le mucilage; mais celui-ci peut être filtré lorsqu'il est chaud, il devient alors plus limpide sans perdre toutefois une certaine opalescence.

2° *Emploi de la gomme adragante.* — On met macérer une partie de gomme adragante entière et mondée avec 9 parties d'eau froide. Lorsque la gomme est bien gonflée, on passe à travers une toile, on piste ensuite le mélange au mortier pour le rendre homogène. On peut également se servir de la gomme adragante pulvérisée, en ayant soin d'ajouter quelques gouttes d'alcool pour l'imbiber, avant de la triturer avec la quantité d'eau prescrite.

3° *Emploi des semences mucilagineuses.* — Les semences susceptibles de fournir un mucilage, c'est-à-dire renfermant des composés mucilagineux, sont nombreuses. Ce mucilage semble résulter de la gélification des membranes cellulosiques. Les semences employées à cet égard sont les semences de *coing*, de *lin*, de *psyllium*; on les met macérer avec dix fois leur poids d'eau, pendant six heures, en agitant de temps en temps et on passe avec expression. On peut obtenir un *mucilage sec* en faisant, avec ces semences, une macération aqueuse plus concentrée que l'on étale sur des assiettes et que l'on dessèche à l'étuve chauffée entre 40° et 45° : on obtient ainsi des écailles sèches, cornées, qui, traitées par l'eau, peuvent servir à préparer instantanément un mucilage.

Certaines Pharmacopées utilisent aussi les tubercules de Salep qui donnent un mucilage épais et homogène.

Composition. — Les mucilages de gomme arabique sont des liqueurs colloïdales, de réaction légèrement acide, de pouvoir rotatoire dextrogyre, plus rarement lévogyre, suivant la provenance de la gomme ; ils sont précipitables par l'alcool. La gomme arabique est constituée par un *pentosane*, l'*arabine* $(C^5H^8O^4)^n$ qui, par hydrolyse, donne un *pentose*, l'*arabinose* $(C^5H^{10}O^5)$. En général, tous les produits mucilagineux naturels sont des pentosanes ou des hexosanes, suivant que l'hydrolyse, par les acides dilués, donne de l'arabinose (pentose) ou du galactose (hexose) ; quelques-uns fournissent, dans ces conditions, plusieurs sucres simultanément, comme par exemple du galactose et de l'arabinose, ce sont des *galacto-arabanes*.

D'après HELGER, le mucilage de graines de lin est constitué par des pentanes et des hexanes s'y trouvant à parties égales.

Le mucilage de Salep contient une mannane qui est un polysaccharide de formule $(C^6H^{10}O^5)^n$ donnant, par hydrolyse, de la mannose, aldohexose isomère du glucose.

En un mot, les principes gommeux et mucilagineux sont des polysaccharides ou polyanhydrides du galactose, du mannose ou de l'arabinose.

Les mucilages de gomme adragante sont aussi colloïdaux ;

ils sont précipitables par l'alcool fort. La gomme adragante est formée, d'après HELGER, de petites quantités de sucre inverti, de 4 p. 100 de cellulose, de proportions variables de substances minérales, le reste étant constitué par de la *bassorine* (galacto-arabane), laquelle, par hydrolyse, donne 15 à 20 p. 100 de galactose et 64,4 p. 100 d'arabinose.

Le mucilage de gomme adragante, examiné au microscope, montre, au milieu de la partie gommeuse gonflée, des cellules entières ou brisées, à parois gélatineuses, mais cellulosiques, puisqu'elles se colorent en violet par le chlorure de zinc iodé ; puis, au milieu des cellules, des grains d'amidon globuleux de 15 à 20 μ de diamètre.

Conservation. — Les mucilages pharmaceutiques sont facilement envahis par les microorganismes ; ils subissent la fermentation acide et deviennent complètement fluides.

Ces médicaments sont rarement destinés à être conservés plus de vingt-quatre heures ; on a toutefois proposé, pour la conservation des mucilages de gomme arabique ou de gomme adragante, d'employer à leur préparation de l'eau dans laquelle on a fait bouillir un peu de baume de tolu. De cette manière, les mucilages se conservent sans altération pendant quelques mois ; ils présentent une teinte un peu plus sombre et une odeur agréable qui n'offrent aucun inconvénient.

A notre avis, il est préférable de les stériliser à 100° et de les mettre dans des vases également stériles en prenant toutes les précautions aseptiques nécessaires.

IV. — ÉMULSIONS

Les *émulsions* sont des liquides laiteux tenant en suspension des matières huileuses, gommeuses ou gommo-résineuses, par l'intermédiaire des mucilages, des principes mucilagineux. des matières albuminoïdes, des substances riches en saponine ou des alcalis.

Le lait, qui consiste en globules gras émulsionnés dans un liquide interstitiel albumineux, est le type d'une émulsion parfaite ; à l'œil nu, la matière grasse est invisible ; mais, au microscope, elle apparaît sous forme de globules graisseux, mesurant de 1 à 10 μ de largeur et nageant dans un liquide aqueux.

Division. — Les pharmacologistes divisent les émulsions en *émulsions naturelles* et *émulsions artificielles*.

1° *Les émulsions naturelles* sont celles qui résultent de la division de la matière huileuse des semences, à l'aide des principes mucilagineux ou albumineux qu'elles renferment. Du reste, leur préparation fera mieux comprendre les émulsions qui rentrent dans cette catégorie.

2° *Les émulsions artificielles* sont celles qui renferment un corps en suspension par l'intermédiaire d'une substance émulsive étrangère et dont la nature, nous le verrons plus loin, peut être très variable.

Préparation des émulsions naturelles. — Les émulsions naturelles s'obtiennent très facilement en réduisant en pâte, au moyen du sucre et d'un peu d'eau, les semences huileuses mondées de leur périsperme et délayant cette pâte dans le reste de l'eau qui doit entrer dans le médicament. Le corps gras, renfermé dans la semence et résultant de son activité protoplasmique, est émulsionné par l'action des substances albuminoïdeset mucilagineuses de cette semence. C'est lui qui donne au médicament cette apparence laiteuse qui est le propre des émulsions.

Les émulsions naturelles généralement employées sont : les émulsions d'amandes douces et amères, de chènevis et de pistaches.

Il faut éviter, dans la confection des émulsions naturelles, l'action de la chaleur qui coagulerait l'albumine végétale, indispensable à la production de l'émulsion ; on doit, de plus, supprimer l'intervention de tout composé qui, comme l'alcool, le tannin, les sels métalliques, etc., insolubiliserait les substances protéiques. Aussi est-il inutile de dire l'importance qu'il y a à monder avec soin les semences dont les enveloppes, généralement riches en tannin et en matières colorantes, viendraient non seulement colorer la préparation, mais surtout empêcher sa réussite.

Préparation des émulsions artificielles. — Les substances susceptibles de produire une émulsion, et qui ont trouvé leur emploi en pharmacie, sont très nombreuses. On peut les grouper de la façon suivante :

1º Les mucilages de gomme arabique, de gomme adragante, de semences dites mucilagineuses ; les gelées mucilagineuses, la gélatine.

2º Les matières albuminoïdes du blanc d'œuf, du jaune d'œuf, du lait, etc. ; la caséine.

3º La saponine, le quillaya, le savon.

4º Les matières albuminoïdes et mucilagineuses des semences émulsives :

GÉRARD. 9

5° L'extrait de malt.

Les drogues émulsionnées sont très variées ; ce sont en général des corps gras fixes, huileux ou concrets, des huiles volatiles, des gommes-résines, des résines, etc.

Bien que beaucoup d'agents émulsifs aient été proposés, la *gomme arabique* tient encore la première place.

Pour obtenir de bons résultats, la gomme ne doit pas être en poudre trop fine, car on risquerait de voir se former des grumeaux dont la dissolution est difficile. La poudre à employer doit être passée au tamis de soie n° 15.

Il existe deux procédés distincts pour émulsionner les huiles, par exemple, avec la gomme arabique :

a) La première méthode consiste à préparer une émulsion concentrée qui peut être ensuite diluée à la proportion désirée. On emploie, généralement, les quantités suivantes :

```
Huile. . . . . . . . . . . . . . . . . . . .   8 parties.
Gomme arabique . . . . . . . . . . . . . .    2   —
Eau distillée . . . . . . . . . . . . . . .    6   —
```

On met la gomme dans un mortier propre et bien sec, on ajoute l'huile et on triture de façon à avoir un mélange homogène. Le reste de l'eau est additionné en une seule fois, et, on triture vivement jusqu'à ce que le mélange s'épaississe et devienne presque blanc. On a soin de rabattre dans le mortier, avec une spatule, toutes les parties adhérentes au pilon et on triture encore pendant un instant. Cette opération ne doit pas prendre plus de cinq minutes, on peut ensuite diluer cette émulsion concentrée.

Si des sirops, de la glycérine, des sels, etc., doivent faire partie de l'émulsion, on ne les ajoute qu'à la fin de l'opération, après les avoir dilués avec un peu d'eau.

Les proportions précédemment indiquées peuvent subir

des variations légères suivant la nature de l'huile employée.
Les huiles essentielles exigent une proportion de gomme
plus élevée : la formule suivante donne une émulsion très
stable, qui supporte facilement la dilution :

<pre>
Huile essentielle . . . .   4 parties.
Gomme arabique pulvérisée.   2   —
Eau distillée   3   —
                                    (E. W. Lucas).
</pre>

b) Par la seconde méthode, on prépare, avec la gomme
et l'eau, un mucilage consistant et on ajoute ensuite
l'huile progressivement, chaque addition ne doit être faite
qu'après émulsion complète de la précédente. Ce procédé,
dit classique, exige plus de temps que le précédent et ne
réussit pas toujours, surtout quand l'huile est versée trop
vite.

Une modification de ce procédé consiste à ajouter, au
mucilage épais, alternativement une même quantité d'huile
et d'eau.

Suivant Lucas, les résultats les plus uniformes et les plus
satisfaisants ont été obtenus par le premier procédé. Cet
auteur prétend que, le plus souvent, on a le tort de triturer
trop longtemps l'huile et la gomme avant l'addition de
l'eau.

La gomme adragante est recommandée par quelques
praticiens comme supérieure à tous les agents émulsifs.
Les émulsions préparées avec cette gomme ont peut-être
moins de tendance à se séparer, en raison de la viscosité
de son mucilage ; mais il est un fait indéniable, c'est que,
sous le microscope, les globules huileux apparaissent
beaucoup plus gros que ceux qui sont divisés par le mucilage de gomme arabique.

Il résulte des expériences de Duclaux que la stabilité
des émulsions, effectuées avec la gomme adragante, est

plus grande avec la gomme entière, dont le mucilage n'a pas été filtré, et que cette stabilité va en diminuant suivant qu'on emploie le mucilage de gomme entière et filtré, de gomme pulvérisée et non filtré et de gomme pulvérisée et filtré. Dans ce dernier cas, les émulsions laissent facilement séparer la matière préalablement mise en suspension.

Il semble donc que le pouvoir émulsif de la gomme adragante soit dû à des lamelles très fines, probablement de nature cellulosique, qui favorisent justement la division des substances à émulsionner en enveloppant chaque particule divisée. Ces lamelles paraissent brisées par l'action de la pulvérisation ou séparées du mucilage par la filtration.

Les émulsions avec la gomme adragante se préparent généralement en incorporant lentement, et par une trituration prolongée, les substances huileuses ou les matières résineuses réduites en poudre, dans le mucilage composé d'une partie de gomme adragante et de neuf parties d'eau.

Les semences mucilagineuses, comme les semences de lin, macérées avec l'eau, fournissent un mucilage susceptible d'émulsionner les corps gras ou résineux dans les mêmes conditions que la gomme arabique. Le principe mucilagineux peut être obtenu en précipitant, par l'alcool à 90°, une décoction concentrée de graines de lin. Le précipité floconneux, blanchâtre, lavé à l'alcool et desséché à l'air, se présente sous l'aspect d'une masse grisâtre soluble dans l'eau. Une partie de cette substance mucilagineuse suffit pour émulsionner 15 parties d'huile fixe. L'émulsion se prépare exactement comme avec la gomme arabique.

Parmi les *gelées mucilagineuses*, la gelée de *carragaheen*, la plus employée, est obtenue en traitant le *Chondrus Crispus* par de l'eau tiède. Cette algue renferme 90 p. 100 de matières gélatineuses et son infusion, étalée sur des assiettes et desséchée à basse température, donne un mucilage sec utilisé

comme agent émulsif ; une partie de ce mucilage, traitée
par 60 parties d'eau tiède, se gélatinise par refroidissement.

Pour émulsionner les huiles fixes, E.-W. LUCAS indique
les proportions suivantes :

<pre>
Gélatine de carragaheen (à l'état sec) .   1 partie.
Eau distillée . . . .   400 parties.
Huile fixe.   400   —
</pre>

La gélatine commerciale est quelquefois employée pour
confectionner les émulsions. La formule suivante donne
de bons résultats :

<pre>
Glycérine . . . .   5 parties.
Gélatine   10   —
Eau distillée.   10   —
</pre>

On dissout la gélatine dans l'eau chaude, on ajoute la
glycérine et on passe à travers une étamine. Une partie de
ce mélange peut émulsionner son poids d'huile fixe (E.-W.
LUCAS).

Le blanc d'œuf, dont le pouvoir émulsif est dù aux
matières albuminoïdes, est employé avec succès pour
émulsionner les huiles. Il suffit de battre le blanc d'œuf
frais, dans un mortier en marbre, avec une petite quantité
d'eau et d'ajouter ensuite l'huile par petites parties, et,
enfin, le reste de l'eau.

Le jaune d'œuf est utilisé depuis longtemps pour l'émulsion non seulement des huiles, mais aussi des résines. Un
jaune d'œuf ordinaire possède le même pouvoir émulsif
que 8 grammes de gomme arabique ou que 1 gramme de
gomme adragante. C'est aussi aux matières albuminoïdes
que le jaune d'œuf doit ses propriétés émulsives.

S'agit-il d'émulsionner une huile, on bat un jaune d'œuf
dans un mortier, on verse l'huile petit à petit et, de temps

en temps, on ajoute de l'eau jusqu'à ce que l'émulsion s'épaississe. A la fin de l'opération, une plus grande quantité d'eau peut être ajoutée sans qu'on observe une séparation de l'huile.

Pour émulsionner une résine, on triture celle-ci avec un peu de sucre pour la réduire en poudre fine, on verse le jaune d'œuf, on bat le mélange au mortier jusqu'à division parfaite ; l'eau est ensuite ajoutée progressivement.

Cette émulsion présente cette particularité qu'elle peut supporter une certaine dose d'acides forts, sans qu'il se forme de séparation.

La richesse du lait en matières albuminoïdes permet encore à ce liquide d'émulsionner des produits qui restent facilement en suspension, comme les gommes-résines, par exemple.

Léger a proposé de préparer les émulsions, en particulier les émulsions huileuses, en utilisant la *caséine* du lait comme agent émulsif. On commence par préparer de la caséine humide ; à cet effet, on prend un litre de lait que l'on porte à la température de 40° à 50°, on ajoute 30 grammes d'ammoniaque et on verse le tout dans un entonnoir à robinet qui sera maintenu en repos dans un local dont la température sera maintenue de 18° à 20°. Au bout de vingt-quatre heures, on soutire le liquide opalin inférieur ; ce liquide porté à 40° ou 45° est additionné d'acide acétique qui précipite la caséine. Celle-ci, lavée par décantation à l'eau tiède, est recueillie sur une toile et pressée.

La caséine est ensuite mélangée avec 10 p. 100 de bicarbonate de soude et additionnée de 100 parties de sucre. La pâte qui en résulte est étalée en couche mince et desséchée à une température ne dépassant pas 32° à 33°.

Pour émulsionner une huile, il suffit de triturer dix parties de saccharure de caséine avec trois parties d'eau et d'ajouter, petit à petit, dix parties d'huile. Quand l'émulsion est complète on peut diluer avec la quantité d'eau voulue.

Les substances résineuses ne sont pas aussi rapidement émulsionnées par la caséine que par la gomme arabique ; mais il suffit pour avoir une émulsion stable de dissoudre la résine dans un peu d'alcool avant d'ajouter le mucilage de caséine.

Les substances, susceptibles de donner avec l'eau une mousse persistante, peuvent, au même titre que les mucilages, fournir des émulsions stables. C'est ainsi que la *saponine* et les drogues qui renferment ce glucoside, comme le *Quillaya saponaria*, jouissent d'un pouvoir émulsif considérable, mais, par suite de l'action physiologique de la saponine, on doit autant que possible réserver leur emploi seulement pour les émulsions destinées à l'usage externe, comme l'émulsion de Coaltar.

En pratique, c'est surtout la teinture de bois de Panama (*Quillaya saponaria*) qui est employée. On mélange cette teinture avec la substance à émulsionner en ayant soin, si on a affaire à une matière résineuse, de la dissoudre dans une petite quantité d'alcool. On agite et on ajoute l'eau graduellement de façon à avoir une émulsion.

L'addition des acides ou des alcalis ne détruit pas la stabilité de la préparation.

Le *savon* peut, au même titre que les plantes contenant de la saponine, émulsionner des corps gras ou résineux. Son usage est maintenant délaissé. Tout au plus l'utilise-t-on encore pour les émulsions réservées à l'usage externe et, dès lors, il ne remplace pas, à beaucoup près, la teinture de bois de Panama.

L'*extrait de malt* a été préconisé par un médecin anglais, GUBB, pour émulsionner les huiles et, en particulier, l'huile de foie de morue. Voici, d'après ADRIAN, quel est le mode de préparation de cet extrait de malt, formule inscrite dans la Pharmacopée des États-Unis :

Malt en poudre grossière . . . . 100 parties.
Eau froide . . . . 100 —

On laisse le mélange en contact pendant six heures ; au bout de ce temps, on ajoute :

Eau chauffée à 30° environ . . . . . . 400 parties.

On fait digérer pendant une heure à une température ne dépassant pas 55°, on passe avec forte expression. Le liquide, clarifié par filtration, est évaporé au bain-marie, ou mieux dans le vide, à une température inférieure à 55°.

Cette préparation donne un extrait visqueux, très sucré, auquel ADRIAN a pu incorporer jusqu'à 50 p. 100 d'huile de foie de morue sans qu'il se produise de séparation, même après plusieurs jours. Cette préparation se présente sous la forme d'une gelée consistante dans laquelle la saveur de l'huile est peu marquée. ADRIAN considère cette émulsion comme peu pratique, car si elle est prise telle qu'elle a été préparée, elle séjournera longtemps dans la bouche en raison de sa consistance, et si elle est délayée dans de l'eau ou du lait, elle formera une émulsion tout aussi désagréable que l'huile de foie de morue elle-même et d'un volume plus considérable.

GUBB pense que le pouvoir émulsif de l'extrait de malt doit être attribué aux ferments qu'il renferme. ADRIAN a pu préparer des émulsions avec cet extrait porté à l'ébullition et filtré, c'est-à-dire privé des matières albuminoïdes et de ferments actifs, et il considère, avec juste raison, que l'émulsion est due à la maltose et à la dextrine, qui agissent comme le font le sucre et la gomme dans la préparation des émulsions ordinaires.

Conditions de stabilité des émulsions. — Les conditions de stabilité des émulsions sont de deux ordres. Elles résultent d'abord des précautions opératoires indiquées précédemment et, en particulier, du soin que l'on apporte, par une trituration prolongée, à diviser le plus possible la substance à émulsionner, et ensuite elles dépendent de diverses conditions chimiques qui sont :

1° *La densité*. — Pour les émulsions des composés liquides, la stabilité des émulsions sera d'autant plus certaine que le liquide émulsif et le liquide émulsionné auront des densités plus voisines.

2° *La tension superficielle* [1]. — L'émulsion sera d'autant plus stable que les tensions superficielles des deux liquides seront plus rapprochées. La tension superficielle au contact des deux liquides sera alors très faible, presque nulle, et l'émulsion, au point de vue physique, se rapprochera d'un liquide homogène dont les molécules n'ont aucune tendance à se grouper autrement qu'elles ne le sont à un moment donné.

---

1. On désigne, sous le nom de *tension superficielle*, une propriété particulière de la surface libre des liquides résultant des actions réciproques des molécules qui les constituent. Une molécule située dans l'intérieur d'un liquide est soumise à un ensemble de forces qui s'équilibrent. Il n'en est pas de même pour une molécule située à une distance de la surface libre inférieure au rayon d'activité moléculaire. Les actions moléculaires réciproques seront dyssimétriques, et la dyssimétrie sera maxima lorsque la molécule sera située dans le plan horizontal formant la surface libre du liquide. Il existe donc une couche superficielle (dont l'épaisseur varie suivant le rayon d'activité moléculaire et par suite suivant les corps) qui se trouve dans des conditions particulières. Tout se passe comme si la surface du liquide était recouverte d'une mince pellicule de caoutchouc toujours tendue et toujours prête à se contracter de manière à occuper la plus petite surface posssible.

Cette tension superficielle a été invoquée par D'Arsonval pour expliquer le mécanisme de la contraction musculaire, et par Duclaux pour établir la théorie des émulsions.

9.

3° *La viscosité.* — On comprend facilement qu'une viscosité plus grande sera un obstacle à la réunion des gouttelettes ou particules divisées d'une émulsion.

4° *La propriété des liquides émulsifs de produire une mousse persistante.* — Dans les liquides qui moussent facilement, la séparation de la substance émulsionnée s'effectue rapiment, mais les lamelles très fines qui forment la mousse et qui se trouvent à la partie supérieure du produit empêchent la réunion de ces gouttelettes, qui se séparent bien de la masse liquide, mais restent à l'état de particules divisées, c'est-à-dire dans les meilleures conditions pour qu'une nouvelle agitation rétablisse l'émulsion.

Il faut dire qu'on ne peut jamais réaliser une stabilité absolue : au bout d'un temps plus ou moins long. qui est en rapport direct avec toutes les conditions que nous venons d'énumérer, on observe une séparation de la substance émulsionnée.

But des émulsions. — Les émulsions servent, en général, à faciliter l'absorption toujours désagréable des corps gras et aussi des substances résineuses, à dissimuler l'aspect du produit, son goût et souvent son odeur. Il est possible que la division des matières huileuses facilite leur assimilation.

Altération. Conservation. — Les émulsions sont des préparations généralement magistrales qui ne peuvent se conserver longtemps, d'abord parce qu'elles se séparent et qu'ensuite de par leur composition elles sont très altérables. Les émulsions faites avec les semences mucilagineuses, le carragaheen, la gélatine, sont surtout susceptibles d'une fermentation putride très active qui restreint leur emploi.

L'addition de quelques gouttes de chloroforme est bien le meilleur moyen de conservation ; mais il ne peut être employé qu'avec l'assentiment du médecin.

PHARMACIE APPLIQUÉE

ÉMULSION DE CHLOROFORME OU DE BROMOFORME

On prend :

    Chloroforme. . . . .   15 grammes.
    Huile d'amandes douces   15   —
    Gomme arabique pulvérisée   4   —
    Gomme adragante. . . . .   0 gr. 50 centigr.
    Eau distillée. . . . . . q. s. p. faire 120 gr. d'émulsion.

On mélange la gomme arabique et la gomme adragante dans un mortier bien sec, on ajoute ensuite le chloroforme et l'huile, préalablement mélangés, on met 30 grammes d'eau en une fois, on mélange rapidement, puis ensuite on verse petit à petit le restant de l'eau (E.-W. Lucas).

ÉMULSION DES GOMMES-RÉSINES

Les gommes-résines, comme la gomme-ammoniaque et la myrrhe, s'émulsionnent facilement. Il suffit de les pulvériser avec un peu de sucre, d'ajouter un peu d'eau et de triturer rapidement ; la gomme naturellement contenue dans ces substances est suffisante pour émulsionner les matières résineuses.

La Pharmacopée suisse ajoute une proportion de gomme arabique égale à celle de la gomme-résine : celle-ci est triturée avec une très petite quantité d'huile d'amande, la gomme arabique pulvérisée est ajoutée et on émulsionne avec de l'eau à 50°.

ÉMULSIONS D'HUILE DE FOIE DE MORUE

Les émulsions d'huile de foie de morue doivent répondre à plusieurs desiderata. D'abord on cherche dans ces préparations à dissimuler, outre l'aspect huileux, le goût de ce médicament. De plus, ces émulsions doivent représenter un titrage élevé, c'est-à-dire renfermer au moins 50 p. 100 d'huile de foie de morue. Ces émulsions servent aussi de véhicule à des agents médicamenteux qu'on associe volontiers à l'huile, comme la créosote, l'eucalyptol, des sels divers, etc. Il importe aussi que cette émulsion soit stable, et, comme on ne peut réaliser une stabilité absolue, il faut autant que possible que la séparation soit lente et qu'une rapide agitation de la bouteille rétablisse l'émulsion.

GAY a proposé une formule qui répond, dans une mesure satisfaisante, aux indications précédentes et dont la préparation est rendue pratique pour le pharmacien. Deux variantes en ont été établies en vue de répondre aux goûts divers des malades :

1° *Émulsion crémeuse* ayant pour base émulsive un mélange de gomme arabique et de gomme adragante, elle offre une consistance épaisse, très stable, elle ne laisse se séparer à la longue qu'une couche très faible de liquide aqueux. Voici comment on la prépare. On prend :

Huile de foie de morue	500 grammes.	
Sucre fin tamisé	190	—
Gomme arabique pulvérisée	5	—
Gomme adragante pulvérisée	5	—
Infusion de café	200	—
Rhum ou kirsch	100	—

On mêle dans un mortier le sucre et les gommes : l'huile et l'infusion de café refroidie sont pesées dans le flacon qui doit contenir l'émulsion. On verse dans le mortier en battant vivement une quantité de ce mélange suffisante pour faire une masse plastique demi-liquide. On pèse et on ajoute le rhum à ce qui reste dans le flacon du mélange d'huile et de café ; on ajoute et on incorpore peu à peu dans l'émulsion.

2° *Émulsion liquide* dans la quelle il n'entre que de la

gomme arabique ; sa consistance est liquide. Elle se sépare facilement en deux couches, mais une simple agitation rétablit l'émulsion.

Pour préparer cette émulsion liquide, on peut se conformer à la formule précédente, en remplaçant la gomme adragante par la même quantité de gomme arabique. Dans cette formule, GAY fait remarquer que le pharmacien peut à sa guise remplacer le café, dont le but est de masquer la saveur de l'huile, par une essence, comme celle d'amandes amères, par exemple, que l'on dissout au préalable dans l'huile et, à la place de l'infusion, on met, soit de l'eau ordinaire, soit une eau aromatique dans laquelle on peut du reste, selon les circonstances ou les prescriptions, dissoudre diverses substances médicamenteuses. Quant à la créosote, au gaïacol, à l'eucalyptol, substances que le médecin associe souvent à cette préparation, il suffira, avant de faire l'émulsion, de les mélanger à l'huile de foie de morue.

3° *Émulsion d'huile de foic de morue par la caséine.* — Nous avons vu, dans l'étude générale des émulsions, que LÉGER utilisait la caséine pour émulsionner les huiles. Il a appliqué sa méthode à l'émulsion d'huile de foie de morue. Il ne faut pas, d'après cet auteur, songer à employer, dans ce dernier cas, le saccharure de caséine qui réussit si bien quand il s'agit de diviser seulement de faibles quantités d'huile, mais qui donne de mauvais résultats quand la proportion d'huile est considérable.

La caséine, séparée comme nous l'avons dit, après avoir été lavée et pressée, sert directement à la préparation de l'émulsion. On prend :

Eau distillée de laurier-cerise	100 grammes.	
Eau distillée simple	50	—
Bicarbonate de soude	5	—
Huile de foie de morue	500	—
Caséine humide d'un litre de lait		

Dans le mélange d'eau distillée et d'eau de laurier-cerise, on dissout le bicarbonate de soude, en opérant à froid, et on divise la caséine dans cette solution. La caséine se gonfle d'abord, puis se change en caséinate, qui passe en solution. On obtient 200 centimètres cubes d'un liquide opalin que l'on passe à travers une passoire fine.

La solution de caséinate de soude est introduite dans un flacon de deux litres de capacité, on ajoute l'huile de foie de morue par fractions et en agitant fortement après chaque addition. L'émulsion se produit rapidement, on ajoute 250 grammes de sirop de sucre, nouvelle agitation, et on complète le volume d'un litre avec une quantité suffisante d'eau distillée.

Léger fait remarquer qu'en ajoutant l'huile par fraction de 100 grammes, l'opération demande environ un quart d'heure. Il n'y a jamais d'insuccès.

Dans cette préparation, l'eau de laurier-cerise n'a pas seulement pour but de masquer en partie l'odeur et la saveur de l'huile de foie de morue; elle sert encore à assurer la conservation du médicament qui, sans cela, s'altérerait rapidement.

4º *Émulsion d'huile de foie de morue par la gelée de carragaheen.* — A la suite des recherches faites par P. Vigier, la Commission du Codex a adopté la formule, donnée par cet auteur, dans laquelle on emploie le décocté de *Chrondus crispus* comme produit émulsif (Voir Codex 1908, p. 224).

Richard Robinson obtient une émulsion d'huile stable de foie de morue et se conservant facilement en opérant de la façon suivante :

On mélange dans un grand flacon des quantités égales d'huile de foie de morue et de décoction de carragaheen à 2 p. 100. Cette décoction est obtenue en faisant bouillir le *Chrondus crispus* dans de l'eau distillée pendant une demi-heure en ayant soin de remplacer l'eau qui s'évapore.

Le mélange est agité vivement avec un agitateur mécanique marchant à 1.200 tours à la minute, l'émulsion est
complète en très peu de temps ; on édulcore et on aromatise avec une essence quelconque. Pour facililer la conservation en bouteilles, on ajoute 20 p. 100 de glycérine et
0 gr. 10 d'acide benzoïque pour 100 grammes d'émulsion.
Lorsqu'on opère sur de petites quantités, on peut effectuer
l'émulsion avec un simple batteur à œuf.

ÉMULSION DE BEURRE DE CACAO, DE CIRE, DE BLANC DE BALEINE

On prend :

Beurre de cacao.	4 grammes.
Huile d'amandes douces	4 —
Gomme arabique pulvérisée	4 —
Eau distillée.	60 —

On met le beurre de cacao dans un mortier chauffé ;
quand le corps gras est fondu, on ajoute l'huile et la
gomme ; on triture doucement. On ajoute 15 à 20 grammes
d'eau chaude et on agite vivement. On verse ensuite le
restant de l'eau légèrement chauffée.

V. — LIMONADES

Les *limonades* sont des boissons acides faites avec certains fruits acides, comme les oranges et les citrons. On comprend aussi, sous cette dénomination, des solutions aqueuses, acidulées par des acides organiques, et quelquefois minéraux. On désigne encore, sous le nom de limonade, une solution purgative de citrate de magnésie, gazéifiée par l'acide carbonique ; sa composition, son mode d'emploi, son action thérapeutique la rapprochent plutôt des potions. Quoi qu'il en soit, nous conserverons, avec la plupart des pharmacologistes, la limonade purgative dans cette classe où elle a été primitivement placée.

On divise les limonades en :

1° Limonades faites à froid ;
2° Limonades faites à chaud ;
3° Limonades gazeuses.

1° *Préparation des limonades faites à froid.* — On peut les faire soit avec des acides minéraux, soit avec des acides organiques.

Les limonades à *acides minéraux* s'obtiennent avec les acides sulfurique, azotique, chlorhydrique et phosphorique officinaux. On mélange à 880 grammes d'eau distillée, 20 grammes de ces acides dilués au dixième et on édulcore avec 100 grammes de sirop de sucre.

Un litre de ces limonades contient donc 2 grammes d'acide minéral.

Les limonades à *acides organiques* se préparent avec les sirops d'acide tartrique ou d'acide citrique, inscrits au Codex. On prend 100 grammes de sirop acide que l'on mélange à 900 grammes de sirop simple ; on aromatise avec 20 grammes de teinture de zestes de citrons ou d'oranges. Ces limonades renferment 1 gramme d'acide tartrique par litre. On peut également confectionner des limonades acides avec les sirops de cerise, de framboise, de groseille.

Le Codex 1908 mentionne également une limonade lactique à 10 grammes d'acide lactique officinal par litre (voir Codex, p. 377.)

2° *Préparation des limonades faites à chaud.* — En thérapeutique, on n'emploie guère qu'une seule limonade faite à chaud, c'est la limonade cuite au citron, ou *limonade commune*, obtenue en frottant le zeste de deux citrons avec du sucre en morceaux pour avoir la partie aromatique.

On coupe les citrons en tranches, on exprime le suc dans un vase en porcelaine, on ajoute un litre d'eau bouillante et 70 grammes de sucre aromatisé. Après un contact d'une demi-heure, on passe ou on filtre.

3° *Préparation des limonades gazeuses.* — On prépare les limonades gazeuses en versant 80 grammes de sirop de limon dans une bouteille de 65 centilitres que l'on remplit d'eau gazeuse.

L'eau gazeuse est une dissolution, à une pression assez élevée, d'acide carbonique dans de l'eau. La production et la dissolution du gaz sont obtenues, soit à l'aide d'appareils portatifs, comme le *gazogène de* BRIET, soit au moyen des appareils à fabrication continue ; ces derniers destinés à la fabrication industrielle de l'eau gazeuse, dite *eau de Seltz*, sont ceux d'HERMANN LACHAPELLE ou de MONDOLLOT.

Les limonades gazeuses comprennent toute une série de préparations dans lesquelles l'eau est non seulement acidulée par l'acide carbonique et additionnée de sirop de limon, mais encore aromatisée et sucrée à l'aide de sirops divers. Dans l'industrie, cette préparation est analogue à celle de l'eau de Seltz artificielle ; seulement les siphons, au lieu d'être chargés d'eau pure, le sont avec des dissolutions de sirops, d'alcoolats, d'essences, etc., acidulées avec de l'acide tartrique ou citrique.

Recherche de la saccharine dans les limonades de l'industrie. — Il arrive quelquefois qu'on remplace le sucre dans les limonades gazeuses, fabriquées dans l'industrie, par la saccharine de Fahlberg, composé formé par de la *benzoyl-sulfonimide* et dont le pouvoir sucrant est considérable, environ 300 fois celui du sucre de canne. L'emploi de cette substance dans les matières alimentaires est prohibé et constitue le délit de falsification.

La présence de la saccharine dans les limonades peut être facilement décelée par le procédé de Blarez, dont nous donnons textuellement la technique opératoire :

« On prend 50 centimètres cubes de limonade qu'on place dans un ballon à col très court, avec deux à trois gouttes de solution de carbonate de soude, et on fait bouillir directement au-dessus de la flamme d'un bec de Bunsen. En dix minutes, le résidu sirupeux est obtenu, on l'additionne de quelques gouttes d'acide chlorhydrique pur, jusqu'à réaction acide, on verse dans le ballon 20 centimètres cubes d'éther pur ; on bouche et on agite très vivement pendant quelques minutes. On laisse déposer et on décante l'éther, qui a dissous la saccharine, dans une petite capsule de porcelaine. On fait évaporer l'éther, le résidu doit présenter, dans le cas de la présence de saccharine, une saveur sucrée appréciable. On place dans la capsule une pastille de potasse caustique pure et deux à trois gouttes d'eau distillée ; on promène le tout dans la capsule en lui imprimant un mouvement giratoire, de façon à dissoudre tout le résidu, et on verse dans un petit creuset d'argent de 10 à 15 centimétres cubes de capacité. On chauffe ce creuset pendant une dizaine de minutes, au bec Bunsen, en chauffant doucement ; de cette façon, on décompose la saccharine sans détruire le salicylate de potasse formé.

« On observe, après le départ de l'eau, qu'une réaction se passe dans la masse fondue, dans le cas de la présence de saccharine. Il se dégage de petites bulles gazeuses, et on peut reconnaître un dégagement d'ammoniaque (papier de curcuma, réactif de Nessler, hypobromite de soude).

« On laisse ensuite refroidir, on remplit le creuset aux trois quarts avec de l'eau distillée, et on verse de l'acide chlorhydrique goutte à goutte, jusqu'à réaction acide.

« Le contenu du creuset est versé dans un tube à essai, on ajoute un volume égal de benzène cristallisable ; on agite quelques instants, et on laisse les liquides se séparer. On décante le benzène dans un tube à essai et on y verse deux à trois gouttes d'une solution récente de perchlorure de fer à 1 p. 100. On agite, et s'il y a de l'acide salicylique, l'eau qui gagne le fond est colorée en violet.

« Enfin, dans le tube dans lequel s'est fait l'épuisement par le benzène et qui contient encore en dissolution le produit retiré du creuset, on verse quelques gouttes de chlorure de baryum pour rechercher la présence du sulfate.

« Ces trois réactions combinées, dégagement d'ammoniaque, formation d'acide salicylique et de sufate, si on y ajoute la saveur sucrée du produit de l'évaporation de l'épuisement éthéré, sont tout à fait caractéristiques de la saccharine. »

LIMONADE PURGATIVE AU CITRATE DE MAGNÉSIE

La formule du Codex de 1884 était la suivante :

Acide citrique	30 grammes.
Carbonate de magnésie	18 —
Eau distillée	300 —
Sirop de sucre	100 —
Alcoolature de citron	1 —

On fait dissoudre l'acide citrique dans l'eau et on ajoute le carbonate de magnésie ; lorsque la réaction est terminée, on filtre la solution et on ajoute le sirop aromatisé.

La limonade au citrate de magnésie que nous avons comprise, suivant l'usage, parmi les boissons acides, est une dissolution de citrate de magnésie de formule $(C^6H^4O^7)^3$ $Mg^5H^2 + 8H^2O$.

La nouvelle Pharmacopée a légèrement modifié les proportions respectives d'acide citrique et de carbonate de magnésie (voir Codex 1908 p. 376).

Altération. Conservation. — Cette limonade se conserve difficilement, elle se trouble en donnant un précipité de citrate amorphe et peu soluble ; de plus, elle subit une fermentation visqueuse.

JULLIARD réussit à conserver les limonades purgatives, en ajoutant la solution bouillante de citrate de magnésie dans les bouteilles contenant le sirop simple et l'alcoolature de citron, préalablement pesés, et en bouchant rapidement les bouteilles.

Pour obvier à l'inconvénient de la précipitation d'un citrate insoluble, SCHMIDT propose d'introduire dans cette préparation une base monovalente, afin de donner naissance à un sel double beaucoup plus stable. Dans ce but, il prépare, d'une part suivant la formule du Codex, une solution au tiers de citrate de magnésie ; d'autre part, une solu-

tion au tiers de citrate de soude, d'après les formules suivantes :

1° Acide citrique . . . . 300 grammes.
    Carbonate de magnésie. 180   —
    Eau distillée q. s. p. faire. 750   —
2° Acide citrique . . . . 210 grammes.
    Bicarbonate de soude. 250   —
    Eau distillée q. s. p. faire 750   —

On mélange les deux solutions, on les laisse reposer pendant vingt-quatre heures, on filtre et on conserve dans un
endroit frais.

On obtient une solution au tiers de citrate double qui
servira à la préparation de la limonade natro-citro-magné-
sienne.

Il est facile d'empêcher l'envahissement de la limonade
par les moisissures en stérilisant par chauffage à l'ébullition la solution de citrate de magnésie. Quant à l'altération
consistant en un dépôt de citrate amorphe se formant
peu à peu et qui, d'après A. Astruc et J. Cambe, est constitué par un citrate de magnésie contenant environ 18 p. 100
d'oxyde MgO, il est préférable, comme l'indiquent ces
auteurs, de préparer seulement la limonade au moment
du besoin en recommandant qu'elle soit absorbée le plus tôt
possible après sa préparation.

VI. — SOLUTIONS MÉDICAMENTEUSES

Dans cette classe de médicaments, nous n'avons pas l'intention d'étudier toutes les solutions que le pharmacien est susceptible d'effectuer journellement ; les notions générales que nous avons indiquées à propos de la *solution*, en tant qu'opération pharmaceutique, doivent être appliquées dans la préparation de cette forme médicamenteuse. Dans ce chapitre, notre but est de faire l'étude pharmacotechnique de quelques solutions officinales inscrites au Codex, connues par les thérapeutes et portant des dénominations diverses comme eaux, liqueurs, etc. ·

EAU BROMOFORMÉE

Préparation. — On met dans un flacon du bromoforme et de l'eau distillée, on décante, on bouche et on agite ; on filtre au bout de vingt-quatre heures.

D'après A. MATHIEU et A. RICHAUD, un litre d'eau distillée dissout environ 3 grammes à 3 gr. 50 de bromoforme, soit 0 gr. 30 à 0 gr. 35 pour 100 centimètres cubes, ou encore 0 gr. 05 à 0 gr. 06 par cuillerées à bouche. La dissolution s'effectue assez lentement ; il faut une agitation un peu prolongée, dans un flacon d'assez grande capacité et imparfaitement rempli, pour arriver au degré indiqué de saturation.

Avantages de l'emploi de l'eau bromoformée. — Jusqu'ici,
le bromoforme était donné en solution dans une potion
alcoolisée ou sous forme de capsules ; parfois même, on se
contentait de prescrire quelques gouttes de bromoforme
dans un peu d'eau simple ou sucrée. Cette préparation avait
le sérieux inconvénient de donner lieu à un degré plus ou
moins accentué d'irritation stomacale : ce danger est certainement atténué par l'eau bromoformée préconisée par
A. MATHIEU et A. RICHAUD.

EAU CHLOROFORMÉE

Préparation. — L'eau chloroformée est journellement
prescrite : néanmoins, le Codex de 1884 ne donnait aucune
formule officielle pour obtenir, d'une façon uniforme, ce
médicament. Bien des pharmacologistes se sont occupés de la
question ; les avis sont partagés, les uns veulent l'eau chloroformée saturée, les autres la veulent titrée à 1/150° ou à
1/200°. Après des essais nombreux et concluants, MANSIER
estime que, pour avoir un produit toujours semblable à lui-
même, dans toutes les pharmacies, et sur lequel les médecins puissent compter, sans avoir à tenir compte de la température, on doit laisser de côté la solution saturée qui, dans
la pratique, ne le sera certainement pas toujours et qui
dans tous les cas, aura un titre plus élevé en hiver qu'en
été. Suivant cet auteur, on doit donner la préférence à la
solution à 0 gr. 50 pour 100 grammes d'eau. Le *modus faciendi*
proposé est le suivant :

    Chloroforme . . . .   4 gr. 60
    Eau distillée . . . .   900 grammes.

On place, dans un flacon d'un litre, l'eau, puis le chloroforme (qui aura été pesé dans un flacon de petite capacité)
et on agite jusqu'à disparition complète des globules.

0 gr. 10 de chloroforme étant attribués à la saturation de l'air du flacon, cette solution contient sensiblement 0 gr. 50 de chloroforme pour 100 grammes.

Le Codex de 1908 mentionne, comme eau chloroformée, une solution aqueuse à 5 pour 1000.

Conservation. — L'eau chloroformée doit être renfermée autant que possible dans des flacons jaunes, complètement pleins et dont les dimensions varieront avec le débit présumé.

EAU DE CHAUX

Préparation. — On prend de la chaux éteinte que l'on agite avec 30 à 40 fois son poids d'eau, pour dissoudre la potasse qu'elle renferme. On laisse déposer, on décante et on remplace cette première eau par une quantité d'eau distillée 100 fois plus grande que celle de la chaux ; on laisse quelques heures en contact en agitant de temps en temps (Codex).

Il est souvent utile de multiplier les lavages à l'eau distillée, pour enlever les sels solubles et, en particulier, les chlorures qui souillent toujours la chaux.

L'eau de chaux du Codex est encore appelée *eau de chaux seconde,* parce que c'est la seconde eau qui est utilisée en thérapeutique.

D'après HERZFELD, un litre d'eau à 15° dissout 1 gr. 288 de chaux à l'état de CaO ; à 20°, 1 gr. 230 et à 25°, 1 gr. 179.

L'eau de chaux du nouveau Codex contient 1 gr. 69 d'hydrate de chaux $Ca(OH)^2$ en dissolution par litre.

Conservation. — L'eau de chaux doit être conservée dans des flacons bien bouchés contenant un excès de chaux pour assurer la saturation. Il suffit de filtrer au moment du besoin. L'eau de chaux se trouble au contact de l'air par l'acide carbonique que ce dernier contient.

Réaction. — L'eau de chaux est alcaline au tournesol, sa faible concentration l'empêche de donner un précipité de sulfate de chaux par l'acide sulfurique ou les sulfates solubles. L'oxalate d'ammoniaque versé *goutte à goutte* donne à chaud un précipité d'oxalate de chaux. Elle donne, avec les sels solubles de mercure au maximum, un précipité jaune d'oxyde mercurique.

Essai. — 100 centimètres cubes d'eau de chaux exigent 4,5 centimètres cubes d'acide chlorhydrique normal pour être saturés ; ce qui correspond à une teneur, en $Ca(OH)^2$ de 1 gr. 66 par litre.

LIQUEUR DE FOWLER

Le mode de préparation de l'ancien Codex de 1884 était le suivant. On fait bouillir :

Acide arsénieux.	1 gramme.
Carbonate de potasse.	1 —
Eau distillée	95 grammes.

Quand la dissolution est complète. on ajoute après refroidissement :

Alcoolat de mélisse.	3 grammes.

et une quantité suffisante d'eau distillée pour faire exactement 100 grammes de liqueur. On filtre.

Dans cette préparation telle qu'elle vient d'être indiquée. l'acide arsénieux se trouve, en partie à l'état libre, en partie à l'état d'arsénite acide et d'arsénite bipotassique. La proportion d'acide arsénieux combiné y est d'autant plus forte que l'ébullition a été plus prolongée, car l'acide arsénieux déplace lentement l'acide carbonique. Aussi MEISTERMANN a-t-il proposé de modifier la préparation de la façon suivante :

On prend 1 gramme d'acide arsénieux que l'on met dans un ballon de 250 centimètres cubes avec un gramme de carbonate de potasse et un gramme d'eau ; on chauffe jusqu'à dissolution complète. On ajoute ensuite 50 grammes d'eau distillée et on porte à l'ébullition ; après refroidissement, on complète la quantité d'eau et on ajoute l'alcoolat de mélisse. Dans ces conditions la durée de l'opération ne dure guère plus d'un quart d'heure et la totalité de l'acide arsénieux est combiné.

Le Codex de 1908 a adopté, avec les autres Pharmacopées étrangères, cette manière d'opérer en modifiant légèrement la quantité d'eau primitive, agissant sur l'acide arsénieux et le carbonate de potasse, et qui est de 2 grammes et en ajoutant, à la fin de l'opération, un mélange d'alcool et d'alcoolat de mélisse qui aide à la conservation de la liqueur.

C'est à tort que l'on donne à ce soluté le nom de liqueur qui, dans l'esprit du médecin, implique l'idée d'une préparation renfermant de l'alcool ; aussi, comme le dit justement A. Christiaens, voit-on journellement prescrire :

> Liqueur de Fowler. . . . . 10 grammes.
> Teinture de noix vomique 10   —

Or, dans l'exécution d'une semblable ordonnance, il se forme un précipité de la teinture par l'eau du soluté arsenical, et, en même temps, une séparation des principes alcaloïdiques de la noix vomique par le carbonate de potasse en excès que renferme toujours la liqueur de Fowler.

Altération. Conservation. — La liqueur de Fowler de l'ancien Codex était envahie plus ou moins rapidement par une moisissure, l'*Hygrococcus arsenicus*, qui l'altérait promptement. De plus, elle formait, au bout d'un certain temps, un sédiment composé d'acide silicique provenant de l'action du carbonate de potasse sur le verre et, en outre, de petites quantités de chaux et d'oxyde de fer (BRAUTIGAM).

Posologie. — La liqueur de FOWLER du Codex contient 1/100e de son poids d'acide arsénieux ; 34 gouttes pèsent 1 gramme et une goutte renferme 0 gr. 00027 d'acide arsénieux.

LIQUEUR DE VAN SWIETEN

Préparation. — La liqueur de VAN SWIETEN est une solution de bichlorure de mercure au millième, obtenue en dissolvant 1 gramme de ce sel dans 999 grammes d'eau distillée.

Afin de diminuer, autant que possible, les causes d'erreur dans l'emploi de cette solution, principalement destinée à l'usage externe, on recommande, pour ce cas spécial, de la colorer ; on ajoute alors une solution de violet de méthyle (1 p. 200), ou de vert malachite (1 p. 100), ou de bleu de Nicholson (1 p. 100), ou de rouge d'indigo (1 p. 100).

Altération. Conservation. — D'après LÉO VIGNON, la solution au millième de sublimé, dans l'eau distillée, serait très altérable à l'air : elle se décomposerait si facilement, que déjà, après un à trois jours, elle déposerait un précipité blanc, d'abord très faible mais augmentant avec le temps. Elle n'arriverait à contenir après sept jours, à la température de 15°-20°, que 0 gr. 57 de sel dissous au lieu d'un gramme.

TANRET a pratiqué, de son côté, une série d'expériences ayant pour but de contrôler l'exactitude des faits signalés par VIGNON. Ses expériences l'ont amené à conclure que, dans les conditions ordinaires, l'air n'exerce aucune action sur les solutions de sublimé au millième ; il n'y a altération de ces solutions que dans le cas où l'air est chargé de vapeurs ammoniacales.

BURCKER a examiné comparativement la stabilité des

solutions de sublimé au millième, préparées avec de l'eau de source, et de celles préparées avec de l'eau distillée pure. En ce qui concerne ces dernières, il a constaté, comme TANRET, qu'elles se conservent sans altération appréciable et qu'elles ne subissent que des décompositions insignifiantes, même lorsqu'elles restent exposées à l'air et à la lumière.

Du reste, suivant GREENISCH et SMITH, les solutions de sublimé faites avec de l'eau distillée se conservent sans altération dans des flacons en verre jaune.

Quant aux solutions préparées avec l'eau de source, elles subissent une décomposition immédiate, résultant de l'action exercée par les principes contenus dans l'eau, et cette décomposition continue, sous l'influence combinée de l'air et de la lumière, ainsi que des principes minéraux et organiques renfermés dans l'eau ou amenés par l'air.

BURCKER admet qu'il est possible d'empêcher l'altération des solutions de sublimé dans l'eau ordinaire, en y ajoutant une petite quantité d'acide chlorhydrique ou d'un autre acide et même d'acide tartrique. Suivant SCHILL, l'acide azotique également favoriserait cette conservation.

L'addition des matières colorantes aide plutôt à l'invariabilité du titre de la solution.

KÉPHIR

Le *képhir* est une boisson fermentée consommée par les peuplades du Caucase, sous les noms de *képhir*, *kapir*, *kifir*, *képu*, et nouvellement introduite dans notre thérapeutique.

Préparation. — La préparation du képhir, dont les musulmans ont gardé longtemps le secret, s'obtient en faisant fermenter le lait au moyen de boules transparentes, dites *grains de képhir*.

Le ferment du képhir vient du Caucase ; sec, il est dur, jaunâtre et cassant ; à l'état frais, il est formé de masses irrégulières, mamelonnées et élastiques.

On a isolé des grains de képhir quatre microorganismes différents : une levure (*Saccharomyces kephir*), de grands coccus disposés en chaînes (*Streptococcus* a), des coccus plus petits (*Streptococcus* b) et un bacille (*Bacillus Caucasicus*) (ED. VON FREUNDENREICH).

Ces différents microorganismes, associés entre eux, provoquent la fermentation képhirienne qui consiste en :

1° Une fermentation lactique d'une certaine quantité de lactose ;

2° Une fermentation alcoolique d'une autre proportion de lactose qui, au préalable, est dédoublée en dextrose qui fermente et en galactose, par l'action d'un ferment soluble, la *lactase* (E. FISCHER), sécrété par les microorganismes du képhir ;

3° Une caséification partielle du lait avec une peptonisation partielle de la caséine.

Préparation. — La préparation détaillée du képhir à été donnée par V.-S. STANISLAUS, nous en décrivons les différentes phases :

Tout d'abord, il faut obtenir un produit fermenté dit *de départ* ; à cet effet, les grains de képhir sont mis à macérer dans de l'eau tiède pendant vingt-quatre heures ; on isole les grains du macéré et on renouvelle quatre fois de suite leur lavage avec l'eau tiède. Finalement le ferment képhirien est séparé et ajouté au lait dans la proportion de deux cuillerées à soupe pour 350 à 400 centimètres cubes de lait. Le récipient contenant ce mélange est recouvert de mousseline et abandonné à une température de 15 à 18° jusqu'à ce que les grains viennent flotter à la surface. Il faut avoir la précaution d'agiter la préparation pendant les premières heures de son ensemencement. Le tout est filtré et on obtient, d'une part, un *liquide fermentescible* et, d'autre part, les grains de képhir qui sont conservés en les recouvrant de lait et les conservant au froid pour des préparations ulté-rieures.

Le *liquide fermentescible* est mélangé avec 190 centimètres cubes de lait préalablement bouilli, on agite et on met dans une bouteille très propre qui ne doit pas être complètement remplie. On bouche et on ficelle le bouchon. On aban-donne le flacon à une température de 20 à 23° jusqu'à ce que son contenu commence à s'épaissir, ce qui demande environ dix-huit à vingt-cinq heures en hiver et quatorze à vingt heures en été. On a un produit de consistance cré-meuse, opaque, qui est conservé à la cave et agité toutes les deux heures.

Ce képhir ainsi préparé est appelé « *Képhir d'un jour* », il contient peu d'acide carbonique, il a un goût agréable, légèrement acidulé, il ne doit pas renfermer de masses coagulées, mais il doit être d'un grain homogène.

Lorsque la préparation reste plus longtemps à la cave, on a des produits plus acides dans lesquels l'acte fermentatif est plus avancé. Ces produits, suivant le temps de séjour à la cave, s'appellent : « *Képhir de deux jours* », « *képhir de trois jours* », etc. Pendant tout le temps de la préparation, on ne doit pas oublier d'agiter le contenu des flacons au moins toutes les trois heures.

Quant aux grains de képhir séparés et conservés au froid, il suffit, lorsqu'on veut les utiliser, de les laver soigneuse-ment à l'eau et après les avoir isolés de les recouvrir de lait et de répéter l'opération que nous venons de décrire.

En général, les premiers produits fermentés sont de qualité inférieure et plus les grains képhiriens ont servi, plus la qualité de la boisson s'améliore. Ces grains doivent être complètement lavés à froid avec de l'eau distillée pour enlever la croûte de lait caillé déposée à leur surface et qui nuit à leur action.

Lorsqu'on veut obtenir plus rapidement une certaine provision de képhir, on prend un « *képhir de trois jours* » et on répartit le contenu d'une bouteille dans trois bouteilles bien propres et on remplit ces dernières, à 5 ou 6 centimètres du goulot, avec du lait préalablement bouilli. On bouche et on abandonne les flacons à la température de la chambre, en ayant soin de les agiter de temps en temps pendant trois jours au moins ou jusqu'à ce que le mélange s'épaississe. Avec une bouteille de ce produit préparé, on peut continuer à obtenir, par le même procédé, trois nouvelles bouteilles de képhir.

Cette méthode présente un inconvénient. C'est qu'après trois ou quatre dilutions successives, on a des képhirs plus altérables.

Cette boisson fermentée se prépare donc très facilement, mais à la condition de se servir de lait frais, préalablement écrémé et surtout bouilli si on ne veut pas voir se développer la fermentation butyrique.

V.-S. STANISLAUS recommande d'ajouter au lait une cuillerée à café de lactose : la quantité d'alcool et d'acide carbonique formés est ainsi plus élevée et, d'autre part, la peptonisation des corps albuminoïdes se fait plus facilement.

Caractères. — Le képhir est un liquide mousseux, d'aspect crémeux, acidulé et légèrement alcoolique ; il doit être homogène et non séparé en deux couches.

Composition. — HAMMARSTEN a étudié spécialement la composition des képhirs ; nous donnons ici l'une de ses analyses, faite sur une préparation de deux jours :

```
Eau. . . . . . . . . . . . . . . . . . . .   882.6
Graisses . . . . . . . . . . . . . . . . .    33.5
Lactose . . . . . . . . . . . . . . . . .     27.8
```

Acide lactique 8.1
Alcool 7.0
Caséine. 29.6
Lactalbumine. 2.8
Peptones 0.4
Sels 7.9

Képhirs médicamenteux. — On a proposé, dans ces derniers temps, de se servir de képhir comme véhicule médicamenteux. C'est ainsi que Lang a préparé des képhirs arsenicaux, iodurés, au créosotal, etc. Le képhir ferrugineux s'obtient en ajoutant à chaque bouteille 0 gr. 10 de lactate de fer. Le képhir pepsiné se fait par addition de 0 gr. 75 de pepsiné par bouteille. Ces képhirs seraient des médicaments facilement absorbables et agréables à prendre.

KOUMYS

Le *koumys* est une boisson fermentée autrefois préparée exclusivement dans la Russie méridionale avec du lait de jument, mais que l'on obtient maintenant aussi en France en partant du lait de vache.

Préparation. — Pour le préparer, on ajoute au lait de jument ou de vache le 1/10° de son volume de koumys déjà fait, on laisse fermenter à une température de 20° en agitant souvent. Une fermentation lactique, puis alcoolique se déclare ; la fermentation alcoolique s'arrête dès que la production d'acide lactique atteint 1 p. 100 tandis que la fermentation lactique continue jusqu'à disparition complète du sucre (Vieth). Après trois heures de fermentation, on met le produit en bouteilles que l'on ficelle et on le conserve à la cave ; la fermentation se continue encore lentement.

Dans cette préparation, la caséine se précipite en un coagulum floconneux, puis elle se redissout au fur et à mesure que la fermentation avance, en se transformant en acidal bumine ; une partie de la caséine se peptonifie (Dochmann).

Caractères. — Le koumys est un liquide émulsionné, mousseux, acide, d'un léger goût d'amandes et légèrement alcoolique.

Composition. — D'après Vieth, la composition d'un koumys de huit jours, préparé avec le lait de jument, est la suivante :

Eau	923.8
Alcool	32.6
Beurre	11.4
Caséine	8.5
Albumine	3,2
Lactoprotéine et peptone	5.9
Lactose	0.9
Acide lactique	10.3
Cendres solubles	2.2
Cendres insolubles	2.2

Le *koumys* et le *képhir* sont des médicaments prescrits dans certaines affections de l'estomac. Leur richesse en matières grasses et albuminoïdes les fait employer comme aliments d'une digestion facile chez les tuberculeux.

YOGOURT OU YAOURT

Le yogourt ou yaourt est un lait fermenté qui nous vient d'Orient et qui a été récemment introduit en France comme aliment acidulé très substantiel et qui est préconisé aussi dans certaines affections de l'intestin.

Préparation. — Il faut d'abord se procurer une fois pour toutes un échantillon de yogourt que l'on trouve chez quelques marchands arméniens de Paris, puis voici, suivant Dufour, comment il convient de préparer ce lait fermenté.

On prend un litre de lait que l'on fait bouillir et qu'on

concentre à feu nu d'un tiers environ. Le liquide concentré est mis dans un vase en faience ou de grès de 700 centimètres cubes environ. On laisse ensuite refroidir jusqu'à 38 à 40°, on introduit, sous la pellicule formée à la surface, une cuillerée à soupe de yogourt préparé la veille; on maintient le vase à une température de 40° environ et au bout de huit à dix heures, le lait est pris en une masse demi-solide, en un caillé crémeux qui peut être utilisé de suite ou conservé au frais pendant quelques heures. Conservé plus longtemps, il s'aigrit et n'est plus mangeable.

D'après Rist et Khoury, et M. Guerbet, la flore bactérienne du yogourt est constituée par un streptobacille, un bacille grêle, un diplocoque et deux levures.

Le yogourt contient de l'acide lactique et son acidité correspond à environ 1 gramme de cet acide pour 100. Cette acidité varie suivant la qualité du ferment et la durée de la fermentation.

BABEURRE

Depuis quelques années, on emploie, en médecine infantile, le *babeurre* comme aliment pour le nourrisson, aliment possédant à la fois des propriétés antiseptiques dans le traitement des gastro-entérites.

Le babeurre est le liquide restant après barattage du lait ou de la crème. On doit faire le babeurre avec la crème qui a commencé à s'aigrir; la crème est alors barattée, le beurre se sépare d'un liquide opalescent qui constitue le babeurre. La crème elle-même peut être obtenue en abandonnant le lait cru à lui-même qui se sépare ou mieux, comme on a maintenant l'habitude de le faire dans la fabrication du beurre, en soumettant le lait cru à l'action centrifuge; celui-ci se sépare en deux parties : la crème et le lait maigre.

Le volume du babeurre obtenu de cette façon n'est que de 12 p. 100 du lait employé.

Le lait maigre légèrement aigri est souvent donné à tort comme babeurre ; ce n'est qu'un lait maigre acidifié.

Le babeurre est un liquide opalescent à saveur aigrelette formé par les éléments du lait, plus ou moins débarrassé du beurre et dans lequel une certaine quantité de lactose est transformée en acide lactique.

D'après Lam, le babeurre contient, par litre, 5 à 9 grammes de beurre, 25 à 27 grammes de matières albuminoïdes et 30 à 35 grammes de sucre de lait. L'acide lactique s'y trouve en proportions variant de 6 à 9 grammes par litre.

Le babeurre peut être absorbé *cru*, ou il sert à faire des soupes avec de la farine de froment, de riz ou d'avoine (10 grammes par litre) et 50 à 70 grammes de sucre par litre. Pour préparer cette soupe, on délaie la farine dans le babeurre et on porte très lentement à l'ébullition en agitant vivement. Il faut un chauffage d'abord très faible et une agitation continue et très vive si on veut obtenir une soupe ne présentant pas de gros grumeaux qui boucheraient la tétine du biberon.

LAITS HUMANISÉS OU LAITS MATERNELS

Pour la nutrition des nouveau-nés, on substitue au lait de femme le lait de vache, mais c'est un fait bien connu que celui-ci est moins facilement supporté par les enfants que le lait de la mère : il est moins digestible et il provoque souvent des troubles intestinaux.

Les inconvénients du lait de vache dans l'allaitement résultent de l'excès de caséine qu'il renferme et de ce que cette caséine se coagule dans l'estomac en caillots trop volumineux pour être digérés. F. Vigier a fait remarquer que ces inconvénients n'existaient plus par l'emploi du lait *décaséiné,* qu'il a appelé *lait humanisé*, employé depuis longtemps en Angleterre sous le nom de *Humanized Milk*.

Il ne faudrait pas croire que le lait de vache, ainsi décaséiné, présente la même composition que le lait de femme, il s'en rapproche seulement au point de vue quantitatif des éléments, car la caséine du lait de femme a une composition différente de celle du lait de vache, tandis que cette dernière est un mélange de *nucléoalbumine* que le suc gastrique transforme en *protéoses* et *nucléine*, la caséine du lait de femme, d'après SZONTAGH et d'après WROBLEWSKI, ne contient pas de nucléoalbumine ; elle ne laisse pas de résidu par la digestion pepsique. (*Chimie biologique* de A. GAUTIER).

Préparation. — 1° *Procédé* de F. VIGIER. — Ce procédé consiste, en principe, à prendre du lait de vache de bonne qualité, ce dont on s'assure au préalable par l'analyse, et on enlève la proportion de caséine excédant celle du lait de femme, tout en lui laissant les autres éléments, beurre, lactose et sels minéraux. Pour préparer le lait humanisé, on divise le lait en deux parts ; sachant par l'analyse que l'on a faite, combien le lait mis en œuvre renferme de caséine, on cherche quelle est la quantité de ce lait qui doit contenir une proportion de caséine équivalente à celle qui se trouverait dans un volume de lait de femme, égal à celui du lait traité. On met cette quantité de côté, et on précipite dans la partie restante la totalité de la caséine au moyen de la présure. Lorsque la précipitation est terminée, on passe pour séparer la caséine et on mélange le liquide ainsi obtenu à la portion mise de côté. On a, dès lors, un lait ayant, au point de vue de la caséine, la même composition que le lait de femme et contenant la totalité du beurre, du sucre de lait, et des sels minéraux qui se trouvaient dans la lait de vache avant le traitement. Le lait est ensuite stérilisé dans une étuve à vapeur.

Le lait humanisé de F. Vigier contient environ 23 grammes de caséine par litre, tandis que certains laits de vache en renferment jusqu'à 40 grammes et même plus.

2° *Procédé de* Gaertner. — Ce lait humanisé auquel l'auteur donne le nom de *lait maternel,* à cause de sa similitude de composition avec le lait de femme, est obtenu mécaniquement au moyen d'un appareil centrifugeur spécial (écrémeuse). Le lait coupé d'une certaine quantité d'eau, qui peut être égale à la quantité de lait, lorsque celui-ci renferme beaucoup de caséine, se divise par la force centrifuge en deux couches : d'une part, le lait crémeux qui est le *lait maternel,* et, d'autre part, le petit lait entraînant une partie de la caséine qui est rejetée. Ce lait humanisé renferme par litre, 22 grammes de caséine et d'albumine, 35 grammes de beurre, 60 grammes de lactose et 1 gr. 24 d'acide phosphorique. Le produit est ensuite stérilisé par les procédés ordinaires de stérilisation du lait, c'est-à-dire chauffé vers 115°. La proportion de lactose, déclarée par l'auteur, semblerait indiquer qu'on ajoute, après la préparation, une certaine quantité de sucre de lait.

F. Vigier fait justement remarquer que, dans le procédé de Gaertner, on rejette la plus grande partie des sels minéraux, si utiles dans l'alimentation des nouveau-nés et que le lait trop riche en beurre, comme l'est le lait maternel, est mal digéré par les enfants. Nous ajouterons que ce produit, obtenu spécialement par une action mécanique, ne doit pas toujours présenter une composition uniforme.

On a indiqué bien d'autres moyens pour faire avec le lait de vache un lait semblable au lait de femme ; mais nous pensons que les procédés préconisés modifient trop profondément la composition de cet aliment. C'est ainsi que Backhaus estime que le lait de vache, destiné à l'alimentation des enfants, ne doit pas renfermer plus de 5 grammes de caséine par litre et que le reste des matières albuminoïdes, soit environ 1,25 p. 100, doit être transformé en peptones au moyen de la trypsine.

Nous recommandons au pharmacien, pour la préparation du lait humanisé, le procédé indiqué par F. Vigier qui donne un produit se rapprochant le plus du lait de femme et qui, en outre, peut être facilement mis en pratique.

ALCOOLÉS

Les *alcoolés* comprennent tous les médicaments officinaux à base d'alcool et préparés par solution, macération ou lixiviation. Le Codex de 1884 appliquait spécialement le nom *d'alcoolés* aux teintures alcooliques : à notre avis, ce terme doit être généralisé et doit comprendre les diverses préparations dans lesquelles l'alcool est employé comme dissolvant.

Ce groupe comprend :

1° Les teintures alcooliques ;

2° Les alcoolatures.

VII. — TEINTURES ALCOOLIQUES

Les *teintures alcooliques* sont des médicaments officinaux qui résultent de l'action dissolvante de l'alcool sur les substances végétales sèches ou quelquefois sur les matières animales. Disons de suite que le nom *d'alcoolats* est réservé aux préparations alcooliques distillées, et, celui *d'alcoolatures* à celles qui sont préparées par macération avec des plantes fraîches.

Division. — On peut diviser les teintures alcooliques en *teintures simples* quand elles sont préparées avec une seule substance et *teintures composées* lorsqu'il entre plusieurs substances dans leur composition.

Préparation. — L'alcool employé dans la préparation des teintures est l'alcool éthylique, dont on doit vérifier la pureté. Pour cet essai de l'alcool, nous renvoyons le lecteur au *Dictionnaire des altérations et falsifications* (CHEVALIER et BAUDRIMONT, 7° édition revue par L. HERET).

Divers pharmacologistes ont étudié quels étaient les degrés d'alcool les plus favorables à l'extraction des principes actifs. En 1845, PERSONNE, dans un mémoire couronné par la Société de pharmacie de Paris, recommande l'alcool à 80°, à 56° et à 45° ; en plus, il détermine la proportion d'alcool nécessaire pour épuiser les matières premières servant à la préparation des teintures. Ce but est atteint, en général, par l'emploi de cinq parties d'alcool.

Les Codex de 1866 et de 1884 avaient modifié les richesses alcooliques de l'alcool destiné aux teintures. Ils avaient adopté l'alcool à 90°, à 80°, et à 60°.

Le nouveau Codex de 1908 emploie l'alcool à 95°, à 90°, à 80°, à 70° et à 60°.

L'alcool à 95° ne sert que pour la préparation de la teinture d'iode.

L'alcool à 90° est réservé pour les teintures obtenues avec le camphre (alcool camphré) et les teintures d'essences de menthe et d'anis, ou encore pour la teinture de citron composé (eau de Cologne).

L'alcool à 80° convient pour épuiser les matières animales (castoreum, cochenille, musc) et les substances riches en matières résineuses ou pour les drogues dont les principes actifs sont surtout solubles dans cet alcool (asa fœtida, baume de tolu, benjoin, cannelle, eucalyptus, gaïac, etc.).

L'alcool à 60° s'applique à tous les végétaux non résineux, dont les principes utilisables en thérapeutique sont principalement solubles dans l'eau.

Le Codex de 1908 se conformant aux décisions prises à la Conférence internationale de Bruxelles, prescrit l'usage

de l'alcool à 70° pour la préparation des teintures des
drogues héroïques (aconit, belladone, cantharides, colchique, digitale, ipéca, jusquiame, lobélie, noix vomique,
opium, strophantus) et des teintures de fève de Saint-Ignace
composée ou gouttes amères de Baumé. De plus, le Codex
a adopté également la proposition de la Conférence
d'employer, à l'obtention de ces teintures, une proportion
d'alcool à 70° telle que le poids de la préparation obtenue
soit égale à dix fois le poids de la substance employée. Il est
certain que par un emploi de dissolvant double de celui qui
servait à la préparation des mêmes teintures dans le précédent Codex, on arrive à dissoudre tous les principes actifs
de la drogue et on est à peu près certain d'obtenir ainsi
des teintures toujours identiques à elles-mêmes. Ajoutons
de suite que celles-ci doivent être préparées par lixiviation.

Les teintures au 1/10° des drogues héroïques constituent
donc une des modifications importantes de notre Pharmacopée, modification qui a pour résultat d'unifier les médicaments avec ceux des Pharmacopées étrangères. Au point
de vue posologique, ces nouvelles préparations peuvent être
considérées comme contenant à peu près la moitié des
principes actifs des teintures du Codex de 1884.

La proportion de substances employée, pour les teintures simples faites avec les matières végétales, est généralement d'une partie pour cinq parties d'alcool.

Généralement, avec les substances animales, la proportion
est d'une partie pour 10 parties d'alcool (musc, castoreum,
cochenille, etc.).

Quelques teintures possèdent un titre spécial : c'est ainsi
que la teinture d'iode est à 1 pour 10 d'alcool à 95°, la
teinture de camphre (alcool camphré) est à 1 pour 9 d'alcool à 90°, l'eau-de-vie camphrée à 1 pour 39 d'alcool à 60°,
la teinture d'essence d'anis et de menthe sont à 2 parties
d'essence pour 98 d'alcool à 90°.

Les procédés de dissolution, usités pour les préparations des teintures, sont : *la solution simple, la macération et la lixiviation*.

La solution simple ne s'emploie guère que pour les teintures faites avec l'alcool à 95 et à 90° (teinture d'iode, teintures d'essences. etc.).

La macération est le mode de dissolution généralement employé. On laisse la substance, convenablement divisée, en contact avec l'alcool pendant dix jours environ, en agitant souvent. Au bout de ce temps, on passe avec expression et on filtre.

Nous avons déjà dit que le Codex de 1908 ordonne la pratique de la lixiviation pour l'obtention des teintures des drogues héroïques au dixième.

Depuis longtemps déjà on se servait de ce mode d'épuisement pour la plupart des teintures, il faut dire qu'il rend journellement de grands services.

Il est démontré que la valeur du produit obtenu rivalise, comme quantité de principes actifs contenus en dissolution, avec les teintures obtenues par macération. La substance, réduite en poudre demi-fine, est placée dans un lixiviateur : on tasse modérément la poudre et on y verse peu à peu, avec précaution, assez d'alcool pour imbiber la matière. Après vingt-quatre heures ou quarante-huit heures, on ajoute de l'alcool pour déplacer le premier liquide, jusqu'à ce que l'on ait obtenu en poids cinq ou dix parties de produit pour une de substance employée. On filtre.

La lixiviation, faite dans de bonnes conditions, présente pour l'obtention des teintures des avantages incontestables : d'abord, la quantité du liquide qui en résulte est toujours supérieure, puisqu'on retire exactement cinq ou dix parties de teinture, alors que, dans la macération, on subit une perte égale à la quantité de produit restée dans le marc, et que l'expression même ne peut enlever. Il y a plus, de l'avis de plusieurs praticiens, la proportion de principes actifs est égale et même supérieure dans les teintures obtenues par la lixiviation.

Le Codex de 1908 (p. 383) a précisé les conditions dans lesquelles devait être faite la lixiviation, en donnant les dimensions du percolateur relativement à la quantité de poudre végétale à épuiser, la grosseur de cette poudre et les différentes phases de l'épuisement. Ces conditions sont indispensables à suivre pour obtenir des produits toujours semblables.

Pour la préparation de quelques teintures composées et, en particulier, pour la teinture balsamique ou baume du Commandeur, dans laquelle il entre des substances végétales et des matières résineuses, on recommande de faire deux macérations successives : la première est faite avec les substances végétales et, quand celles-ci sont épuisées, le soluté alcoolique est additionné des substances résineuses et, après une nouvelle macération, on filtre. Cette pratique est indispensable pour obtenir un épuisement total des matières végétales qui, sans cela, s'effectuerait difficilement avec un alcool déjà chargé de matières résineuses.

Caractères. — Les teintures alcooliques sont limpides, toujours colorées, elles se troublent généralement par l'eau, surtout celles qui sont obtenues avec de l'alcool à 80° et, dans ce dernier cas, c'est un véritable précipité qui se forme. La plupart des teintures sont odorantes en raison de l'action dissolvante de l'alcool sur les huiles volatiles.

Composition. — La composition des teintures est très complexe et variable pour chacune d'elles. Elles renferment en dissolution, pour les teintures faites avec l'alcool à 60°, des principes à la fois solubles dans l'alcool et dans l'eau, pour les teintures faites avec l'alcool à 80° et à 90°, tous les composés solubles dans l'alcool. On trouve en dissolution dans les teintures : des *corps gras*, des *résines*, des *acides organiques*, des *alcaloïdes*, des *glucosides*, des *tannins*, des *matières colorantes*, des *sels*, etc. ; plus rarement des *hydrates de carbone*.

Essai des teintures. — Pour les teintures renfermant en dissolution des alcaloïdes et, en particulier, pour les teintures d'aconit, de belladone, de ciguë, de jusquiame, de datura, de noix vomique, etc., on peut doser les principes actifs par les méthodes générales que nous avons mises à profit au sujet des essais des extraits [1]. Il suffit, pour appliquer ces procédés généraux, de prélever 50 grammes à 100 grammes de teinture, suivant la richesse en alcaloïdes et d'opérer le dosage sur l'extrait résultant de leur évaporation au bain-marie.

A. Domergue, a fait une étude analytique des teintures alcooliques de la précédente Pharmacopée française. Les résultats auxquels ce savant est arrivé permettaient d'affirmer si une teinture quelconque soumise à l'examen avait été ou non préparée suivant les indications du Codex de 1884. A. Domergue a déterminé : la densité du produit obtenu, l'extrait sec pour 100 centimètres cubes de teinture, dans le vide à la température ordinaire et dans l'air à 100°, la quantité de cendres résultant de l'incinération de 100 centimètres cubes de teinture évaporée.

Nous reproduisons, sous forme de tableau, les chiffres donnés par A. Domergue, et, pour compléter cette partie analytique, nous faisons suivre ces résultats de ceux qui ont été obtenus par Jules Jean, dans l'essai des teintures du Codex de 1884 préparées dans diverses maisons de droguerie. Les renseignements fournis par ces deux auteurs se complètent et rendent possible l'identification de la plupart des teintures.

1. Voir *Essais des Extraits*.

NOMS DES TEINTURES	DENSITÉ à + 15°	EXTRAIT SEC DE 100cc DE TEINTURE (EN GR.)		CENDRES DE 100cc DE TEINTURE (en grammes).	QUANTITÉ D'EAU qui commence à troubler 10cc de teinture.
		dans le vide.	à + 100°		c c.
Teinture d'absinthe, feuilles	0.9330	3.700	3.360	0.648	2
— d'aconit, feuilles .	0.9265	2.900	2.656	0.040	2
— — racines .	0.9330	4.050	3.890	0.140	3
— d'aloès	0.9700	15.600	15.530	0.168	10
— d'anis, fruits . . .	0.8810	1.720	1.720	0.200	1.7
— d'arnica, fleurs . .	0.9300	3.300	3.080	0.358	2
— d'asa fœtida. . . .	0.8950	10.050	9.216	0.012	2.4
— de badiane, fruits .	0.8760	2.350	2 300	0.060	1.9
— de baume de tolu .	0.9080	15.000	14.220	non dosables	0.4
— de belladone, feuilles .	0 9340	3.900	3.856	0.696	2.5
— de benjoin	0.9080	13.900	13.592	non dosables	0.8
— de boldo, feuilles .	0.8788	1.800	1.612	0.008	3
— de buchu.	0.8850	3.100	2.976	0.100	0.9
— de cachou	0.9640	9.970	9.844	0.220	ne se trouble pas
— de camphre concentrée	0.8500	»	»	»	8.6
— de camphre faible.	0.9200	»	»	»	5.8
— de cannelle écorce.	0.8813	1.950	1.568	0.020	5.5
— de cantharides . .	0.8733	2.250	1.900	non dosables	0.5
— de cascarille, écorce	0.8722	1.500	1.288	0.328	2.8
— de castoréum . . .	0.8846	6.850	6.360	0.160	3.2
— de chanvre	0.9245	2.100	2.100	0.180	0.8
— de ciguë, feuilles .	0.9345	4.450	3.992	0.976	1.8

NOMS DES TEINTURES	DENSITÉ à + 15°	EXTRAIT SEC DE 100cc DE TEINTURE (EN GR.)		CENDRES DE 100cc DE TEINTURE (en grammes).	QUANTITÉ D'EAU qui commence à troubler 10cc de teinture.
		dans le vide.	à + 100°		c c.
Teinture de coca.	0.9356	4.350	4.156	0.284	3
— de cochenille . . .	0.8820	2.400	2.128	0.128	1 8
— de colchique, se-mences. . . .	0.9252	1 900	1.660	0.128	1.9
— de colombo. . . .	0.9256	2.000	1.780	0.320	ne se trouble pas
— de cubèbe	0.8740	2.650	2.000	0.200	1
— de digitale	0.9400	5.300	5.056	0.552	2.8
— d'eucalyptus . . .	0.8844	4.350	4.316	0.216	0.7
— d'euphorbe	0.8836	5.650	5.500	0.220	0.3
— d'extrait d'opium .	0.9445	6.650	6.320	0.200	8.5
— de fève de Calabar.	0.8727	0.900	0.608	non dosables	3.5
— de gayac { bois / résine.	0.9295 / 0.9100	3.400 / 12.880	2.728 / 12.880	0.016 / 0.040	2.7 / 7.5
— de gentiane. . . .	0.9450	6.400	5.956	0.088	5
— de gingembre. . .	0.8720	0.900	0.896	0.036	1.5
— de girofle	0.8876	5.480	5.400	0 120	0.8
— de gomme amoniaque .	0.8948	10.700	10.400	0.020	0.1
— d'ellébore blanc. .	0.8825	3.288	3.200	0.048	2.5
— d'iode	0.8950	»	»	»	5
— d'ipécacuanha. . .	8.9364	3.950	3.800	0.160	1.8
— d'iris	0.8825	3.100	3.000	0.080	0.6
— de savon	0.9389	15.500	14.660	2.500	ne se trouble pas
— de scammonée . .	0.8879	5.416	5.350	0.016	2.7
— de scille	0.9609	9.400	9.200	0.240	ne se trouble pas
— de séné.	0.9356	3.900	3.548	0.340	3.8
— de stramoine . . .	0.9373	4.800	4.296	0.536	2.5
— de succin.	0.8714	1.400	0.500	non dosables	ne se trouble pas

— d'absinthe composée	0.9378	3.896	3.450	0.216	4.5
— d'aloès composée .	0.9314	2.180	2.150	0.020	ne se trouble pas
Baume du Commandeur . .	0.9127	17.300	15.416	0.030	0.5
Teinture de gentiane. . . .	0.9318	1.128	1.000	0.168	ne se trouble pas
— de jalap composée .	0.9376	3.400	3.168	0.208	2
Élixir dentifrice	0.8746	»	»	»	»
— parégorique	0.9246	0.600	0.416	»	1.5
Gouttes amères de Baumé .	0.9569	»	»	»	»
Acide azotique alcoolisé . .	0.9312	»	»	»	ne se trouble pas
— sulfurique alcoolisé .	1.071	»	»	»	ne se trouble pas
Teinture de fève de St. Ignace comp	»	8.400	8.400	0.040	2.5
Teinture de jaborandi . .	0.9334	3.350	2.976	0.396	2
— de jalap.	0.9424	5.500	4.288	0.328	2.2
— de jusquiame . . .	0.9379	4.350	3.900	1.020	2.5
— de kino.	0.9856	13.650	13.588	0.180	ne se trouble pas
— de lobélie. . . .	0.9350	3.600	3.240	0.400	1.7
— de matico. . . .	0.8760	1.536	1.500	0.016	2.2
— de musc	0.8775	1.900	1.400	0.040	2.8
— de myrrhe . . .	0.8805	4.450	4.220	0.020	0.5
— de noix de galle. .	0.9750	13.396	13.300	0.216	ne se trouble pas
— de noix vomique .	0.8739	1.528	1.500	0.008	1.4
— d'orange amère. .	0.8856	5.300	4.400	0.200	1.8
— de panama . . .	0.8896	3.200	2.610	0.350	ne se trouble pas
— de polygala. . . .	0.8896	5.180	5.000	0.100	1.2
— de pyrèthre. . . .	0.8778	1.750	1.608	0.088	1.8
— de quassia amara .	0.9229	0.500	0.380	non dosables	ne se trouble pas
— de quinquina gris .	0.9435	5.500	5.400	0.128	5
— — jaune	0.9323	3.200	3.480	0.120	4
— — rouge	0.9424	4.992	4.900	0.136	3.5
— de ratanhia	0.9440	5.300	5.248	0.208	4
— de rhubarbe. . . .	0.9528	7.500	7.450	0.500	ne se trouble pas
— de safran	0.8913	4.100	3.776	0.136	1.8

ESSAI DES TEINTURES ALCOOLIQUES DU CODEX DE 1884

Par Jules JEAN

NOMS DES TEINTURES	DENSITÉ à + 15°.	EXTRAIT SEC à 100° par litre (en gr.)	ALCALOÏDES ET PRINCIPES ACTIFS	QUANTUM DES PRINCIPES ACTIFS par litre (en grammes).
Teinture de feuilles d'aconit	928	20,3	Aconitine.	0.150
Teinture de racine d'aconit	930	36,94	Aconitine.	0.170
Teinture de fleurs d'arnica.	930	37.3	Arnicine	0.160 { huile essentielle 2.08 / résine. . . . . 35,52 / tannin 2,50
— de belladone . .	930	33,9	Atropine	0.011
— de benjoin . . .	»	122,21	»	»
— de badiane . . .	880	21,7	Acides astringents . . .	3.32
— de cantharides .	864	12,8	Cantharidine	0.493
— de coca du Pérou.	932	54,62	Cocaïne	0.392
— de coca verte . .	930	32	—	0.340
— — 1.	929	32,8	—	0.374
— — 2.	932	50,2	—	0.416
— — 3.	930	46,25	—	0.212
— de semences de colchique 1	929	16,9	Colchicine	0.580
Teinture de semences de colchique 2	920	18.4	—	0,652

Teinture de barbes de colchique.	922	28.9	—	0.062	
Teinture de cochenille .	»	17,8	Acides astringents . . .	4.20	
— de cachou . . .	»	62,1	Acide cachoutannique. .	8.0	
— de colombo . .	919	12,1	Colombine	0.66	
— de digitale. . .	930	44.5	Digitine . . . . / Digitaline. . . . . / Digitaléine	0.59	
— de gentiane . .	930	39,6	Gentiopicrin	2,6	
— de gayac. . . .	»	18.8	Acides astringents . . .	2.1	
— de jusquiame .	922	23,7	Hyosciamine . . . . . . / Hyoscine	0.165	
— de jalap	»	24.6	»	»	
— d'aloès.	»	107,6	Acides astringents . . .	8.13	
— de ciguë. . . .	»	30,5	Cicutine	0.923	
— de coloquinte .	»	28.1	»	»	
— de quassia amara	920	8.0	Quassine . . . . . . / Acides astringents . . .	0.262 / 0.4	
— de chanvre indien	»	21.9	»	»	
— de quinquina. .	932	39.7	Alcaloïdes totaux. . . .	6.5	
— d'ellébore . . .	»	16,34	»	»	
— d'ipécacuanha .	»	25.7	»	»	
— de kola 1 . . .	922	21.6	Caféine et théobromine .	3.270	kolanine 2,93
— — 2 . . .	922	22.3	— —	4.50	— 2,30
— — 3 . . .	921	20.7	— —	4.04	— 2,58
— — 4 . . .	923	23.87	— —	1.62	— 0,932
— — 5 . . .	922	22,4	— —	2.97	— 1.92

Léon Schmitt a fait, dans le laboratoire de Em. Bourquelot, un travail de comparaison entre les teintures des drogues héroïques du Codex de 1884 et celles du Codex de 1908. Il s'est inspiré, dans son étude, du mémoire de Domergue que nous citons plus haut pour établir les constantes physiques et chimiques de chacune de ces teintures, dans le but de permettre de déceler, dans une certaine mesure, la fraude ou le mode défectueux de ces préparations.

Cet auteur a déterminé d'abord la *densité*, le poids d'*extrait sec dans l'air* par évaporation de 25 centimètres cubes de teinture au bain-marie, le poids de l'*extrait sec dans le vide*, les *cendres* et le *coefficient d'eau*, c'est-à-dire la quantité d'eau supportée par 10 centimètres cubes de teinture jusqu'à trouble persistant. De plus, L. Schmitt a établi la constante d'acidité de chaque teinture ; pour cela, 10 centimètres cubes de teinture sont étendus à 100 centimètres cubes avec de l'eau distillée additionnée de quelques gouttes de phénolphtaléine comme indicateur, et titrés avec une solution normale décime de potasse. Le titre acidimétrique exprime, en milligrammes, la quantité d'hydrate de potasse nécessaire pour saturer l'acide de 10 centimètres cubes de teinture. Enfin, l'auteur a étudié quelques *réactions chimiques* faites de deux façons : addition de I à II gouttes de réactif à l'extrait sec de 10 grammes de teinture, évaporés dans des capsules de porcelaine, et frottement sur les parois avec un agitateur de verre ; d'autre part, addition directe du réactif à la teinture dans des tubes à essais.

En raison de l'importance de ce travail de Léon Schmitt. nous avons tenu à reproduire les résultats principaux de son intéressant travail.

I. — *Teinture de racines d'aconit.*

	Teinture par macération (Codex 1884).	Teinture par lixiviation.
Densité (par le flacon).	0,9338 à 13°	0,9058 à 13°
Extrait sec dans l'air .	5,823 p. 100	2,694 p. 100
— dans le vide	6,028 p. 100	3,161 p. 100
Cendres	0,195 p. 100	0,134 p. 100
Acidité.	10 mg,64 KOH	9 mg,52 KOH
Coefficient d'eau, à partir de	2 cm³ 9	à partir de 3 cm³ 9

L'acide azotique colore l'extrait en brun très clair ; l'acide chlorhydrique en brun gris clair ; par l'action de l'acide sulfurique, l'extrait devient brun acajou, puis violet : réaction de l'aconitine.

Les acides communiquent à la teinture une très légère fluorescence.

Le réactif de MAYER produit un précipité.

II. — *Teinture de feuilles de belladone.*

	Teinture par macération (Codex 1884).	Teinture par lixiviation.
Densité (par le flacon) .	0,920 à 14°	0,9011 à 15°
Extrait sec dans l'air. .	4,228 p. 100	2,598 p. 100
— dans le vide .	4,781 p. 100	3,280 —
Cendres	0,516 p. 100	0,198 —
Acidité	36 mg,40 KOH	2 mg,75 KOH
Coefficient d'eau à partir de.	2 cm³5	à partir de 2 cm³ 7

L'acide azotique colore l'extrait en rouge brun et produit une légère effervescence ; l'acide chlorhydrique le colore en vert un peu brunâtre ; l'acide sulfurique en brun verdâtre et le perchlorure de fer en vert foncé.

Le réactif de MAYER donne un précipité.

III. — *Teinture de cantharides.*

	Teinture par macération Codex (1884).	Teinture par lixiviation.
Densité (par le flacon .	0.8712 à 14°	0,9028 à 14°
Extrait sec dans l'air .	1,906 p. 100	2,300 p. 100
— dans le vide	2,462 —	2,493 —
Cendres.	impondérables	impondérables
Acidité	10 mg 64 KOH	13 mg,44 KOH
Coefficient d'eau à partir de.	0 cm³4	à partir de 0 cm³15.

L'extrait, traité par l'acide azotique, devient brun acajou clair ; par l'acide chlorhydrique, brun clair un peu verdâtre ; par l'acide sulfurique, brun foncé ; par le perchlorure de fer, vert foncé brunâtre.

Le réactif de MAYER donne un précipité.

IV. — *Teinture de semences de colchique.*

	Teinture par macération (Codex 1884).	Teinture par lixiviation
Densité (par le flacon) .	0,9245 à 14°	0,900 à 14°
Extrait sec dans l'air .	3,377 p. 100	1,717 p. 100
— dans le vide	3,742 — 100	1,974 —
Cendres.	0,181 — 100	0,134 —
Acidité	8 mg 40 KOH	6 mg 16 KOH
Coefficient d'eau à partir de.	1 cm³8	à partir de 2 cm³2

L'acide azotique colore l'extrait en jaune brunâtre ; l'acide chlorhydrique en jaune verdâtre et l'acide sulfurique en brun acajou foncé. Par le perchlorure de fer cet extrait se colore en vert foncé jaunâtre.

Le réactif de MAYER donne un précipité.

V. — *Teinture de digitale.*

	Teinture par macération (Codex 1884).	Teinture par lixiviation.
Densité (par le flacon) .	0.933 à 18°	0,9015 à 17° 5
Extrait sec dans l'air . .	7,266 p. 100	3.226 p. 100
— dans le vide	8.11 —	4,15 —
Cendres	0,624 —	0,2275 —
Acidité	33 mg.6 KOH	22 mg,4 KOH
Coefficient d'eau à partir de	2 cm³1	à partir de 2 cm.4

Par l'acide azotique. l'extrait se colore en brun acajou ;
par l'acide chlorhydrique, il devient vert jaune ; par l'acide
sulfurique vert olive : par le perchlorure de fer, vert foncé.

VI. — *Teinture de racine d'ipéca.*

	Teinture par macération (Codex (1884).	Teinture par lixiviation.
Densité (par le flacon) .	0,9287 à 15°	0,8990 à 15°
Extrait sec dans l'air .	3,344 p. 100	1,735 p. 100
— dans le vide	3.430 —	1,850 —
Cendres.	0,121 —	0.082 —
Acidité	11 mg,76 KOH	9 mg.52 KOH
Coefficient d'eau à partir de.	1 cm³9	à partir de 2 cm³5

L'extrait, traité par l'acide azotique, prend une teinte
brun jaunâtre, tirant sur l'orangé ; par les acides chlorhydrique et sulfurique. il devient brun verdâtre : et par le
perchlorure de fer, vert foncé.

Le réactif de Mayer donne un précipité abondant.

VII. — *Teinture de noix vomique* [1].

	Teinture par macération (Codex 1884).	Teinture par lixiviation.
Densité (par le flacon).	0,8668 à 19°5	0,9028 à 18°
Extrait sec dans l'air.	2,127 p. 100	1,285 p. 100
— dans le vide	2,275 —	1,355 —
Cendres	0,133 —	0,0021 —
Acidité.	14 mg,56 KOH	8 mg,96 KOH
Coefficient d'eau à partir de	1 cm³4	à partir de 1 cm³7

L'acide azotique colore l'extrait en rouge vif, caractéristique de la brucine ; l'acide chlorhydrique ne donne aucune réaction ; l'acide sulfurique, avec addition d'un cristal de bichromate de potasse, donne des stries violettes, réactions de la strychnine ; le perchlorure de fer produit une couleur vert foncé noirâtre.

Le réactif de MAYER donne un précipité.

La teinture de noix vomique donne la réaction de la loganine (glucoside) que LÉON SCHMITT obtient de la façon suivante :

Dans une capsule de porcelaine de 200 centimètres cubes, on fait tomber X gouttes d'acide sulfurique et III gouttes d'acide sulfurique au 1/3 ; on remue en étendant le mélange sur la paroi de la capsule, et on chauffe au bain-marie. Dès que l'alcool est évaporé, les parties de la paroi qui ont été mouillées par le liquide prennent une belle coloration rouge violacé.

1. La teinture de noix vomique a été préparée par L. Schmitt par lixiviation de la poudre de vomique tandis que celle qui est inscrite au Codex de 1908 est obtenue avec une quantité donnée d'extrait de noix vomique, déjà titré, dissous dans l'alcool à 70°, de façon à obtenir un alcoolé renfermant 0 gr. 25 d'alcaloïdes totaux p. 100.

VIII. — *Teinture de strophantus.*

Les acides produisent dans la teinture un trouble laiteux ; par le perchlorure de fer, il se forme une coloration
vert foncé.

	Teinture par macération (Codex 1884).	Teinture par lixiviation.
Densité (par le flacon) .	0,9313 à 13°	0,8996 à 14°5
Extrait sec dans l'air .	2,887 p. 100	1,639 p. 100
— dans le vide	3,139 —	1.761 —
Cendres	0.196 —	0,128 —
Acidité	9 mg,08 KOH	7 mg,28 p. 100
Coefficient d'eau à par- tir de	1 cm^{3}9	à partir de 2 cm^{3}2.

Le réactif de MAYER donne un louche persistant, et l'addition d'acide chlorhydrique provoque un précipité.

RECHERCHE DE L'ALCOOL MÉTHYLIQUE DANS LES TEINTURES. — On
prend 5 c.c. de la teinture suspecte que l'on additionne de
2 grammes de bichromate de potasse, de 15 grammes d'eau
et de 2 c.c. d'acide sulfurique concentré. On laisse le tout
en contact pendant une demi-heure. On retire ensuite par
distillation 10 c. c. de liquide, auxquels on ajoute un léger
excès de carbonate de soude, on évapore le mélange jusqu'à ce que le volume ne soit plus que de 5 c.c. et on acidifie légèrement par l'acide acétique. Le mélange est chauffé
doucement, pendant quelques minutes, dans un tube à
essai, avec une solution de nitrate d'argent. Si le liquide
brunit seulement, c'est que la teinture ne renferme pas d'alcool méthylique ; s'il se forme, au contraire, un précipité
brun noirâtre ou noir, l'échantillon doit être considéré
comme additionné d'alcool méthylique. Dans ce dernier cas,
les parois du tube se recouvrent d'un miroir métallique
d'argent, visible par réfraction (MILLER).

ALTÉRATIONS. CONSERVATIONS. — Contrairement à ce que l'on pense généralement, les teintures subissent par le temps des modifications portant à la fois sur les matières colorantes et très probablement aussi sur les principes actifs qui, dans l'espèce, sont associés à des composés divers et, par suite, sont susceptibles de se transformer, surtout en présence de l'air et de la lumière. Ce dernier agent, en particulier, les décolore partiellement et les altérations apportées, modifiant le pouvoir dissolvant des teintures, il se produit quelquefois des dépôts, le plus souvent formés de substances inactives, comme de l'amidon, des matières grasses, du sulfate de chaux ; d'autres fois, au contraire, une petite partie de principe actif se précipite ; c'est ainsi que la teinture d'aloès laisse déposer de l'aloïne, la teinture de cantharide, de la cantharidine, la teinture de noix vomique, des traces de strychnine.

KUNZ KRAUSE attribue une partie des altérations que subissent les teintures aux enzymes qui existent dans la plante et passent dans la préparation. C'est, d'après lui, ces agents qui modifient les teintures de valériane et de rhubarbe qui se teintent de plus en plus avec le temps ; c'est très vraisemblablement aussi une enzyme de la nature de la lipase qui décompose une certaine partie des corps gras des semences et augmente ainsi l'acidité des teintures.

Par suite, il faut éviter, autant que possible, de préparer de trop grandes quantités de teintures à la fois et avoir soin de les conserver à l'abri de l'air et de la lumière.

PHARMACIE APPLIQUÉE

TEINTURE D'IODE

Le Codex de 1884 préparait la teinture d'iode en dissolvant 10 grammes d'iode pur dans 120 grammes *d'alcool à* 90°, la solution était alors au 1/12.

On avait proposé, pour faciliter la dissolution, de placer

l'iode dans un nouet de mousseline que l'on suspend à la partie supérieure de l'alcool. D'autres auteurs ont conseillé de chauffer légèrement le mélange d'iode et d'alcool, cette pratique devrait être écartée pour des raisons multiples faciles à comprendre, dont les principales sont : l'évaporation facile des deux produits et la formation possible d'une petite quantité d'acide iodhydrique et même d'éther iodhydrique.

VIRALLY a conseillé de prendre, pour la préparation de la teinture d'iode, de l'alcool à 96° qui dissout plus facilement l'iode et d'ajouter ensuite, à la teinture ainsi préparée, la quantité d'eau nécessaire pour ramener l'alcool à 90 après l'opération terminée.

Le nouveau Codex ordonne maintenant de prendre de l'alcool à 95° et, suivant la décision de la Conférence internationale, de préparer la teinture d'iode au dixième. L. GRIMBERT a montré que cette solution est loin d'être saturée et qu'il n'y a pas à craindre de la voir se troubler par abaissement de la température.

Le Codex de 1908 (voir page 736) donne un procédé d'essai de la teinture d'iode qui suffit pour s'assurer que la préparation est bien conforme à cette Pharmacopée, mais qui ne constitue pas un dosage exact de l'iode contenu.

Pour faire un titrage exact, on prépare une solution titrée décinormale d'hyposulfite de soude dans l'eau distillée (25 gr. 80 de ce sel pour 1.000 grammes de solution); on prend 10 grammes de teinture (correspondant à 1 gramme d'iode), auxquels on ajoute 2 grammes d'iodure de potassium et quantité suffisante d'eau distillée pour obtenir 100 centimètres cubes de ce soluté, dans lequel on verse, au moyen d'une burette graduée, la solution d'hyposulfite jusqu'à ce que la coloration soit devenue très faible, on ajoute alors un peu d'eau amidonnée, qui produit une coloration bleue, et on recommence à ajouter, goutte à goutte, la solution d'hyposulfite jusqu'à décoloration. Le nombre de centimètres cubes de cette solution, multiplié par 0 gr. 0127, donne la proportion d'iode contenue dans 10 grammes de teinture d'iode ; si la teinture est préparée d'après la formule du Codex, on doit trouver une quantité égale à 0 gr. 95, les 5 centigrammes de différence entre ce chiffre et 1 gramme constituant une tolérance admissible pour les impuretés, ou pour l'altération qu'a pu subir la teinture dans l'espace d'un mois, ou pour l'inexactitude des pesées.

Altérations. Conservation. — Une certaine quantité d'iode se transforme toujours, dans la teinture d'iode, en acide iodhydrique et iodure d'éthyle. Immédiatement après sa préparation, on constate la perte d'une petite quantité du métalloïde, qui augmente progressivement avec le temps. La lumière retarde cette transformation, cette particularité tient à ce que les produits de l'altération de la teinture d'iode (acide iodhydrique, iodure d'éthyle, idoforme) sont décomposés par la lumière avec reproduction d'iode libre (A. Sapin et B. Popiel).

Il résulte donc de ces faits que la teinture d'iode doit être préparée en petite quantité de façon à pouvoir la renouveler tous les mois, qu'il est nécessaire d'employer de l'alcool pur et de la conserver en pleine lumière.

TEINTURE DE STROPHANTUS

En raison de la grande activité de ce médicament et des variations qu'on observe dans son action physiologique, nous avons cru utile d'entrer dans quelques détails particuliers à cette teinture.

Le nouveau Codex prépare cette teinture au 10ᵉ, comme les autres teintures de drogues héroïques, par lixiviation avec de l'alcool à 70°. Cette teinture est bien limpide tandis que celle qui, suivant le supplément du Codex de 1895,

était obtenue par macération avec de l'alcool à 60° est toujours trouble même après plusieurs filtrations (L. Schmitt).

Dosage de la strophantine. — John Barclay a essayé de
doser la strophantine en l'isolant avec un dissolvant
approprié, mais toutes les tentatives faites dans ce but ont
donné des résultats négatifs. Il a évalué la *strophantidine*,
provenant de l'hydrolyse de la strophantine impure et il a
mis à profit la solubilité de la strophantidine dans le chloroforme. Sachant que la strophantine hydrolysée donne
36,5 p. 100 de strophantidine, John Barclay donne la méthode
d'essai suivante :

A 50 c. c. teinture, on ajoute 50 c. c. d'eau et on évapore l'alcool. Le liquide filtré est agité avec du chloroforme,
puis mis à digérer au bain-marie pendant une heure avec
de l'acide sulfurique dilué ; il se produit un dépôt floconneux de strophantidine. Après refroidissement, le liquide
trouble est agité, à trois reprises différentes, avec de petites
quantités de chloroforme. Ce dernier, après séparation du
liquide aqueux est chassé par distillation, le résidu de strophantidine est séché au-dessous de 65° et pesé.

Le poids de strophantidine étant connu, il est facile de
connaître le poids correspondant de strophantine.

Un gramme c'est-à-dire 57 gouttes, renferme en moyenne
0 gr. 0036 de strophantine.

Essai qualitatif. — On peut caractériser la présence de la
strophantine dans la teinture de la manière suivante :

On traite le résidu de la teinture évaporée à siccité par
un peu d'éther, on décante ; on reprend le résidu de l'évaporation de l'éther par un peu d'acide sulfurique auquel on
ajoute une goutte d'eau contenant du furfurol, il se développe une belle coloration rouge violet (Brissemoret et
Joanin).

Hartwik emploie le procédé suivant pour l'essai qualitatif de la teinture de strophantus :

A 6 gouttes de cet alcoolé, on ajoute une goutte de perchlorure de fer à 10 p. 100 et 6 gouttes d'acide sulfurique. S'il y a de la strophantine, il se forme un précipité brun, qui, après une heure, se colore nettement en vert et conserve cette coloration pendant trois heures.

VIII. — ALCOOLATURES

Les *alcoolatures* sont des préparations officinales résultant de l'action dissolvante de l'alcool sur les substances végétales fraîches.

Valeur thérapeutique des alcoolatures. — C'est Hahnemann, le fondateur de l'homéopathie, qui, le premier a employé les alcoolatures sous le nom de *teintures mères*, croyant que les plantes perdaient par la dessiccation une partie de leur activité et qu'il était préférable de les employer à l'état frais. Béral, qui a introduit en thérapeutique cette forme pharmaceutique, partageait l'opinion de Hahnemann.

D'autres pharmacologistes et, en particulier, Soubeiran et Deschamps d'Avallon prétendirent au contraire que les alcoolatures étaient moins actives que les teintures correspondantes faites avec les plantes sèches. Frébault, remarquant que les expériences sur lesquelles étaient basées de telles assertions n'étaient pas suffisantes pour établir nettement la valeur thérapeutique des alcoolatures, a fait l'étude comparative des alcoolatures, et des teintures correspondantes faites suivant le Codex de 1884. Il a pris toutes les précautions nécessaires pour que les conclusions qu'il a formulées soient inattaquables. C'est ainsi que l'alcoolature et la teinture soumises à l'expérience étaient préparées avec la même plante récoltée dans le même terrain et au même moment.

Frébault a tenu compte dans la préparation rationnelle des alcoolatures de la quantité d'eau que contient le végétal frais, de façon à ajouter une quantité d'alcool telle que le degré alcoolique final soit constant. L'invariabilité de la concentration alcoolique était une des conditions les plus importantes pour avoir une préparation toujours identique. L'analyse chimique des médicaments obtenus, le dosage des principes actifs venait, avec des expériences physiologiques et cliniques, fournir les éléments nécessaires à une conclusion fondée sur des données scientifiques.

Nous ne pouvons, dans le cadre de notre ouvrage, entrer dans la description complète de ce long travail ; nous en résumerons seulement les résultats les plus importants :

1° Les alcoolatures du Codex de 1884 sont très variables dans leur composition et, par suite, très inconstantes dans leurs effets thérapeutiques.

2° Contrairement à l'opinion accréditée, les alcoolatures sont presque toutes moins actives que les teintures correspondantes. Il en est ainsi des alcoolatures d'aconit, de belladone, de digitale, de jusquiame et de stramoine. L'alcoolature de ciguë fait exception, elle est beaucoup plus active que la teinture correspondante.

La moindre activité de la teinture de ciguë s'explique facilement, étant donné que cette préparation se fait avec la plante desséchée et que la dessiccation fait disparaître en partie la *conicine*, considérée comme principe actif. Ajoutons à cela que la conicine s'altère à l'air en se résinifiant et perd, par suite, son activité thérapeutique.

Un autre argument pourrait encore venir justifier la suppression de la majorité des alcoolatures que l'on constate, dans la nouvelle Pharmacopée ; c'est la difficulté qu'éprouve le pharmacien de pouvoir se procurer les plantes vertes, nécessaires à leur préparation qui ne peut être faite, par suite, qu'à une certaine époque de l'année. Le patricien se trouve alors placé dans l'alternative, ou de cultiver les plantes utiles, ou de les faire venir de pays éloignés. Or, on sait que les plantes cultivées sont généralement moins actives que celles qui croissent naturellement; d'un autre côté, les végétaux qui subissent un transport prolongé arrivent dans de mauvaises conditions de conservation.

Le nouveau Codex de 1908 n'a conservé que les alcoolatures de *feuilles* d'aconit, d'anémone pulsatille, de citron, d'orange et une alcoolature composée : l'alcoolature vulnéraire plus connue sous le nom impropre de teinture vulnéraire.

Préparation. — Les alcoolatures des plantes (aconit et anémone) se préparent en faisant macérer en vase clos, pendant dix jours, parties égales de plantes fraîches et d'alcool à 95° en agitant de temps en temps. On passe avec expression et on filtre.

Le Codex de 1884 prescrivait l'emploi de l'alcool à 90°.

Pour les alcoolatures de citron, d'orange, le degré de l'alcool, servant à leur obtention, est de 80° et les proportions respectives de zestes et de menstrue sont de 50 grammes et de 100 grammes.

Nous ferons remarquer que l'alcoolature de *racine* d'aconit n'existe plus au nouveau Codex et qu'au contraire la teinture d'aconit, qui suivant la Convention internationale est au $\frac{1}{10}$, doit être obtenue avec la racine.

IX. — TEINTURES ÉTHÉRÉES

Les teintures éthérées ou *éthérolés* sont des médicaments officinaux résultant de l'action dissolvante de l'éther alcoolisé sur diverses substances.

Ces préparations figurent dans les éditions précédant le nouveau Codex de 1908 qui les a supprimées.

Préparation. — Pour la préparation des teintures éthérées, on emploie un mélange d'éther et d'alcool dans les proportions suivantes :

Éther rectifié de D = 0,724 . . . . . . 700 grammes.
Alcool à 90° . . . . 300 —

L'éther alcoolisé jouit d'un pouvoir dissolvant beaucoup plus grand, vis-à-vis des principes actifs, que l'éther seul.

On obtient les teintures éthérées par *macération* ou par *lixiviation* en opérant exactement comme pour les teintures alcooliques. Dans la nouvelle thérapeutique, les éthérolés sont peu employés, car ils se prêtent difficilement à la préparation des médicaments magistraux, comme les potions par exemple.

La teinture éthérée de digitale est celle qui a encore la faveur de certains médecins, bien que l'on comprenne difficilement l'emploi de l'éther comme dissolvant des divers glucosides actifs de cette plante, qui sont plus solubles dans l'alcool.

Au procédé général de préparation des teintures éthérées, une exception est faite pour la teinture des cantharides, qui s'obtient en épuisant, par lixiviation et avec l'*éther acétique*, des cantharides pulvérisées.

Composition. — Les éthérolés peuvent contenir en dissolution des *alcaloïdes*, des *matières grasses* et *résineuses*, des *huiles volatiles*, des *substances colorantes* et de la *chlorophylle* pour celles qui sont obtenues avec des plantes vertes. Ils ne renferment pas de substances minérales. Évaporés et le résidu calciné, ils ne donnent que des cendres insignifiantes.

Conservation. — Comme les teintures alcooliques, les éthérolés doivent être conservés dans des flacons bien bouchés et à l'abri de la lumière.

X. — VINS MÉDICINAUX

Les vins médicinaux, appelés aussi *œnolés*, sont des produits pharmaceutiques qui sont préparés avec le vin agissant comme dissolvant des principes actifs.

Préparation. — En pharmacie, on utilise les vins rouges, les vins blancs, les vins muscats et les vins de liqueur, comme ceux de Malaga, de Madère, de Porto, etc. Ces vins doivent être choisis naturels. L'emploi de l'un ou l'autre de ces vins n'est pas indifférent à cause du degré alcoolique qui est de 10 p. 100 environ pour les vins rouges et les vins blancs, de 13 à 15 p. 100 pour les vins muscats et de 15 p. 100 et plus pour les vins de liqueur.

Les vins, destinés aux préparations pharmaceutiques, doivent faire l'objet, de la part du pharmacien, d'une analyse suffisamment complète pour en apprécier la qualité. Pour l'essai de ces liquides, nous renvoyons au volume de Denigès, publié dans cette collection [1].

Suivant la nature des substances entrant dans la préparation, on prendra soit le vin rouge, soit le vin blanc, les vins muscats ou les vins de liqueur. D'une façon générale, le vin rouge sera choisi pour dissoudre ou être associé aux matières astringentes et toniques ; on doit autant que possible proscrire son usage, quand on veut solubiliser des

1. *Précis de Chimie analytique.*

alcaloïdes qui seraient, au contraire, précipités par le tannin du vin. Dans ce dernier cas, on s'adressera au vin blanc. Les vins généreux, riches en alcool, comme ceux de Lunel, de Malaga ou de Madère, seront réservés pour dissoudre des produits peu solubles dans l'eau, plus solubles dans l'alcool dilué, ou des substances altérables, ou encore pour des préparations devant renfermer des matières résineuses.

Les œnolés se préparent, à froid, par macération en vase clos. Quand on emploie les vins peu alcooliques, on laisse souvent au préalable les substances en contact pendant vingt-quatre heures avec de l'alcool à 60° (environ 60 grammes pour 1.000 grammes de vin), puis on ajoute le vin. La macération doit être prolongée pendant quarante-huit heures en général pour les œnolés à base de vin rouge ou blanc en agitant de temps en temps, et pendant dix jours lorsqu'on emploie des vins de liqueur. On exprime ensuite à la presse et on filtre.

Dans cette préparation, on doit employer des substances sèches pour ne pas diminuer le degré alcoolique de l'œnolé : exception est faite pour le vin antiscorbutique préparé avec des plantes fraîches qui s'altèrent par la dessiccation. Ce vin n'existe plus au Codex de 1908.

On a très rarement recours à la solution pour l'obtention des vins médicinaux, toutefois le *vin Chalybé* est obtenu en dissolvant 5 grammes de citrate de fer ammoniacal dans 1.000 grammes de vin de Malaga.

Certains vins se préparent par simple solution comme le vin aromatique, le vin créosoté, le vin iodotannique phosphaté qui figurent dans la nouvelle Pharmacopée.

D'après BUIGNET, la lixiviation employée à la préparation des œnolés donne des produits tout aussi constants que la macération ordinaire et plus riches en principes actifs. *A priori*, la pratique de la méthode par déplacement ne paraît pas convenir dans l'espèce, étant donné l'altérabilité facile du vin, qui se trouvera en contact avec des substances organiques divisées, c'est-à-dire en présence d'une grande quantité d'air, toutes circonstances qui favoriseront l'acidification du vin. Néanmoins, cette question n'était pas encore complètement étudiée, quand A. BARNOUVIN a étudié la valeur de la lixiviation et l'opportunité de son emploi dans la préparation des vins médicinaux. Disons de suite que les conclusions, qui se dégagent de ses expériences, ne sont pas favorables à ce procédé. Si, dans quelques cas, la quantité des principes actifs est la même ou à peu près, pour les vins préparés par macération ou par lixiviation, il en est d'autres où l'écart est très prononcé en faveur de la macération. Mais, fait important, A. BARNOUVIN a remarqué que les œnolés préparés par lixiviation sont beaucoup plus altérables. Même, dans les vins alcoolisés suivant les proportions indiquées par le Codex, les microorganismes propres aux boissons fermentées (*Mycoderma vini, aceti*, etc.), se développent plus ou moins rapidement et se manifestent généralement après deux mois. Le fait a été constaté pour les vins de quinquina, de coca, de gentiane, de colombo, d'aunée, de quassia amara, d'absinthe. Les œnolés se recouvrent alors soit de voiles plus ou moins étendus, soit de membranes épaisses et visqueuses. Avec le temps, les phénomènes s'accentuent, les vins se décolorent, la membrane, formée à la surface, se recouvre d'une véritable végétation de *Penicillum*. Suivant la nature du ferment organisé, le vin devient ou acide par transformation de l'alcool en acide acétique, ou aqueux et plat par oxydation complète de l'alcool en acide carbonique.

Il résulte donc bien des expériences de A. BARNOUVIN que la lixiviation doit être proscrite dans la préparation des œnolés.

Les quantités de substances, employées pour obtenir les vins médicinaux, sont variables : en général pour les

matières végétales, la proportion est de 30 grammes pour
1 litre de vin, excepté pour le vin de quinquina rouge, qui
est obtenu avec 25 grammes de quinquina rouge.

Dans les vins médicinaux qui sont préparés avec des
plantes ou parties de plantes contenant des alcaloïdes, une
partie des principes actifs est précipitée par le tannin du
vin. Pour obvier à cet inconvénient, on a proposé d'employer
un vin dont le tannin aurait été préalablement précipité
par la gélatine (*Pharmaceutische Centralhalle*, 1896).

Composition. — Les œnolés contiennent d'abord tous les
éléments du vin, qui sont constitués par de l'eau, 85 à
90 p. 100, de l'alcool (10 à 15 p. 100 en volume), des acides
et des éthers organiques et volatils, des matières sucrées, de
la crème de tartre, du tannin, de la glycérine, des gommes,
d'usulfate de potasse, etc. Le pouvoir dissolvant du vin, tout
en se rapprochant beaucoup d'un mélange d'eau et d'alcool,
est néanmoins modifié par la présence des autres éléments
tenus en dissolution dans le véhicule. Il s'ensuit que la
composition des vins sera éminemment complexe. On y
rencontrera tous les principes solubles dans l'eau, matières
salines, sucrées, etc., des substances résineuses dissoutes à
la faveur de l'alcool, quelquefois des alcaloïdes ou tannates
d'alcaloïdes peu ou pas solubles dans l'eau, mais un peu
plus solubles dans les constituants du vin.

Le pouvoir dissolvant du vin montre bien qu'en fait de
solubilité, il n'y a rien d'absolu, telle substance insoluble ou
peu soluble dans un mélange d'eau et d'alcool, fait dans
des proportions semblables à celles du vin, peut se dissoudre
dans le vin lui-même, grâce aux autres substances tenues
en dissolution par ce liquide.

Il est à remarquer que tous les vins, obtenus par macération avec des plantes, sont plus ou moins décolorés, la
matière colorante se fixant sur les fibres végétales.

Conservation. — La conservation des vins médicamenteux, préparés avec des vins rouges ou blancs, ne peut s'obtenir qu'à la condition de les soustraire au contact de l'air. Sans cette précaution, ils sont envahis par des végétations cryptogamiques qui modifient profondément le produit par production soit d'acide acétique, soit d'acide carbonique, au détriment de l'alcool et par destruction de la glycérine. Il est donc indispensable de ne préparer à la fois que de petites quantités de ces médicaments, d'avoir soin de les conserver dans des bouteilles bien bouchées et de les laisser le moins longtemps possible en vidange.

Les œnolés préparés avec les vins sucrés sont d'une conservation plus facile.

PHARMACIE APPLIQUÉE

VIN DE QUINQUINA

Le Codex de 1884 mentionnait le vin de quinquina gris, de quinquina jaune, de quinquina rouge ; la proportion d'écorce employée était de 50 grammes pour le quinquina gris par litre de vin rouge additionné de 100 grammes d'alcool. Lorsqu'il s'agissait de quinquina jaune ou rouge, la proportion d'écorces était réduite à 25 grammes. En outre, si on substituait au vin rouge les vins de liqueur, l'addition d'alcool était suprimée.

P. Yvon a étudié d'une façon complète les vins de quinquina préparés suivant les indications de cet ancien Codex ; il a recherché si le procédé mis en œuvre était susceptible d'enlever au quinquina la totalité ou seulement une partie des principes actifs qu'il contient.

Cet auteur a montré, par une série de dosages faits avec beaucoup de soin, que le mode opératoire du Codex de 1884 pouvait donner de bonnes préparations, mais pas d'une façon régulière. Il estime que si la richesse absolue des vins de quinquina dépend de la teneur primitive du quinquina employé ; la richesse relative n'est pas en rapport avec le titre du quinquina ; elle lui paraît dépendre de nombreuses causes, du mode de préparation, de l'agitation plus ou moins fréquente du mélange des écorces et du vin, du degré d'acidité de ce dernier, etc. D'autre part, pendant les dix jours de contact du quinquina avec le vin, ce dernier perd une grande partie de son bouquet, se décolore et se modifie profondément. Limpide au moment de sa préparation et après sa première filtration, le vin de quinquina se trouble, dépose et se décolore dans la suite, et cela presque indéfiniment.

C'est pourquoi P. Yvon a cherché à modifier la technique du Codex de 1884 pour obtenir d'une façon régulière une préparation plus riche en principes actifs et de composition constante, étant donné que la nouvelle Pharmacopée fixe la teneur minima en alcaloïdes des quinquinas qui doivent être utilisés.

Après s'être assuré d'un procédé facile et rigoureux de dosage des alcaloïdes totaux dans le quinquina et le vin de quinquina, P. Yvon a effectué de nombreuses recherches pour mener à bien la tâche qu'il s'était imposée.

S'inspirant des travaux de Vrij qui a fait adopter pour la Pharmacopée néerlandaise un extrait fluide préparé avec un dissolvant additionné d'acide chlorhydrique et tenant compte des inconvénients qu'il ressort de laisser longtemps le vin en contact avec l'écorce de quinquina, l'auteur a proposé pour l'obtention du vin de quinquina le mode opératoire suivant :

Quinquina officinal pulvérisé, tamis
   n° 15. . . . . 50 grammes.
Alcool à 60° 100   —
Acide chlorhydrique au dixième . . 10   —

On place le mélange dans un flacon et on laisse en contact pendant vingt-quatre heures en agitant de temps en temps. On ajoute ensuite :

Vin de Bordeaux . . . . 1000 grammes.

On fait macérer pendant vingt-quatre heures en agitant fréquemment et on filtre.

Les raisons qui ont engagé P. Yvon à s'arrêter à cette formule sont les suivantes :

1° La durée de contact du vin avec le mélange de quinquina et d'alcool acidulé a peu d'influence sur la quantité d'alcaloïdes dissous : la proportion maximum est sensiblement atteinte dès les premières vingt-quatre heures ;

2° La durée de contact de l'alcool acidulé avec le quinquina n'exerce pas non plus d'influence bien marquée sur la quantité d'alcaloïdes dissous

3° L'emploi de l'alcool acidulé permet de réduire à quarante-huit heures la durée de préparation du vin de quinquina. Le produit obtenu peut renfermer jusqu'à 87 p. 100 d'alcaloïdes, et cela d'une façon régulière ; la proportion ne dépasse pas 64 avec le procédé du Codex de 1884 et peut tomber à 8 p. 100 ;

4° Enfin le produit obtenu est peu coloré et paraît devoir rester limpide plus longtemps et le vin ne perd pas son bouquet.

L'auteur ajoute que l'expérience seule pourra renseigner sur ces deux points.

Ce travail de P. Yvon date de 1902 ; or, la Commission du nouveau Codex a adopté sa manière de voir puisqu'elle a fait figurer, dans cette Pharmacopée, la formule de P. Yvon légèrement modifiée ; elle prescrit l'emploi du quinquina rouge avec une proportion moindre d'acide chlorhydrique au 1/10°.

———————

XI. — BIÈRES MÉDICINALES

Les bières médicales ou *brutolés* sont des médicaments dont le véhicule est la bière agissant par son action dissolvante.

On les prépare en faisant macérer les substances, généralement d'origine végétale, dans la bière contenant au minimum 5 p. 100 d'alcool. On passe avec expression et on filtre.

Ces préparations sont maintenant tombées dans l'oubli, en raison de leur facile altérabilité et, de plus, parce que ces médicaments, privés de leur acide carbonique, ont un goût fade et même nauséeux, qui rend leur administration difficile.

XII. — **VINAIGRES MÉDICINAUX**.

Les vinaigres médicinaux ou *acétolés* sont des médicaments dans lesquels le vinaigre de vin blanc est employé comme dissolvant.

Préparation. — Les acétolés se préparent exclusivement avec du vinaigre de vin blanc ; celui-ci doit renfermer de 7 à 8 p. 100 d'acide acétique. Le pharmacien doit, avant son emploi, s'assurer du degré acétimétrique du vinaigre et de son état de pureté qui sera déterminé par la prise de densité, le dosage de l'extrait sec, de la crème de tartre et par la recherche des altérations et des falsifications dont ce liquide peut être l'objet.

Nous renvoyons le lecteur pour l'essai du vinaigre au *Précis de Chimie analytique* de Denigès.

Les vinaigres médicinaux se préparent à froid et par macération en vase clos, en laissant en contact les plantes divisées et sèches avec le liquide pendant dix jours. Au bout de ce temps, on exprime et on filtre. Le Codex prescrit d'ajouter au vinaigre, avant la macération, de l'acide acétique cristallisable dans la proportion de 20 parties pour 980 parties de vinaigre.

Certains acétolés s'obtiennent aussi par solution simple, comme le vinaigre camphré, ou par simple mélange, comme le vinaigre aromatique, obtenu en ajoutant de l'alcoolat vulnéraire à du vinaigre blanc ordinaire.

Le vinaigre scillitique figure seul au nouveau Codex de 1908.

D'après H. Barnouvin, le pharmacien peut avoir recours à la lixiviation, sans craindre de diminuer la valeur du produit.

Les quantités de substances, employées pour la confection des vinaigres médicinaux et prescrites par l'ancien Codex de 1884 varient avec la nature des substances qui entrent dans sa composition.

Composition. — Les acétolés sont constitués d'abord par les éléments du vinaigre, qui sont : l'*acide acétique* (environ 8 à 10 p. 100, y compris l'acide acétique surajouté), de très faibles quantités d'*alcool*, des traces d'*aldéhyde* et d'*acétate d'éthyle*, de la *crème de tartre*, du *tartrate de calcium* avec un peu de *sulfate*, de *chlorure* et de *phosphate de potassium*. Le pouvoir dissolvant du vinaigre, qui se rapproche de celui d'une solution d'acide acétique à 10 p. 100, s'exerce à la fois sur des matières organiques et des substances minérales. Il est surtout important de savoir que ce menstrue, grâce à son acide acétique, peut dissoudre des alcaloïdes et aussi des matières résineuses. En général, une solution faible d'acide acétique à 10 p. 100 est un excellent dissolvant, qui pénètre rapidement dans l'intérieur des tissus végétaux. Les Américains ont mis à profit cette propriété pour fabriquer des extraits acétiques, dits *acétrats*. Ces derniers, d'après certains auteurs, soutiendraient avantageusement la comparaison avec les extraits alcooliques. Il semble donc que l'emploi du vinaigre soit justifié pour épuiser certaines substances végétales de leurs principes actifs.

Altération. Conservation. — Les vinaigres médicinaux se conservent assez bien ; l'addition d'acide acétique, prescrite par le Codex, favorise du reste leur conservation. Néanmoins, on a remarqué que, dans les vinaigres conservés, la quantité d'acide acétique diminue progressivement, sans doute par formation d'éther acétique.

XIII. — EAUX DISTILLÉES

Les eaux distillées, appelées encore *hydrolats*, sont des eaux chargées par la distillation, des principes volatils normalement contenus dans les plantes ou de ceux qui sont susceptibles de se former sous l'influence de l'eau.

Préparation. — Le Codex prépare les eaux distillées uniquement par distillation. La Pharmacopée des États-Unis les obtient par dissolution des essences dans de l'eau distillée.

Procédé du Codex. — Les végétaux, destinés à la préparation des eaux distillées, peuvent être des fruits, des fleurs ou des sommités fleuries, des feuilles, quelquefois des tiges, des écorces ou des racines. Le plus souvent, les principes volatils, entraînés par la vapeur d'eau existent tout formés dans les végétaux ; cependant dans certains cas, ils prennent seulement naissance au contact de l'eau froide, avant d'opérer la distillation, comme dans les feuilles de laurier-cerise, les amandes amères ou certains végétaux de la famille des crucifères.

Les plantes devant servir à la préparation des eaux distillées doivent être mondées, convenablement divisées, de façon à ce que les divers éléments histologiques de la plante soient dilacérés.

Les végétaux sont généralement employés à l'état frais, car les composés volatils disparaissent par la dessiccation ou s'altèrent sous la double influence de l'air et de la lumière. Toutefois, lorsque les cellules végétales où se localisent les essences sont bien protégées, comme dans les fruits des ombellifères, par exemple, la matière première peut sans inconvénient être desséchée et conservée quelque temps sans changement appréciable dans la composition des éléments volatils.

Pour obtenir des hydrolats à odeur très suave, il faut apporter beaucoup de soin à la distillation, surtout lorsqu'on opère avec des végétaux dont les produits volatils s'altèrent par la chaleur. Dans la distillation à feu nu, on risque souvent, en brûlant les plantes ou simplement par l'action seule de l'élévation de la température, de communiquer au produit une odeur empyreumatique désagréable. Toutefois, ce mode de distillation est employé pour les substances végétales à tissu dur et compact, ou pour celles dont l'essence est peu volatile. C'est surtout la distillation à la vapeur que l'on utilise pour la préparation des hydrolats; on évite par là toute altération provenant de l'élévation brusque de température et les produits obtenus sont beaucoup plus suaves. On se sert alors de l'alambic de Soubeiran, que nous avons décrit (voir p. 58), dans lequel la vapeur d'eau, produite dans le bain-marie, traverse les substances végétales en se chargeant des principes volatils. Les vapeurs formées doivent être refroidies et condensées rapidement, pour éviter autant que possible toute modification des essences qui, se trouvant à l'état de division dans la vapeur d'eau, sont dans les meilleures conditions pour subir diverses transformations chimiques et, en particulier, pour s'oxyder.

Dans la distillation à feu nu, la substance végétale divisée est placée au fond de la cucurbite sur un disque métallique, on ajoute de l'eau suivant la proportion indiquée par le Codex et on distille. Il faut avoir soin qu'à la fin

de l'opération il reste encore de l'eau en quantité suffisante
pour baigner la plante.

Dans la distillation à la vapeur, on met la matière végétale sur le diaphragme mobile de l'alambic de Soubeiran.
traversé par un courant de vapeur d'eau venant du bain-
marie.

Dans l'un et l'autre cas la vapeur d'eau, chargée des principes volatils de la plante, se condense dans le serpentin et
le distillat est recueilli. Le produit obtenu est très souvent
mélangé à un excès d'essence que l'eau n'a pu dissoudre ;
on l'agite pour la saturer, et on filtre sur un papier préalablement mouillé, qui retient l'excès d'huile volatile. Pour
les plantes dans lesquelles l'essence ne préexiste pas, mais
prend naissance sous l'influence de l'eau (laurier-cerise,
amandes amères), on peut faire précéder la distillation
d'une macération de quelques instants, en présence d'eau
froide : en général, cette formation d'essence se fait très
rapidement ; nous verrons, plus loin, que l'eau de végétation suffit souvent à elle seule pour amener la production
de l'essence par l'action de plusieurs principes localisés
dans des cellules différentes et mis en présence lors de la
dilacération des tissus. La cohobation, c'est-à-dire une
nouvelle distillation, en présence de la substance végétale.
de l'eau primitivement obtenue, dans le but de l'enrichir
en principes volatils, est complètement déconseillée ; elle
donne des produits moins odorants et en partie altérés.

La quantité d'hydrolat retirée à la distillation varie avec
la plante qui a servi à la préparer. C'est ainsi que le nouveau Codex retire, pour une partie de substance, une partie
d'eau distillée avec la menthe, la rose, et les feuilles de
laurier-cerise ; deux parties avec les fleurs d'oranger ; cinq
parties avec le tilleul et la cannelle.

Procédé de la Pharmacopée des États-Unis. — Aux États-

Unis, les eaux distillées se préparent artificiellement en saturant par des essences l'eau distillée ordinaire. Dans la précédente Pharmacopée de ce pays, on imprégnait d'huile volatile du coton absorbant que l'on plaçait dans la douille d'un entonnoir et on faisait passer à travers de l'eau distillée, ou encore, on triturait 2 centimètres cubes d'essence avec 4 grammes de phosphate de chaux précipité et on ajoutait graduellement de l'eau distillée. Après macération, on passait à travers un filtre mouillé.

La nouvelle Pharmacopée américaine laisse le choix entre la préparation par distillation ou le traitement à l'eau distillée chaude des essences mélangées à du talc purifié.

L'emploi des poudres absorbantes pour la préparation des hydrolats n'est pas nouveau : on a depuis longtemps préconisé le carbonate de magnésie ou la magnésie calcinée pour diviser l'essence. Le carbonate de magnésie et la magnésie ne présentent pas les mêmes avantages que le phosphate de chaux, car une petite quantité de ces sels se dissout dans l'eau et modifie les caractères du produit obtenu. La principale objection faite à l'emploi du carbonate de magnésie et de la magnésie. c'est la réaction alcaline qu'ils donnent à ces eaux aromatiques. Cette légère alcalinité peut présenter. dans certaines associations médicamenteuses. des inconvénients graves : c'est ainsi qu'elle peut amener la précipitation d'alcaloïdes dans la solution de leurs sels neutres.

La Pharmacopée suisse prépare les eaux distillées de la même façon que notre Pharmacopée ; mais, en plus, elle mentionne des eaux distillées. dites concentrées. obtenues en humectant 50 parties de la drogue sèche divisée avec 15 parties d'alcool et distillant à la vapeur d'eau. après une macération de vingt-quatre heures, de manière à obtenir 200 parties de distillat. Ce premier produit (200 cm³) est soumis à une seconde distillation de façon à obtenir finalement 50 centimètres cubes de produit distillé, ce qui constitue « l'eau distillée concentrée ». Ces hydrolats concentrés doivent être, au moment du besoin, dilués au 1/10 : on ne les prépare que pour faire les eaux distillées d'un usage peu courant, comme l'eau distillée de tilleul, par exemple.

L'odeur des eaux distillées, préparées par distillation, diffère complètement des produits obtenus par solution avec les essences. Cela tient à ce qu'à côté des huiles essentielles, il passe à la distillation d'autres composés, comme des acides volatils, des éthers qui, restant dissous dans l'eau, modifient l'odeur des hydrolats.

Quoi qu'il en soit, s'en rapportant aux indications du Codex, les eaux distillées de notre Pharmacopée doivent être exclusivement préparées par distillation.

Caractères. — Les eaux distillées sont incolores, limpides, à l'exception de l'eau distillée de cannelle qui est toujours, même après filtration, légèrement opalescente. Elles sont généralement neutres ; quelquefois, elles présentent une réaction faiblement acide, due à des acides volatils passés à la distillation. Leur odeur rappelle le plus souvent celle de la plante qui a fourni l'eau distillée ; il faut toutefois remarquer que très souvent l'odeur de l'essence correspondante n'a aucune analogie avec celle de l'hydrolat obtenu par distillation ; on sait très bien que le néroli, ou essence de fleur d'oranger, obtenue par distillation avec l'eau, ne présente pas le parfum suave de l'eau de fleur d'oranger. Cette particularité tient très probablement à ce que l'hydrolat renferme d'autres principes odorants, solubles dans l'eau, que l'on ne retrouve pas dans l'huile essentielle. Il est reconnu que les eaux distillées, conservées pendant quelque temps, un mois par exemple, sont plus suaves que celles qui viennent d'être préparées.

Composition. — Les hydrolats renferment en dissolution des principes volatils divers et qui sont particuliers à chacun d'eux : ils peuvent contenir des composés oxygénés appartenant aux *alcools*, aux *aldéhydes*, aux *phénols* ou formés par des produits *éthérés* et surtout par des *acides volatils*.

C'est ainsi que l'eau de cannelle contient de l'*aldéhyde* et de l'*acide cinnamique*; l'eau distillée de menthe, des traces de *menthol* et de ses *éthers*; l'eau distillée de valériane, de l'*acide valérianique*; l'eau de rose, de petites quantités d'un alcool appelé *géraniol* ou *rhodinol*, l'eau distillée d'absinthe, de l'*absinthol* ou *thuyone*; l'eau de laurier-cerise et l'eau d'amande amère, de l'*acide cyanhydrique* et des traces d'*aldéhyde benzoïque*, etc. En un mot, les hydrolats renferment en dissolution les principes volatils, plus ou moins solubles dans l'eau, des essences des plantes qui servent à leur fabrication. On a remarqué que presque toutes les eaux distillées contiennent une petite quantité d'*acide acétique* et d'*acide formique*, dont l'origine n'est pas encore bien connue, mais qui pourraient bien provenir de la saponification des éthers des alcools terpéniques qui entrent dans la composition de beaucoup d'essences.

Essai des eaux distillées. — 1° *Dosage des essences. Falsifications*. — Ranwez a donné un procédé de dosage des essences dans les eaux distillées, qui peut être facilement effectué par les pharmaciens. Voici comment on opère :

On mesure 200 c. c. d'eau distillée filtrée, que l'on met dans un entonnoir à robinet; on y dissout, par simple mélange, 60 grammes de sel marin pur, on ajoute 40 c. c. d'éther rectifié ; après plusieurs agitations, on laisse reposer et on décante l'éther ; on répète le traitement à l'éther une seconde fois par 40 c. c., une troisième fois par 20 c. c. On réunit les solutions éthérées que l'on décante sur du chlo-

13.

rure de calcium et l'on filtre l'éther desséché, auquel on joint l'éther provenant du lavage du flacon de chlorure de calcium, dans un matras contenant 5 c.c. d'huile d'olive et préalablement pesé après dessiccation à 100°. On distille l'éther prudemment, évitant, autant que possible, l'ébullition. Quand l'éther est presque entièrement distillé, on porte à l'étuve chauffée entre 35° et 40° et on active l'évaporation en insufflant de l'air toutes les cinq minutes dans le matras.

Quand le résidu ne sent plus l'éther et que l'odeur de celui-ci est dominée déjà par celle de l'essence, on pèse le flacon, on fait plusieurs pesées successives, entre lesquelles on place chaque fois le récipient à l'étuve pendant trois ou quatre minutes ; et, avant chaque pesée, on déplace les vapeurs en insufflant de l'air. On termine quand deux ou trois pesées successives ont donné chaque fois une différence constante, et pour trouver le poids vrai, on tient compte seulement de la pesée à partir de laquelle s'est produite la déperdition constante de poids.

En soustrayant de ce poids celui du matras préalablement pesé avec l'huile, on connaît la quantité d'essence extraite qu'il suffit de multiplier par 5 pour avoir la proportion d'huile essentielle par litre d'eau distillée.

Ranwez a appliqué sa méthode de dosage des essences aux eaux distillées de notre Pharmacopée qu'il a lui-même préparées suivant les indications du Codex. Nous donnons dans le tableau ci-contre le résultat de ces essais.

Le côté pratique des essais de Ranwez, c'est de permettre dans beaucoup de cas, la recherche de la falsification la plus fréquente des eaux distillées, c'est-à-dire l'addition d'eau distillée ordinaire aux eaux aromatiques. Lorsque la proportion d'essence d'une préparation est notablement inférieure au chiffre minimum du tableau suivant, on peut conclure à la fraude.

EAUX DISTILLÉES DE :	ESSENCE CONTENUE par litre.	MOYENNE D'ESSENCE CONTENUE par litre.
Cannelle de Ceylan. . . .	1,725 ; 1,724 ; 1,740.	1,729
Camomille romaine	0,543 ; 0,520.	0,536
Rose.	0,480 ; 0,473 ; 0,418.	0,457
Valériane	0,208 ; 0,244 ; 0,172.	0,208
Sureau.	0,481 ; 0,497 ; 0,204.	0,440
Fleurs d'oranger	0,462 ; 0,487.	0,474
Fleurs d'oranger quadruple	0,5605 ; 0,5975.	0,570

2° *Essai qualitatif.* — Virox a constaté que le réactif sulfocarbazotique obtenu en dissolvant 0 gr. 15 de carbazol dans 100 c.c. d'acide sulfurique pur, exempt d'acide nitrique, donne avec les eaux distillées des réactions colorées qui permettent de les différencier. On ajoute 3 c. c. de réactif à une quantité d'eau distillée suffisante pour obtenir un précipité dont la couleur varie avec la nature de l'eau. On peut ainsi reconnaître les eaux altérées de celles qui ne le sont pas ou distinguer l'eau de fleurs d'oranger de l'eau de feuilles.

L'eau de cannelle communique au réactif une coloration rouge, puis il se forme un précipité rouge couleur de rouille.

Avec l'eau de laurier-cerise, il se produit d'abord une coloration rouge, puis ensuite un précipité brunâtre devenant bleu foncé.

Avec l'eau de fleurs d'oranger, on obtient un précipité rose chair, qui est plus foncé avec l'eau de feuilles.

Les eaux de menthe, de rose, d'hysope, de mélilot, de

tilleul, donnent des précipités blanchâtres brunissant à l'air.

Certaines eaux, préparées de toutes pièces et renfermant par suite de manipulations défectueuses des matières organiques susceptibles de donner naissance à des dérivés nitrés par leur décomposition, fournissent des colorations verdâtres qui, dans certains cas, dénotent une altération ou une mauvaise préparation.

Pour reconnaître les eaux distillées artificielles, obtenues en traitant par de l'eau quelques gouttes d'essence triturées avec du sucre ou de la magnésie, VIROX utilise, d'une part le réactif sulfocarbazotique, qui donne avec l'eau distillée obtenue avec l'essence et un peu de sucre une coloration rouge intense, puis un précipité rouge lilas, passant rapidement au violet, et, d'autre part, une solution de phénolphtaléine qui donne, avec une eau fabriquée par l'intermédiaire de la magnésie, une coloration rouge avec un précipité de même couleur.

Altérations. — Les altérations et les modifications observées dans les eaux distillées sont dues à la présence de microorganismes qui se développent facilement dans ces préparations, dont la composition peut constituer un véritable milieu de culture.

BARNOUVIN [a étudié spécialement les végétations des hydrolats, elles appartiennent aux trois groupes suivants :

Champignons, Bactéries et Algues.

Les Champignons, vivant dans les eaux distillées, se rattachent aux Mucédinées, mais ils possèdent des caractères morphologiques particuliers qui les rendent méconnaissables et qui ont pour cause les conditions spéciales de leur existence ; ils vivent en partie sous forme de levures au sein des hydrolats.

Les Bactéries appartiennent les unes au genre Micrococcus.

les autres au genre Leptothrix ou à des genres voisins: elles sont libres ou réunies en zooglées, quelques-unes sont chromogènes.

Les Algues sont rares dans les hydrolats, celles que l'on peut rencontrer sont des *Protococci*, *Hæmatococci*, ou *Coccochloris*.

D'après BARNOUVIN, la présence des bactéries, dans un hydrolat normalement acide, indique une altération avancée; leur existence dans une eau distillée neutre ou alcaline n'est un signe d'ancienneté qu'autant que ces bactéries sont très abondantes. Lorsque l'eau est très ancienne et par conséquent altérée, les champignons prennent l'aspect de flocons épais, denses, bruns ou noirs. La présence des algues est surtout liée à l'influence de la lumière et ne peut fournir d'indication précieuse au point de vue de l'altération des hydrolats.

VIRON a constaté également que, dans certaines eaux distillées, les microorganismes qui s'y développent produisent des matières colorantes solubles, traversant le filtre CHAMBERLAND sans diminution de leur intensité colorante.

Il a pu isoler et étudier quelques-uns de ces pigments solubles et il a réussi, d'autre part, à cultiver des microorganismes générateurs de ces principes colorés. VIRON a reconnu, dans certaines eaux distillées, le *Micrococcus cyaneus* de SCHRÖTER et il a séparé : 1° une colonie sous forme de diplocoques, qu'il a appelés *Bacillus aurantii*[1], fournissant un pigment jaune soluble dans l'eau ; 2° des bâtonnets qu'il a pu identifier avec le *Bacillus fluorescens liquefaciens* et que l'on rencontre souvent dans les eaux de puits, bacté-

---

1. G. et P. FRANKLAND ont signalé une bactérie en forme de bâtonnets courts, disposés par couples et dont les colonies rondes sont jaune orangé clair : cette bactérie semble être identique avec le *Bacillus aurantii* de VIRON.

ries chromogènes liquéfiant la gélatine et communiquant à cette dernière une fluorescence jaune verdâtre.

Certaines eaux distillées contiennent des principes, auxquels elles doivent leur activité, qui subissent des modifications quelquefois profondes ; ainsi l'eau distillée de cannelle récemment préparée renferme, suivant HOLDERMANN, 0 gr. 0888 p. 100 d'acide cumamique et, au bout d'une année, 0 gr. 177 p. 100 : une partie de l'aldéhyde cinnamique s'est donc oxydée pour se transformer en acide cinnamique.

Conservation. — Parmi les causes multiples d'altération des eaux distillées, il faut signaler principalement l'emploi de flacons non stérilisés, l'exposition à l'air, le contact des matières organiques (bouchons, etc.), et surtout la filtration au papier. Pour éviter tous ces inconvénients, CROUZEL conseille d'employer des flacons bien fermés, de dimensions appropriées, méticuleusement nettoyés et rincés, en dernier lieu, à l'eau bouillie.

Pour filtrer le produit, on se servira de coton de verre stérilisé dont on garnira la douille d'un entonnoir lui-même stérilisé.

Les eaux distillées doivent être conservées à l'abri de la lumière.

PHARMACIE APPLIQUÉE

EAU DE LAURIER-CERISE

Feuilles fraîches de laurier-cerise. 1 000 grammes.
Eau . . . . 4 000   —

Préparation. — On incise les feuilles, on les contuse dans un mortier de marbre et on distille à la vapeur jusqu'à ce que l'on ait obtenu 1.000 grammes de produit. Le distillat est ensuite agité avec l'essence séparée pour obtenir la saturation et on filtre à travers un filtre mouillé (Codex).

L'eau distillée de laurier-cerise doit renfermer 1 gramme d'acide cyanhydrique par litre. Il est indispensable de vérifier la richesse du produit pour l'amener au titre exigé par le Codex (voir plus loin les différents procédés de dosage de l'acide cyanhydrique).

Dans les feuilles de laurier-cerise, l'acide cyanhydrique n'existe pas tout formé, il prend naissance par l'action d'un ferment soluble, appelé *émulsine*, sur un glucoside isolé, à l'état cristallisé par HÉRISSEY et qu'il appelle *prulaurasine*. M. BRIDEL, qui a étudié tout spécialement la préparation de l'eau de laurier-cerise, a obtenu, en prenant quatre parties d'eau pour une partie de feuilles et recueillant une partie de distillat, des liquides renfermant par litre 1 gr. 20 et même 1 gr. 80 d'acide cyanhydrique par litre.

Cet auteur recommande la division la plus complète possible des éléments de la feuille et il conseille à cet égard l'usage du « hachoir universel » qui réduit les feuilles en pâte. La façon de chauffer, dans la distillation, surtout au début de l'opération, influe également sur la proportion d'acide cyanhydrique obtenue. Il faut amener lentement l'eau à la température de l'ébullition et opérer la distillation doucement, de façon à ce que le liquide distillé tombe goutte à goutte. En outre, le distillat doit être reçu dans un vase à étroite ouverture et le tube abducteur doit pénétrer assez loin à l'intérieur du vase, toutes précautions indispensables pour ne pas perdre d'acide cyanhydrique.

On a prétendu qu'avec des feuilles récoltées en automne, il serait difficile d'obtenir une eau distillée titrant 1 p. 1.000 d'acide cyanhydrique. M. BRIDEL a montré qu'avec des feuilles de laurier-cerise récoltées fin septembre il avait préparé une eau distillée titrant 1 gr. 347 p. 1.000. Du reste comme l'acide cyanhydrique passe en plus grande quantité dans les premiers temps de la distillation, il suffit, avec des feuilles peu riches en principes actifs, d'arrêter la distillation avant d'avoir recueilli un litre de distillat par kilogramme de feuilles.

Avant les recherches de Hérissey, on supposait que ce glucoside était le même composé que l'amygdaline retirée des amandes amères bien qu'il n'ait pas été isolé à l'état de pureté dans les feuilles du laurier-cerise, mais parce qu'il donnait par hydrolyse, les mêmes produits, c'est-à-dire de l'acide cyanhydrique, du glucose et de l'acide benzoïque.

Hérissey donne à la *prunolaurasine* la formule $C^{14}H^{17}AzO^6$ et il a établi de la façon suivante l'équation de son dédoublement sous l'influence de l'émulsine :

$$C^{14}H^{17}AzO^6 + H^2O = C^6H^{12}O^6 + CAzH + C^7H^6O.$$

Cette prulaurasine doit être considérée comme un isomère de l'amygdonitrile, glucoside de Fischer.

Guignard a montré que le ferment soluble et le glucoside sont localisés dans des cellules distinctes et ne peuvent réagir l'un sur l'autre que si une action mécanique et une dissolution les mettent en contact intime. La conclusion que l'on peut tirer de ce fait, au point de vue des soins à apporter à la préparation de l'eau distillée de laurier-cerise, c'est qu'il faut opérer avec soin la division des feuilles pour dilacérer les cellules et libérer les divers produits qui doivent réagir l'un sur l'autre.

Titrage de l'eau de laurier-cerise. — Pour déterminer le titre de l'eau distillée de laurier-cerise, qui, dans le Codex de 1884, devait être de 0 gr. 50 d'acide cyanhydrique par litre tandis qu'il est maintenant de 1 gramme par litre, cette Pharmacopée recommandait le procédé Buignet que nous reproduisons à titre de document :

Lorsque dans une solution d'acide cyanhydrique, addi-

tionnée d'un excès d'ammoniaque, on verse lentement une
solution de sulfate de cuivre, il se forme d'abord un cyanure
double de cuivre et d'ammoniaque qui est incolore, ce n'est
qu'après la formation de ce composé qu'apparaîtra la coloration bleu céleste, résultant de l'action de l'ammoniaque
sur le sel de cuivre en excès.

On prépare une solution de 23 gr. 09 de sulfate de cuivre
cristallisé pour 1.000 centimètres cubes d'eau. Chaque centimètre cube de cette liqueur correspond à 10 milligrammes
d'acide cyanhydrique.

On opère le dosage de la façon suivante : On verse, dans
un vase à saturation, 100 centimètres cubes d'eau de laurier-cerise et environ 10 centimètres cubes d'ammoniaque.
A l'aide d'une burette graduée, on laisse tomber goutte à
goutte dans le mélange la solution titrée de sufate de cuivre
jusqu'à ce que l'on ait une teinte bleue persistante. Le nombre de centimètres cubes de liqueur employée, multiplié
par 10, donne en milligrammes, le poids d'acide cyanhydrique contenu dans la prise d'essai. Comme la burette
est graduée en dixièmes de centimètre cube, on apprécie
ainsi le milligramme. Lorsqu'on ajoute l'ammoniaque à
l'eau de laurier-cerise, on observe un trouble dû à la formation d'hydrobenzamide ; pour obvier à cet inconvénient,
Denigès propose d'ajouter 10 gouttes de lessive des savon-
niers à la prise d'essai du dosage.

Denigès reproche à la méthode de Buignet de manquer
de précision, parce que la réaction indicatrice finale est
indécise, par suite d'un virage progressif résultant de la
dissociation, variable selon le milieu, du cyanure cupro-am-
monique formé ; de plus, elle conduit toujours à des résultats trop forts.

Denigès a constaté qu'en opérant le titrage de l'acide
cyanhydrique à l'état de cyanure d'argent en solution
ammoniacale en se servant de nitrate d'argent pour réactif

et d'iodure de potassium comme indicateur, on arrive à des
résultats constants indépendants de l'alcalinité du liquide à
analyser.

Le nouveau Codex de 1908 a adopté la méthode de DENIGÈS
pour le dosage de l'acide cyanhydrique et nous renvoyons
le lecteur à la page 207 de notre Pharmacopée ou au *Précis
de Chimie analytique* de DENIGÈS.

Falsifications. — On peut rencontrer dans le commerce
de l'eau de laurier-cerise préparée en triturant du sucre et
quelques gouttes d'essence de mirbane avec de l'eau et à
laquelle on ajoute la quantité exigée d'acide cyanhydrique
dissous. Le réactif sulfo-carbazotique de VIRON permet
de déceler cette fraude : en effet, l'eau de laurier-cerise se
colore d'abord en rouge par ce réactif, puis il se forme un
précipité bleu indigo, tandis que l'eau préparée avec l'essence
de mirbane, traitée dans les mêmes conditions, ne se colore
pas en rouge par le réactif sulfo-carbazotique, mais, au bout
de quelques instants, il se produit un précipité vert grisâtre.

Altérations. — HAVASSE a montré que l'eau de laurier-
cerise s'altérait par le temps et que la proportion d'acide
cyanhydrique allait en s'affaiblissant. C'est ainsi qu'une
eau conservée dans un flacon noirci et que l'on débouchait
chaque jour pendant cinq minutes pour se mettre dans les
conditions ordinaires de la pratique, dont le titre primitif
était de 0,5022 d'acide cyanhydrique par litre, ne contenait
plus au bout de trois semaines, que 0 gr. 4752 de ce composé.
Les recherches de HAVASSE montrent que le pharmacien,
qui ne peut préparer son eau de laurier-cerise qu'à une
certaine époque de l'année, se trouve, pour ainsi dire, forcé
de délivrer pendant plusieurs mois un médicament ne
renfermant pas la quantité voulue de principe actif. Aussi
HAVASSE propose-t-il de remplacer, dans notre Pharma-

copée, l'eau distillée de laurier-cerise par une solution titrée d'acide cyanhydrique.

EAU DISTILLÉE DE FLEURS D'ORANGER

Préparation :

Fleurs d'oranger récemment cueillies 1 000 grammes.
Eau. . . . . Q. S.

On distille à la vapeur et on reçoit le liquide dans un récipient florentin, afin d'isoler l'essence que l'eau n'a pu dissoudre. On continue l'ébullition jusqu'à ce que l'on ait obtenu 2.000 grammes de produit (Codex).

Caractères. — L'eau distillée de fleurs d'oranger doit son parfum à une petite quantité d'*essence de néroli* dissoute ; elle renferme des traces d'acide acétique qui lui donne une réaction acide. Elle est incolore, mais exposée à l'air et à la lumière, elle prend une coloration jaunâtre due à l'altération de l'huile volatile.

Altérations et falsifications. — L'hydrolat de fleurs d'oranger est très souvent envahi par des microorganismes chromogènes qui lui donnent une teinte verdâtre ; ce pigment vert, insoluble dans le chloroforme et dans l'éther, est constitué par le mélange de trois matières isolées par VINOX. L'eau distillée du commerce, qui a séjourné dans des vases étamés avec un étain plombifère, renferme quelquefois du plomb dissous par les traces d'acide acétique normalement contenu dans l'eau distillée.

Il arrive que l'on substitue frauduleusement l'eau de feuilles d'oranger à l'eau distillée de fleurs.

Essai. — L'eau distillée de fleurs d'oranger ne doit pas se colorer quand on la traite par l'hydrogène sulfuré ; elle prend une teinte brune si elle contient seulement des traces de plomb.

Le réactif sulfocarbazotique de Vinox donne avec l'eau de fleurs d'oranger un précipité rose chair qui est plus foncé avec l'eau de feuilles.

Julliard a signalé un moyen de reconnaître l'eau de fleurs d'oranger de l'eau de feuilles; on agite l'eau avec volume égal d'éther; après séparation des deux couches, on laisse écouler la couche aqueuse inférieure et la couche supérieure est recueillie dans une capsule. En soufflant sur le liquide contenu dans la capsule, on perçoit une odeur agréable si l'on opère avec l'eau de fleurs d'oranger, tandis que l'odeur dégagée est désagréable dans le cas où l'eau aurait été fabriquée avec des feuilles d'oranger.

On a prétendu à tort que le réactif de Gobley, c'est-à-dire un mélange de :

Acide azotique . . . . 20 grammes.
Acide sulfurique. . . . . 10 —
Eau . . . . 30 —

versé dans l'eau distillée de fleurs d'oranger bien préparée donne une teinte rose, tandis qu'avec l'eau de feuilles on n'a rien de semblable.

H. Barnouvin a montré que la coloration rose, observée dans certaines eaux distillées sous l'influence du réactif de Gobley, était due au pigment produit par les microorganismes chromogènes et que l'eau distillée, même bien préparée et décolorée par le charbon animal, ne donne plus aucune coloration par le mélange d'acide nitrique, d'acide sulfurique et d'eau.

XVI. — ESSENCES. — HUILES VOLATILES. HUILES ESSENTIELLES

Les *essences*, appelées encore *huiles essentielles* ou *volatiles*, sont des principes volatils et aromatiques retirés d'un très grand nombre de plantes. Ce nom s'applique à toute une série de corps de composition très variable et spécialement caractérisés par leur mode principal d'obtention qui est la distillation des plantes avec l'eau.

Les essences sont connues depuis la plus haute antiquité : on sait que les Romains avaient l'habitude de parfumer l'huile d'olive destinée à leur alimentation en la faisant macérer avec des fleurs.

ÉTAT SOUS LEQUEL SE TROUVENT LES ESSENCES DANS LES VÉGÉTAUX. — Généralement, les huiles essentielles se trouvent toutes formées dans les végétaux et sont situées dans des cellules spéciales. Elles sont, à cet état, ordinairement liquides et se manifestent dans le protoplasma sous forme de petites gouttelettes huileuses, volatiles et odorantes. Ce sont elles qui donnent aux divers organes des plantes, et surtout aux fleurs et aux fruits, les parfums qu'ils exhalent. Quelques essences ne prennent naissance qu'au moment où les parties du végétal sont mises en contact avec l'eau ; dans ce dernier cas, l'essence produite est le résultat de la décomposition, en présence de l'eau, d'un principe organique, généralement un glucoside, sous l'influence d'un ferment soluble. Le ferment et la substance décomposée sont localisés dans des cellules végétales distinctes, de sorte qu'ils ne peuvent réagir l'un sur l'autre que lorsqu'une action mécanique et une dissolution les mettent en contact intime.

Classification. — Les pharmacologistes avaient divisé les essences d'après leur composition en :

Essences hydrocarbonées ;

Essences oxygénées :

Essences sulfurées.

Les essences sulfurées semblent bien former une division naturelle ; il n'en est pas de même des autres depuis que l'on connaît mieux la composition des essences : la plupart sont, en effet, des mélanges d'hydrocarbures et de principes oxygénés pouvant appartenir à diverses fonctions de la chimie organique comme nous le verrons plus loin. Il est donc difficile d'établir une classification convenable des essences et leur étude, qui est en même temps du domaine de la matière médicale, pourrait se faire en les classant par familles botaniques auxquelles appartiennent les différents végétaux qui fournissent des essences.

Composition. — On considère généralement les essences comme formées d'une partie solide cristallisable, appelée *stéaroptène*, qui est dissoute dans une partie liquide, appelée *élœoptène*. Le stéaroptène est formé par un composé oxygéné et l'élœoptène par un mélange d'hydrocarbures aromatiques. Cette composition générale des essences paraît vraie en principe, mais elle n'est pas aussi simple et les progrès de la chimie analytique ont permis de retirer de ces substances naturelles toute une série de composés appartenant à la série cyclique.

Les essences végétales sont formées par un mélange de

divers composés chimiques variant avec la nature et l'origine du produit.

En général, elles sont constituées par des carbures d'hydrogène, isomères ou polymères des terpènes, et par des composés oxygénés qui représentent presque toutes les fonctions de la chimie organique.

C'est ainsi qu'on y trouve des alcools campholiques ou camphols, des alcools terpéniques, des alcools secondaires (menthol, eucalyptol ou cinéol, géraniol, bornéol, linalol, citronellol, etc.), des aldéhydes (citral, aldéhydes cinnamique, benzoïque, salicylique), des éthers (acétate de linalyle, anéthol, salicylate de méthyle), des phénols (thymol), des acétones (menthone, acétone méthylnonylique), des phénols-éthers (estragol, eugénol, asaprol, etc.).

Formation des essences dans les plantes. — E. CHARABOT et A. HEBERT ont établi, à la suite de nombreux travaux publiés dans ces dernières années, que les composés terpéniques prennent naissance dans les parties chlorophylliennes de la feuille qui, comme nous l'avons vu à propos des sucs, constitue le véritable laboratoire où s'effectue la synthèse des principes immédiats de la plante.

Ces auteurs ont démontré que la suppression des inflorescences entraîne une accumulation des composés terpéniques dans les organes chlorophylliens, d'où ils concluent que ces derniers fournissent des composés terpéniques aux inflorescences. D'autre part, la lumière favorise nettement la formation des substances terpéniques et l'obscurité, par contre, réduit considérablement à la fois la proportion centésimale et le poids absolu d'essence se trouvant dans la plante.

En outre, E. CHARABOT a constaté que les alcools terpéniques se transforment en éthers dans les organes chlorophylliens et que les influences capables de modifier les plantes de façon à les rendre plus aptes aux fonctions chlorophylliennes favorisent en même temps la formation des éthers des alcools terpéniques.

Cette éthérification dans les plantes se produit par l'action directe des acides sur les alcools ; elle se trouve favorisée par un agent particulier jouant le rôle de déshydratant ; cet agent ne serait autre chose qu'une diastase dont l'action déshydratante s'exercerait tout particulièrement dans les organes verts.

Et, de fait, les essences, provenant de parties de la plante privées de chlorophylle, renferment généralement des alcools à l'état libre, tel est le cas de l'essence de santal qui contient du santalol à l'exclusion de tout composé éthéré.

Les alcools et leurs éthers se convertissent aussi en aldéhydes et en cétones par un processus d'oxydation, notamment dans les organes comme la fleur où la respiration l'emporte sur l'assimilation.

Grâce aux travaux de E. CHARABOT et de ses collaborateurs, il est maintenant possible de déterminer les conditions physiologiques qu'il sera nécessaire d'imposer à la plante pour que ses cellules puissent élaborer dans un sens favorable tel ou tel principe essentiel.

Préparation. — L'extraction des essences constitue, principalement en France, une industrie très importante. Le pharmacien ne prépare guère dans son officine que les essences obtenues par expression ou se borne quelquefois à recueillir l'excès d'essence non dissoute, lors de la préparation des eaux distillées. L'extraction des essences se fait de différentes manières : par *distillation*, par *expression* et par *synthèse*.

1° *Par distillation.* — On entraîne l'huile volatile par la vapeur d'eau. L'opération se fait dans l'alambic de SOUBEIRAN, en plaçant les substances bien divisées sur le diaphragme perforé qui est traversé par le courant de vapeur d'eau provenant du bain-marie. Dans l'industrie, on se sert de l'alambic, breveté par DRESS HEYWOOD et BARRON, qui permet de distiller d'une manière continue une très grande quantité de matières végétales avec une même quantité d'eau. Le produit passe dans le réfrigérant refroidi pour les essences liquides, ou maintenu à une certaine température pour celles qui se concrètent facilement. On le recueille dans un vase en verre dont la forme varie suivant la densité de l'essence. Pour les huiles plus légères que l'eau, on se sert d'un récipient florentin (fig. 35). Quand le liquide a atteint un certain niveau, l'eau s'écoule par le tube recourbé fixé à la partie inférieure de l'appareil, tandis que l'essence se rassemble à la partie supérieure du récipient. Pour les

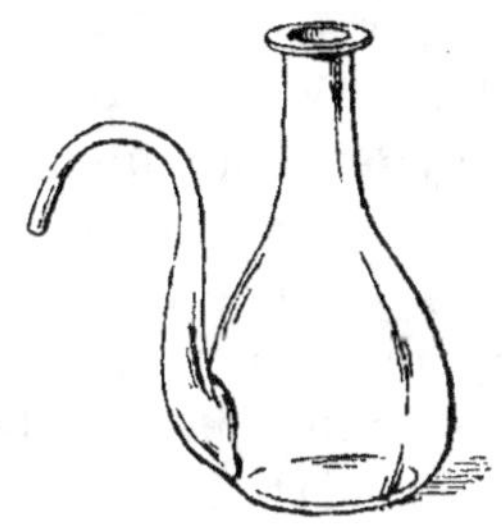

Fig. 35.

essences plus lourdes que l'eau, on emploie un vase cylindrique muni à sa partie supérieure d'un tube latéral par lequel l'eau s'échappe, l'essence se collectant à la partie inférieure. L'eau passant à la distillation et saturée d'essence sert à une nouvelle distillation. Cette précaution est importante pour éviter la perte de la quantité d'huile volatile nécessaire à la saturation d'une nouvelle quantité d'eau ordinaire.

Dans la petite industrie et, en particulier pour l'essence de rose, on conserve les roses en les salant, ce qui se fait en effeuillant les roses fraîches et en comprimant des couches alternatives de pétales de roses et de sel dans des tonneaux. On dispose, à la partie supérieure du tonneau ainsi rempli, des planches de bois, sur lesquelles on met des pierres assez lourdes pour que les fleurs se trouvent bien immergées dans le sel (MARPMANN).

2° *Par expression.* — Ce procédé est spécialement réservé à l'extraction des essences du zeste des fruits des *Aurantiacées.* On enlève avec une râpe fine le zeste, c'est-à-dire l'enveloppe extérieure des fruits, on place la pulpe dans des sacs en crin ou en coutil que l'on soumet à la presse. Le produit qui s'écoule, abandonné au repos, se divise en deux couches : la plus légère est formée par l'essence. On décante et on filtre.

Dans l'industrie on emploie principalement le système du cylindre à piquer. Comme le nom du système l'indique, on fait usage d'un cylindre métallique dont le fond est muni de pointes ayant tout au plus un centimètre de largeur. Les fruits sont disposés sur le fond et le cylindre est soumis à un rapide mouvement de rotation. Les pointes ne délacèrent que les cellules de l'écorce, laquelle laisse échapper l'essence qui est recueillie. Certains fabricants combinent ce procédé d'extraction avec celui de la distillation. Dans ces cas-là, le cylindre est relié à un serpentin et dans tout l'appareil on peut faire un vide partiel. Quand les cellules de l'écorce ont été déchirées et lorsque l'essence est mise en liberté, on fait arriver, dans une double enveloppe entourant le cylindre, un courant de vapeur d'eau, on fait le vide et l'essence distille.

Dans l'industrie, on utilise comme parfums les huiles volatiles et odorantes de beaucoup de plantes qui renferment une si petite quantité d'essence qu'on ne peut l'extraire facilement par les procédés d'extraction précédents. On se sert alors de la méthode de l'*enfleurage*, qui consiste à dissoudre par des corps gras, soit à froid, soit à chaud, le parfum des plantes. On agite ensuite le produit obtenu avec de l'alcool qui s'empare du produit odorant. Ces alcoolés constituent les *extraits* ou *bouquets* des parfumeurs.

3º *Par l'action des dissolvants.* — En 1857, Millon a proposé d'extraire le parfum de certaines plantes par lixiviation avec du sulfure de carbone ; en évaporant le dissolvant, on obtenait le principe volatil. Ces produits avaient l'inconvénient de garder toujours l'odeur du sulfure de carbone.

Depuis cette époque ce procédé d'extraction s'est perfectionné et, dans la grande industrie, on obtient de meilleurs rendements, tant au point de vue de la quantité qu'au point de vue de la qualité, en épuisant les fleurs par de la benzine, de l'éther et en faisant la distillation dans le vide. On essaye même d'utiliser comme dissolvant des carbures d'hydrogène complètement inodores, faciles à séparer, comme l'heptane, le nonane qui bout entre 145 et 160°.

Les essences ainsi obtenues ne sont guère employées que dans la parfumerie.

4º *Par synthèse.* — Certaines essences, dont la composition chimique est bien définie, peuvent être obtenues par synthèse. Le commerce livre très souvent ces produits synthétiques à la place des huiles volatiles préparées par la distillation : leur valeur est généralement moindre, car elles possèdent une odeur moins agréable et moins fine.

Les principales essences, préparées par voie synthétique et utilisées en thérapeutique, sont au nombre de deux :

1º L'essence de *Gaultheria procumbens*, retirée par distillation de la plante avec de l'eau, est constituée presque exclusivement par du salicylate de méthyle, avec environ 0,3 p. 100 d'un hydrocarbure, le gaulthérylène (F. Power). Dans le commerce, on lui substitue souvent le salicylate de méthyle synthétique, substitution autorisée par la Pharmacopée des États-Unis.

L'essence synthétique s'obtient par l'action de l'alcool méthylique sur le chlorure de salicyle :

$$C^6 H^4 (OH) COCl + CH^3OH = C^6H^4 (OH) CO^2CH^3 + HCl$$

2° L'essence d'*amandes amères*, extraite par distillation des amandes amères, mises au préalable en macération avec de l'eau, et formée par de l'aldéhyde benzoïque. On trouve dans le commerce une essence artificielle formée par de l'aldéhyde benzoïque obtenue en oxydant le chlorure de benzoyle par l'acide azotique (Ch. LAUTH et E. GRIMAUX) :

$$C^7H^7Cl + 2AzO^3H = C^7H^6O + Az^2O^4 + H^2O + HCl$$

Caractères. — Les huiles volatiles possèdent généralement une odeur forte, mais variant souvent avec les altérations que l'air leur fait subir ; leur saveur est âcre, piquante et même caustique. Les unes sont liquides, les autres sont solides. Les essences sont pour la plupart incolores ou jaunâtres ; quelques-unes sont bleues, vertes ou rouges : les unes ont une densité comprise entre 0,846 et 0,866 et leur point d'ébullition est situé entre 160° et 175° ; les autres ont une densité qui varie entre 0,964 et 0,931 et leur point d'ébullition est compris entre 246° et 260°. Il existe peu d'essences qui possèdent une densité un peu plus élevée que celle de l'eau. Les huiles essentielles jouissent d'un grand pouvoir dispersif et offrent une grande différence d'action sur la lumière polarisée : elles sont dextrogyres ou lévogyres à des degrés variables, quelques-unes sont inactives. Elles brûlent avec une flamme éclairante en dégageant une fumée épaisse ; elles s'altèrent à l'air en s'oxydant et en donnant naissance à des produits résineux. Les essences sont toutes volatiles sans résidu : elles sont peu solubles dans l'eau, plus solubles dans l'alcool, l'éther, le chloroforme, le sulfure de carbone, l'essence de térébenthine et les huiles ; elles sont peu solubles dans la glycérine.

Falsification des essences. Méthodes générales d'essai. — Les huiles essentielles étant toujours d'un prix élevé sont souvent falsifiées dans le commerce par addition, pour les essences liquides, d'alcool, d'huile fixe ou d'essence de térébenthine, et pour les huiles volatiles concrètes, de savon, de gélatine ou de blanc de baleine. Ces falsifications grossières peuvent être facilement décelées ; mais la recherche devient beaucoup plus difficile quand le commerce mélange à une huile volatile des essences d'un prix inférieur ; il faut alors faire des essais comparatifs avec une essence type authentique ou, lorsque la composition de l'essence considérée est connue et qu'elle contient un composé alcoolique ou éthéré, procéder au dosage de ce composé.

On peut reconnaître la présence de l'*alcool* de diverses manières :

1° On agite, dans un tube gradué, volumes égaux d'eau et d'essence à examiner, on laisse reposer ; l'augmentation du volume d'eau et, par suite, la diminution de celui de l'essence indiquent la proportion d'alcool qu'elle renfermait.

2° On chauffe dans un tube à essai, au bain-marie et pendant cinq minutes, l'huile volatile avec du chlorure de calcium sec ou de l'acétate de potasse : si l'essence renferme de l'alcool, il se formera une dissolution du sel qui se séparera au fond du tube (BORSARELLI, WIRTEIN).

3° Si la fuchsine, insoluble dans les essences, les colore, c'est qu'elles renferment de l'alcool dans lequel elle est soluble (PUSCHER). Ce procédé n'est pas applicable aux essences de géranium et de cannelle.

Le Codex de 1908 s'est inspiré, pour la recherche de l'alcool par la fuchsine, du dispositif préconisé par la Pharmacopée suisse : on chauffe un peu d'essence dans un long tube à essai dont on bouche l'ouverture au moyen d'un tampon de coton lâche contenant un petit cristal de fuchsine. Si l'essence renferme de l'alcool, le coton se colore en rouge.

4° L'addition d'huile d'olive à une huile essentielle permet par l'agitation de dissoudre celle-ci et de séparer ainsi l'alcool (RIGHINI).

5° Le procédé le plus simple consiste à distiller l'essence avec de l'eau ; les premières portions distillées contiendront l'alcool que l'on pourra caractériser en ce que, chauffé avec de l'acétate de potasse et de l'acide sulfurique, il dégagera l'odeur d'éther acétique.

6° Enfin, si l'essence contient beaucoup d'alcool, elle devient laiteuse par addition d'eau.

L'addition d'*huile fixe* aux essences est facile à reconnaître : il suffit de verser un peu du produit à examiner sur du papier, une douce chaleur volatilise l'essence, tandis que l'huile fixe donne une tache transparente et persistante. La distillation de l'essence incriminée donnera de meilleurs résultats : l'huile fixe restera comme résidu et sera caractérisée par la saponification.

Ajoutons que l'alcool dissout les essences et non les corps gras.

La présence d'*essence de térébenthine* dans les huiles essentielles est plus difficile à déceler, car presque toutes les essences renferment des hydrocarbures possédant les mêmes propriétés que le térébenthène. Lorsque l'essence de térébenthine est en assez grande quantité dans le mélange. on peut percevoir son odeur vers la fin de l'évaporation du produit. MÉRO recommande le procédé suivant qui permet de retrouver 10 p. 100 d'essence de térébenthine : on introduit, dans un petit tube à essai, 3 grammes d'huile d'œillette et 3 grammes d'essence à examiner ; après agitation, le mélange est laiteux si l'essence est pure, et transparent si elle est falsifiée. Ces divers moyens de recherche n'ont qu'une valeur relative ; le mieux est de déterminer les constantes physiques du produit et de les comparer à celles d'une essence authentique.

Pour retrouver dans les essences concrètes le *savon*, la *gélatine* ou le *blanc de baleine*, on traite la matière suspecte par l'eau qui dissout les deux premiers corps. On filtre sur un papier mouillé pour enlever l'essence, le filtrat mousse par l'agitation, précipite par les sels de chaux et de plomb, s'il y a du savon. On obtient un précipité par le tannin, s'il y a de la gélatine.

Le blanc de baleine reste comme résidu à la distillation et peut être caractérisé par son aspect blanc et nacré et par son point de fusion situé vers 44°.

Dans ces dernières années, les travaux sur la composition des essences ont augmenté considérablement nos connaissances sur les principes qui les constituent; il en résulte de nouvelles méthodes d'examen des huiles essentielles, qui viennent se substituer aux procédés moins précis dont il vient d'être question. C'est ainsi que les déterminations quantitatives des éthers, des alcools, des aldéhydes, etc., donnent des indications précises sur la valeur d'une essence.

Dans l'étude particulière de quelques huiles essentielles employées en pharmacie, nous aurons l'occasion de relater ces nouvelles méthodes d'analyse.

Altération. Conservation. — Les essences s'oxydent à l'air en se résinifiant; on doit dès lors les conserver dans des flacons bien bouchés et à l'abri de la lumière.

PHARMACIE APPLIQUÉE

ESSENCE D'AMANDES AMÈRES

Origine. — L'essence d'amandes amères, autrefois exclusivement préparée par distillation du tourteau d'amandes amères en présence de l'eau, est aussi extraite maintenant, dans l'industrie, des amandes des noyaux d'abricots, de pêches, de cerises, etc.

Caractères. — Liquide jaunâtre à odeur d'amandes amères, très peu soluble dans l'eau, soluble dans l'alcool et l'éther.

Sa densité à + 15° est de 1.049 ; elle est inactive à la lumière polarisée. Elle présente toujours une faible réaction acide par transformation d'une petite quantité d'aldéhyde benzoïque en acide benzoïque.

Composition. — L'essence d'amandes amères ne préexiste pas dans les amandes, elle prend naissance par l'action d'un ferment soluble, l'*émulsine*, agissant en présence de l'eau, sur un glucoside appelé *amygdaline* : celle-ci est décomposée en donnant de l'*aldéhyde benzoïque*, de l'*acide cyanhydrique* et du *glucose*. D'après Fileti, l'acide cyanhydrique, renfermé dans l'essence d'amandes amères, ne s'y trouverait pas, comme on l'a cru longtemps, à l'état de simple mélange, mais bien à l'état de combinaison. Cette combinaison serait le phényloxyacétonitrile (phène-éthylolnitrile) CH (OH) (C^6 H^5) CAz.

Falsifications. Essai. — L'essence d'amandes amères est souvent falsifiée par la nitrobenzine (essence de mirbane), que l'on peut déceler de diverses manières.

1° On traite 2 ou 3 grammes d'essence par la limaille de fer et de l'acide acétique ; l'hydrogène naissant, ainsi formé, transforme la nitro-benzine en aniline et toluidine. On distille dans un petit tube à essai ; le liquide distillé prend, par l'action de l'hypochlorite de soude, une coloration bleue caractéristique de la rosaniline.

On peut doser la nitrobenzine, ajoutée frauduleusement, par le bisulfite de soude qui donne, avec l'aldéhyde benzoïque, une combinaison soluble dans l'eau permettant de sé-

parer la nitrobenzine qui reste insoluble. On prend 5 centimètres cubes d'essence, que l'on additionne de 35 à 40
centimètres cubes de solution de bisulfite de soude de densité 1,125 ; on agite fortement et, après quelques instants,
on ajoute une quantité d'eau suffisante pour faire 50 centimètres cubes. On met ensuite le mélange dans un tube gradué en centimètres cubes et on laisse reposer. L'essence
de mirbane se réunit à la partie supérieure du liquide sous
forme d'une couche huileuse ; le volume qu'elle occupe
dans le tube gradué permet d'évaluer la falsification.

Très souvent le commerce délivre, au lieu de l'essence
obtenue par distillation, l'essence d'amandes amères artificielle obtenue par le procédé LAUTH et GRIMAUX, fondé sur
l'oxydation du chlorure de benzyle par l'acide azotique.
Cette essence artificielle a une odeur moins agréable, car
elle contient toujours des traces de produits chlorés que
l'on reconnaît de la façon suivante : on enflamme quelques
gouttes d'essence dans une petite capsule de porcelaine
qu'on recouvre d'un verre dont les parois internes sont
mouillées ; on constate que l'eau adhérente aux parois devient acide et donne avec l'azotate d'argent la réaction de
l'acide chlorhydrique (L. NAUDIN).

L'essence naturelle renferme toujours un peu d'acide
cyanhydrique que l'on peut mettre en évidence de la façon
suivante : on prend 10 gouttes d'essence que l'on agite avec
2 centimètres cubes de lessive de soude à 1 p. 100 ; on
ajoute une très petite quantité de sulfate ferreux et 2 gouttes
de perchlorure de fer; on agite et on acidule avec l'acide
chlorhydrique: si l'essence naturelle est récente, on obtient
une coloration bleue, indice de la présence d'acide cyanhydrique. Cette réaction est négative avec l'essence artificielle
préparée synthétiquement.

ESSENCE DE CANNELLE

Origine. — L'essence de cannelle est obtenue par distillation de l'écorce de cannelle de Ceylan.

Caractères. — Liquide jaune pâle quand il est récemment préparé, devenant plus tard rougeâtre et légèrement visqueux, soluble dans l'alcool, assez soluble dans l'eau : sa densité à 15° est de 1,025 à 1,035; cette essence bout à 220°, elle possède une réaction acide et elle est légèrement lévogyre à la lumière polarisée.

Composition. — Cette huile volatile contient de 65 à 75 p. 100 d'*aldéhyde cinnamique*, un peu d'*acétate de cinnamyle* et d'*acétate de propényl-phénol*, de petites quantités de *sesquiterpènes* et de *polyterpènes*, mais peu de *terpènes*. Suivant Schimmel, elle renfermerait un peu de *phellandrène* et d'*eugénol* (4 à 8 p. 100).

H. Walbaum et O. Huetig ont, en outre, démontré, dans cette essence, la présence de toute une série d'autres composés : la *méthylamylcétone* normale, la *benzaldéhyde*, l'*aldéhyde cuminique*, le *linalol*, le *térébenthène gauche*, le *cymène*, le *caryophyllène*.

Quand le produit est récent, il contient peu d'acide cinnamique et de résines, mais par oxydation lente les proportions de ces derniers augmentent considérablement (Schimmell).

Falsifications. Essai. — On falsifie l'essence de cannelle en y ajoutant des essences étrangères, comme celles de girofle ou de copahu, ou en dissolvant des substances résineuses. Le plus souvent, le commerce substitue à l'essence de l'écorce, l'essence retirée des feuilles, beaucoup moins riche en aldéhyde cinnamique.

Le seul essai exact, pour la recherche de ces falsifications, est le dosage de l'aldéhyde cinnamique. A cet effet, on agite 75 grammes d'essence avec 300 grammes d'une solution chaude de bisulfite de sodium à 30 p. 100. Après quelques instants de repos, la combinaison bisulfitique se sépare. On ajoute ensuite 200 centimètres cubes d'eau chaude ; on chauffe ensuite au bain-marie, et l'on agite jusqu'à dissolution complète de la combinaison bisulfitique. Après refroidissement, on épuise avec 200 centimètres cubes d'éther, puis avec 100 centimètres cubes ; on réunit les deux solutions éthérées, qu'on filtre dans un vase de Bohême préalablement taré. On évapore ensuite l'éther au bain-marie, le plus rapidement possible. Lorsque le liquide ne mousse plus par agitation, on laisse refroidir et l'on pèse. On chauffe ensuite à nouveau pendant 10 minutes, on pèse, et ainsi de suite jusqu'à ce que la différence entre deux pesées successives ne dépasse pas 0 gr. 30. L'avant-dernière pesée donne le poids de la portion non aldéhydique : on déduit par différence la proportion d'aldéhyde (E. CHARABOT).

Le Codex de 1908 (voir ce volume, p. 236) donne un procédé d'essai qui est basé, comme le dosage précédent, sur la transformation de l'aldéhyde cinnamique en combinaison bisulfitique et on évalue volumétriquement la partie de l'essence non combinée. Ce dernier procédé donne avec une approximation suffisante la proportion d'aldéhyde cinnamique, et il permet d'opérer sur une plus petite quantité d'essence.

Une bonne essence de cannelle ne doit pas contenir moins de 65 p. 100 d'aldéhyde cinnamique.

ESSENCE DE NÉROLI

Origine. — L'essence de néroli est obtenue par la distillation des fleurs de l'oranger amer ou bigaradier (*Citrus Bigaradia*). En France, c'est à Grasse que l'on fabrique spécialement cette essence qui, chaque année, est obtenue de fin avril au 15 juin.

Caractères. — Récemment préparée, l'essence de néroli est incolore, mais devient rouge à la lumière.

Plus légère que l'eau, sa densité à 15° est de 0,873 ; elle est faiblement dextrogyre, neutre, peu soluble dans l'eau, soluble dans l'alcool.

Composition. — D'après une analyse très complète faite par ALBERT HESSE et OTTO ZEITSCHEL, l'essence de fleurs d'oranger serait formée par les éléments suivants :

1° CARBURES D'HYDROGÈNE, 35 p. 100 : *Pinène, camphène, dipentène* et *paraffine* en C^{27}.

2° ALCOOLS TERPÉNIQUES ET LEURS ACÉTATES, 47 p. 100 : l-*linalol*, l-*acétate de linalyle*, d-*terpinol*, *géraniol et nérol*, *acétates de géranyle* et de *néryle*.

3° COMPOSÉS SESQUITERPÉNIQUES, 6 p. 100 : d-*nérolidol*.

4° COMPOSÉS AZOTÉS, 0,7 p. 100 : *anthranilate de méthyle* et traces d'indol.

4° ACIDES ET PHÉNOLS, 0,1 p. 100 : *acide acétique, acide palmitique.*

5° Enfin des produits résineux, composés non déterminés.

Falsifications. Essai. — Les falsifications du néroli sont fréquentes : on y mélange des essences de *petit-grain*, de *bergamotte*, de *copahu*, etc.

L'essence pure de néroli doit donner une fluorescence violette à la surface, quand on en mélange quelques gouttes avec une égale quantité d'alcool.

Pour déceler, dans l'essence de néroli, la présence d'*huile volatile de petit-grain*, on verse dans un tube quelques gouttes de l'échantillon suspect, puis petit à petit du sulfure de carbone. L'essence de fleurs d'oranger pure se trouble au contact du dissolvant, puis, au fur et à mesure que la quantité de celui-ci augmente, le mélange s'éclaircit et la solution devient limpide. L'inverse a lieu avec l'essence de petit-grain, qui se dissout immédiatement en un liquide clair dans une petite quantité de dissolvant, mais lorsque le volume de celui-ci s'accroît, un trouble apparaît et finalement la liqueur devient opaque et blanchâtre (DUYK).

Les essences des *Hespéridées* se dissolvent dans leur volume d'alcool absolu et dans deux ou trois volumes d'alcool concentré. En cas de présence d'*essence de térébenthine*, on obtient une solution trouble par suite de la faible solubilité de ce produit dans l'alcool et bientôt des gouttelettes non dissoutes se séparent.

Dans le commerce, on vend sous le nom de *néroline* un produit possédant à peu près l'odeur du néroli et qui est l'éther éthylique ou métylique du β-naphtol.

ESSENCE D'ANIS

Origine. — L'essence d'anis est extraite de toutes les parties du *Pimpinella anisum*; ce sont les fruits qui en fournissent le plus.

Caractères. — Liquide incolore ou légèrement teinté en jaune, se résinifiant rapidement à l'air en devenant acide; il se solidifie entre $+ 5°$ et $+ 15°$, suivant son origine. Sa densité à $+ 15°$ est de 0,986. Cette essence possède un très faible pouvoir rotatoire dextrogyre, elle est neutre, soluble dans l'alcool, presque insoluble dans l'eau.

Composition. — La partie cristallisable de l'essence d'anis est l'*anéthol*, ou éther méthylique du propénylphénol, qui en constitue la majeure partie, environ les 4 5. L'essence d'anis renferme aussi une petite quantité d'un isomère liquide de l'anéthol, l'*estragol*, et 10 p. 100 d'un *terpène* encore peu étudié.

GÉRARD.   15

Falsifications. Essai. — L'essence d'anis est souvent falsifiée dans le commerce par *l'essence de badiane*. Dans ce cas, l'acide chlorhydrique en solution alcoolique la colore en jaune brunâtre ou en brun (SQUIRE). De plus, l'essence d'anis, dissoute dans l'alcool, ne doit pas se colorer par le perchlorure de fer ; son point de congélation doit être de + 15°.

Comme l'essence d'anis doit son parfum exclusivement à l'anéthol qu'elle contient, il est important de le doser.

Pour cela, on refroidit fortement un poids connu d'essence et on exprime la masse cristalline entre des doubles de papier buvard. La quantité d'anéthol d'une essence de bonne qualité ne doit jamais être inférieure à 85 p. 100 (DUYK).

On vend quelquefois dans le commerce une essence en partie privée de l'anéthol. D'après SCHIMMEL, on peut reconnaître facilement cette fraude de la façon suivante :

On introduit l'essence dans de l'eau glacée, on amorce la cristallisation par une trace d'essence solidifiée. Le tout doit se prendre en une bouillie cristalline ne se liquéfiant pas au-dessous de + 15°.

ESSENCE DE CITRON

Origine. — L'essence de citron est retirée par expression du zeste des fruits du *Citrus limonum.*

Caractères. — Liquide légèrement jaunâtre qui s'épaissit au contact de la lumière et s'oxyde en présence de l'air, avec production d'ozone. Sa densité à 15° varie entre 0,847 et 0,901 ; elle est dextrogyre, presque insoluble dans l'eau, soluble dans l'alcool concentré.

Composition. — L'essence de citron est surtout constituée par un terpène, le *citrène* ou *limonène* (BOUCHARDAT et

Lafox) ; elle renferme aussi une petite quantité de *pinène*, puis des composés oxygénés, comme le *citral* (aldéhyde du géraniol) et le *citronnellol* (alcool terpénique), et enfin une très petite portion de *cymène*.

Falsifications. Essai. — Les principales falsifications dont cette essence est l'objet sont l'addition d'*alcool* ou d'*essence de térébenthine*, que l'on pourra rechercher par les méthodes que nous avons indiquées dans l'essai général des essences.

D'après Duyk, le procédé le plus rapide et le plus pratique pour déceler la présence d'essence de térébenthine est le suivant :

On distille un peu d'essence suspecte ; les premières gouttes qui passent sont divisées dans un corps inerte comme le phosphate de chaux. Le mélange, traité par l'eau, est filtré et la liqueur est additionnée d'une solution de fuchsine décolorée par l'acide sulfureux : la coloration rose se produit instantanément en cas de fraude par l'essence de térébenthine.

Duyk ajoute encore qu'il est bon de se rendre compte de la proportion d'huiles étrangères que l'on peut ajouter frauduleusement et qu'il suffit pour cela de doser le citral dans l'essence suspecte, par le procédé de H. Garnette :

Dans un flacon de 200 c. c. environ, on introduit 20 à 25 c. c. de l'essence et un volume égal d'acide acétique. On ajoute à la solution et, par petites quantités à la fois, 5 grammes de sodium coupé en petits fragments, en laissant le mélange s'échauffer, mais pas trop. A la fin de la réaction, on acidule par de l'acide acétique. On verse le liquide dans une assez grande quantité d'eau pour en séparer la couche huileuse qu'on lave et qu'on dessèche. On procède ensuite à l'acétylation du géraniol ainsi formé, en faisant bouillir l'huile avec 10 grammes d'éther acétique et 3 grammes d'acétate de soude anhydre, pendant

deux heures environ, dans un ballon muni d'un réfrigérant
à reflux. On laisse refroidir, on lave à l'eau jusqu'à disparition de toutes traces d'acide et on desséche sur du sulfate
de soude anhydre. Une portion de l'huile filtrée est agitée
fortement avec un excès de liqueur alcoolique demi-nor-
male de potasse et saponifiée par ébullition, pendant une
demi-heure, dans un ballon à reflux; la liqueur est diluée
dans de l'eau exempte d'acide carbonique, et on titre l'excès
d'alcali à l'aide d'acide déci-normal. On calcule la quantité
de géraniol au moyen de la formule :

$$\frac{N \times 152 \times 100}{P - (N \times 0,44)}$$

dans laquelle N égale le nombre de centimètres cubes
d'alcali normal absorbé, P le poids d'huile acétylée que l'on
a fait entrer en réaction. 152 le poids moléculaire du citral.
et 0,44 l'augmentation due à la réduction et à l'acétylation,
l'acétate de géraniol ayant un poids moléculaire de 196.

Le Codex de 1908 (voir page 236) a donné quelques
essais d'identité de cette essence, basés surtout sur des
examens polarimétriques.

Conservation. — Cette essence doit être conservée en vases
pleins et à l'abri de la lumière. Il ne faut pas en avoir de
grandes provisions, car elle se résinifie facilement.

ESSENCE D'EUCALYPTUS

Origine. — L'essence d'eucalyptus est obtenue par la distillation, en présence de l'eau, des feuilles de l'*Eucalyptus
globulus.*

Caractères. — Liquide incolore ou jaune pâle, peu soluble
dans l'eau, soluble dans l'alcool; sa densité à 15° est
de 0,91 : il distille entre 170° et 190° ; il est très faiblement
dextrogyre. Cette huile volatile cristallise à — 50° (VOIRY).

Composition. — L'essence d'eucalyptus est surtout formée par un camphol, le *cinéol* ou *eucalyptol* (50 à 70 p. 100), un *pinène* droit, de petites quantités d'aldéhydes de la série grasse, comme les *aldéhydes butyrique* et *valérianique* (Schimmel). La valeur d'une essence d'eucalyptus dépend de sa teneur en eucalyptol ou cinéol.

Essai. — Le cinéol forme avec la plupart des acides et, en particulier, avec l'acide phosphorique, un composé cristallisé facile à séparer. Cette propriété est mise à profit par L.-F. Kebler pour faire l'essai de l'essence d'eucalyptus. Voici comment on procède :

On met 8 grammes d'essence dans un vase entouré de glace ; on ajoute graduellement 4 c. c. d'acide phosphorique de $D = 1,75$, en ayant soin d'agiter et de refroidir complètement le mélange dans le bain de glace. On agite encore après refroidissement d'une façon lente et continue, on jette sur un filtre le phosphate d'eucalyptol formé, on exprime fortement entre des doubles de papier à filtrer, on pèse et on décompose le produit par de l'eau chaude. L'acide phosphorique mis en liberté est dosé volumétriquement avec une solution titrée de potasse : la proportion d'eucalyptol peut être déterminée par différence.

Schimmel préconise un procédé de dosage basé sur ce que le cinéol donne avec la résorcine un produit d'addition de composition constante, soluble dans une solution concentrée de cette dernière, et qui donne de meilleurs résultats que la méthode à l'acide phosphorique. On opère comme il suit : On introduit 10 c. c. d'essence dans un ballon à col gradué de 100 c. c., puis une solution de résorcine à 50 p. 100 en quantité suffisante pour remplir le ballon au 4/5 environ. On agite pendant cinq minutes, on amène les portions de l'essence qui n'ont pas réagi dans le col du flacon, en ajoutant de la solution concentrée de résorcine, et on lit le volume de l'essence non dissoute. La différence entre ce volume et les 10 c. c. de la prise d'essai donne le *volume* de cinéol combiné à la résorcine puis redissous. En multipliant le chiffre ainsi trouvé par 10, on a le volume pour 100. Lorsqu'on a affaire à une essence très riche en cinéol, il est bon au préalable de la diluer avec un égal volume d'essence de térébenthine parce que, pendant l'opération du dosage, le composé cinéol-résorcine ne cristallise pas et n'englobe pas dans ses cristaux l'essence non combinée. Les résultats sont alors doublés.

Il est bon d'attendre, pour faire la lecture du volume d'essence séparée, que la solution résorcinique soit bien limpide et que toutes les gouttelettes huileuses soient bien réunies à la partie supérieure du ballon.

D'après la Pharmacopée britannique, l'essence d'eucalyptus doit devenir demi-solide, quand on la mélange avec la moitié ou le tiers de son volume d'acide phosphorique de $D = 1,75$.

ESSENCE DE MENTHE POIVRÉE

Origine. — L'essence de menthe poivrée est préparée, par distillation, avec les sommités fleuries du *Mentha piperita*.

Caractères. — L'essence de menthe poivrée est colorée en jaune ou en vert ; très souvent, dans le commerce, on la décolore. Sa densité varie avec son origine, elle est comprise entre 0,84 et 0,961 à 15° ; elle est lévogyre, très peu soluble dans l'eau, facilement soluble dans l'alcool à 90°. Par refroidissement, elle laisse déposer une quantité plus ou moins grande de cristaux.

Composition. — L'essence de menthe est surtout constituée par de l'alcool mentholique ou menthol $(C^{10}H^{19}.OH)$, qui y existe soit à l'état libre, soit à l'état d'éthers (acétate, butyrate, iso-valérate de menthyle). Ces composés forment le stéaroptène : la partie liquide contient des hydrocarbures, comme un *pinène* inactif, du *phellandrène*, du *limonène*, etc.

L'essence de menthe contient aussi un produit d'oxydation du menthol, son acétone, le menthone.

D'après SCHIMMEL, les essences de menthe anglaises renferment de 46 à 55 p. 100 d'éthers mentholiques et 5 à 7,8 p. 100 de menthol libre ; les essences du Japon sont surtout riches en menthol libre, leur teneur va jusqu'à 87 p. 100 avec seulement 4,6 p. 100 d'éthers mentholiques : aussi ces dernières sont-elles souvent solides à la température ordinaire.

Les essences de menthe françaises contiennent de 45 à 50 p. 100 de menthol *total*, 7 à 10 pour 100 d'éthers du menthol, calculés en acétate de menthyle, et 8 à 10 p. 100 de menthone.

La supériorité de parfum des essences anglaises serait due à leur grande proportion des éthers mentholiques. Par suite les essences japonaises seraient, à cet égard, de qualité supérieure et, de fait, elles ne sont utilisées que pour l'extraction du menthol.

Falsifications. Essai. — L'essence de menthe est l'objet de nombreuses falsifications qui consistent dans l'addition d'essences de térébenthine, de copahu, etc. Souvent on y enlève une partie sinon la totalité du menthol.

L'essence, falsifiée avec l'*essence de térébenthine*, déflagre quand on y projette un peu d'iode, tandis que l'essence pure dissout ce métalloïde sans élévation de température.

L'*essence de copahu* se caractérise par l'action ménagée de l'acide nitrique à chaud, qui donne à l'essence de copahu, par refroidissement, une consistance butyreuse, alors que l'essence de menthe se colore seulement en brun clair (S. MARTIN).

Pour reconnaître la soustraction du menthol, le procédé le plus simple consiste, d'après Schimmel, à mettre de l'essence dans un tube à essai et à plonger celui-ci dans un mélange à parties égales de glace et de sel. Au bout de dix à quinze minutes, le liquide doit passer à l'état pâteux, épais, opaque, presque gélatineux. On ajoute alors quelques petits cristaux de menthol pur, on agite et on replace dans le mélange réfrigérant. Après quelques minutes, tout le liquide doit être pris en une masse cristalline. Si tout ou partie reste liquide, c'est que l'essence a été privée de son menthol.

On peut doser le menthol et ses dérivés éthérés par deux opérations successives : 1° on saponifie les éthers en traitant l'essence par une quantité connue de soude normale alcoolique : on fait bouillir, puis, en titrant l'excès d'alcali, on obtient le nombre de centimètres cubes correspondant aux éthers menthyliques.

2° On transforme le menthol en éthers acétiques en faisant bouillir l'essence avec de l'anhydride acétique : on lave le produit et on titre les éthers formés par saponification avec un volume déterminé d'alcali dont on titre, comme ci-dessus, l'excès à la fin de l'opération. On obtient par le calcul la quantité de menthol correspondante : chaque centimètre cube de soude entrée en combinaison correspond à 0 gr. 156 de menthol (Duyk).

Pour doser le menthone, voici comment on opère : on prend 5 grammes d'essence que l'on dissout dans deux fois son volume d'acool à 95°, on ajoute petit à petit des fragments de sodium qui réduisent le menthone en menthol. Ce dernier est dosé, comme précédemment (2°), dans le produit transformé et soigneusement lavé. L'excès trouvé par rapport au menthol titré correspond au menthone de l'essence.

Frébault a indiqué une réaction particulière à l'essence

de menthe qui, traitée par le perchlorure de fer à chaud, prend une coloration bleue passant ensuite au vert. Le produit, dissous dans l'alcool, donne une liqueur dichroïque, rouge par réflexion et d'un beau vert par transmission. Le spectre d'absorption de cette matière colorante offre une belle bande dans le rouge, comme la clorophylle, mais plus voisine de l'orangé que celle de cette dernière.

ESSENCE DE MOUTARDE

Origine. — L'essence de moutarde se prépare en distillant les semences de moutarde noire (*Brassica nigra*), broyées et mises, au préalable, en contact avec de l'eau froide.

Caractères. — Liquide incolore, jaunissant à l'air ; son odeur forte provoque le larmoiement. Sa densité à 15° est voisine de celle de l'eau. Elle varie entre 1 000 et 1 018 ; cette essence bout entre 149° et 150°, elle est soluble dans 50 parties d'eau et très soluble dans l'alcool et l'éther.

Composition. — L'essence de moutarde ne préexiste pas dans la semence. Elle prend naissance par l'action d'un ferment soluble, appelé *myrosine*, sur un glucoside, le *myro-nate de potasse*, qui, en présence de l'eau, se dédouble en donnant du sulfate de potassium, du glucose et de l'essence de moutarde. Cette essence n'est pas, comme on l'a dit, formée par du sulfocyanure d'allyle : ce n'est pas un éther sulfocyanique vrai, mais un *éther isosulfocyanique* ou *éther de la sulfocarbimide*, encore appelé *sénévol*. On trouve aussi dans l'essence de moutarde de petites quantités de *cyanure d'allyle*.

Falsifications. Essai. — On ajoute frauduleusement à l'essence de moutarde de l'*alcool*, des *huiles fixes*, du *sulfure de carbone*, des *essences de girofle*, de *romarin*.

15.

L'*alcool* sera recherché par les méthodes indiquées aux essais généraux des essences.

L'addition d'*huiles fixes* ou *d'huiles essentielles* étrangères se reconnaîtra à ce fait que l'essence de moutarde pure doit se dissoudre, sans coloration appréciable, dans huit à dix fois son poids d'acide sulfurique concentré et froid.

Presque toujours l'essence de moutarde du commerce est de l'essence artificielle fabriquée par synthèse. Cette dernière renferme de petites quantités de sulfure d'allyle dont l'odeur apparaît si on laisse évaporer à l'air libre, sur une feuille de papier à filtrer, une ou deux gouttes d'essence suspecte.

ESSENCE DE SANTAL

Origine. — L'essence de santal est retirée par distillation avec l'eau du bois de santal citrin, *Santalum album*. Elle est connue dans le commerce sous le nom d'essence des Indes Orientales.

Caractères. — Liquide visqueux, coloré en jaune plus ou moins foncé ; son odeur rappelle un peu celle de l'essence de roses ; sa densité à 15° varie entre 0,975 et 0,980. Cette essence est lévogyre, soluble dans l'alcool à 70°. Elle est neutre ou très légèrement acide.

Composition. — L'essence de santal est surtout constituée par un alcool, appelé le *santalol*, qui forme au moins 90 p. 100 du produit.

Elle contient, en outre, des carbures sesquiterpéniques (*santalène* α et *santalène* β), un aldéhyde (*santalal*), de sacides (acides *santalique, térésantalique*, etc.) (GUERBET).

Falsifications. Essai. — L'essence de santal pure, dite des Indes Orientales, est souvent remplacée dans le commerce par l'essence des Indes Occidentales, moins estimée, et qui provient du *Santalum Freycinetianum*, *Spanicula-tum*, etc. Quelquefois aussi, on ajoute frauduleusement, à l'essence de *Santalum album*, de l'*essence de cèdre*, de *cubèbe*, de *copahu* ou de *térébenthine*.

D'après Schimmel, une partie d'essence doit se dissoudre dans 5 parties d'alcool à 70°, à la température de 20°. Cette solubilité décèle toutes les falsifications ou substitutions que l'essence de santal subit ordinairement dans le commerce. C'est ainsi que des mélanges d'essence de santal avec 5 parties d'un des produits suivants : *essence de bois de cèdre, essence de santal des Indes Occidentales, essence de copahu, huile de ricin*, ne donnent pas de solutions claires avec 5 parties d'alcool à 70°. La diminution dans la densité vient confirmer cet essai.

L'essence pure doit se combiner avec de l'acide sulfurique en dégageant de faibles quantités de chaleur ; le mélange devra se solidifier promptement. Les falsifications précédentes donneront lieu à un dégagement considérable de chaleur avec émission de vapeurs odorantes (Duyk).

On peut déterminer, d'une façon approximative, la proportion d'essences étrangères contenues dans l'essence de santal par le procédé suivant :

On verse sur une plaque de verre dépoli 2 ou 3 grammes d'essence à examiner, à laquelle on mêle une goutte d'acide sulfurique, et on applique contre le mélange l'extrémité aplatie d'une tige de verre suspendue au-dessous du plateau d'une balance ; avec des poids placés dans l'autre plateau, on apprécie le degré d'adhérence dans la tige au mélange d'essence et d'acide sulfurique ; l'adhérence est en raison directe de la pureté de l'essence.

Le meilleur procédé pour apprécier la valeur de l'essence de santal est de doser le santalol, en le transformant en acétate de santalyle et déterminant la quantité de soude nécessaire pour saponifier l'éther ainsi formé ; on en déduit la quantité de santalol éthérifié. Voici comment Schimmel propose d'opérer :

20 grammes d'essence sont mis à bouillir doucement, pendant une heure et demie, avec leur volume d'anhydride acétique et un peu d'acétate de soude fondu. L'essence est ensuite lavée à l'eau, puis à la soude diluée et desséchée à l'aide du sulfate de soude anhydre; 2 à 5 grammes du produit sec sont prélevés et traités à l'ébullition par un excès d'une solution alcoolique de soude titrée normale. A l'aide de l'acide sulfurique normal, on détermine l'excès de soude et on en déduit la proportion d'alcali entrée en combinaison, c'est-à-dire employée à la saponification de l'huile acétylée. La teneur en santalol est calculée à l'aide de la formule :

$$x = \frac{a \times 22,2}{S - (a \times 0,042}$$

a représente le nombre de centimètres cubes de soude normale employés, S la quantité de soude exprimée en grammes et utilisée pour la saponification de l'huile acétylée.

Une bonne essence de santal ne doit jamais renfermer moins de 90 p. 100 de santalol.

XV. — ALCOOLATS

Les alcoolats sont des préparations pharmaceutiques obtenues par la distillation de l'alcool préalablement mis en présence de substances médicamenteuses.

Le Codex ne mentionne pas d'alcoolats préparés avec une seule substance. Ils ont été remplacés par les teintures d'essences, c'est-à-dire par la solution des huiles volatiles dans l'alcool à 90°.

Préparation. — Les alcoolats se préparent avec les différentes parties de plantes fraîches ou sèches, seules ou associées à des matières résineuses.

Généralement, on fait macérer les plantes dans de l'alcool à 80° pendant trois ou quatre jours, on ajoute ensuite les résines et on distille au bain-marie.

Par exception, l'*alcoolat vulnéraire* est préparé avec de l'alcool à 60°.

Caractères. — Les alcoolats sont des préparations incolores, d'une odeur suave et particulière à chacun d'eux, rappelant celle des médicaments qui entrent dans leur composition. Ils sont volatils, sans aucun résidu. Presque tous ces alcoolats précipitent par addition d'eau, à l'exception de l'alcoolat vulnéraire dont la teneur en essences dissoutes est très faible.

Composition. — Les alcoolats sont constitués par de l'alcool renfermant en dissolution les principes volatils des produits qui ont servi à les préparer. Ces produits sont formés surtout par des huiles essentielles et quelquefois aussi par des acides ou autres composés volatils.

Conservation. — Les alcoolats se conservent facilement, si on a soin de les renfermer dans des flacons pleins et de les mettre autant que possible à l'abri de la lumière pour éviter leur coloration.

XVI. — **EXTRAITS**

Les extraits sont des préparations officinales qui résultent de l'évaporation, en consistance déterminée, de véhicules contenant en solution des principes médicamenteux.

Les liquides vaporisables employés sont : *l'eau, l'alcool et l'éther.*

Classification. — On a classé les extraits d'après la nature du liquide vaporisable employé à leur préparation ; les uns sont obtenus avec un seul dissolvant, les autres résultent de l'action d'un autre dissolvant sur le premier extrait obtenu. Nous diviserons les extraits de la façon suivante :

Extraits obtenus avec un seul véhicule.	Extraits obtenus par une méthode mixte (emploi de 2 véhicules).
Extraits aqueux.	Extraits hydroalcooliques.
— alcooliques.	— éthéroalcooliques.
— éthérés.	

Préparation des liqueurs destinées à l'évaporation. — Les liquides qui doivent servir à la préparation des extraits peuvent être l'eau, l'alcool ou l'éther, et le choix du dissolvant est d'une importance capitale, car le but qu'on se propose est de dissoudre certains principes médicamenteux et de les séparer des corps inertes ou nuisibles qui les acccompagnent.

Le Codex de 1884 mentionnait les extraits de sucs végétaux qu'à juste titre la nouvelle Pharmacopée a supprimés.

Les extraits de sucs dépurés sont, en effet, de mauvaises préparations pour les raisons suivantes :

1° Variation d'une plante de même espèce en quantité de suc fourni ;

2° Variation de la qualité du suc ;

3° Différences considérables dans le rendement en extrait, d'où écarts énormes dans le titre alcaloïdique (J. Fricotel).

Il faut aussi faire remarquer que les praticiens, suivant la contrée qu'ils habitent, ne peuvent pas quelquefois se procurer la plante fraîche en bon état : il leur sera donc impossible de préparer ces extraits de sucs.

Toutes ces raisons justifient donc bien la disparition de ces préparations dans le nouveau Codex de 1908.

Par suite, la préparation des extraits doit être faite avec les différentes parties des plantes desséchées, qui seront épuisées par l'un des dissolvants mentionnés.

En principe, on commence à diviser la matière première, pour qu'elle offre la plus grande surface de contact possible au dissolvant et, pour l'épuisement, on utilise différents modes de dissolution : la *macération*, la *lixiviation*, l'*infusion*.

Pour les extraits alcooliques et éthérés, on emploie presque exclusivement la percolation, au lieu de la macération prescrite dans l'ancien Codex. Exceptionnellement, on fait usage de la digestion à une température peu élevée (35°) pour la préparation de l'extrait de fruits de ciguë.

Il est à remarquer que la majorité des extraits du Codex de 1908 sont obtenus avec de l'alcool à 60° ou à 70° en employant 6 parties de dissolvant pour une partie de la drogue convenablement divisée.

Évaporation des liqueurs. — Dans l'ancien Codex, l'évaporation des liqueurs pouvait se faire à feu nu, au bain-marie, à l'étuve ou dans le vide.

Pour l'évaporation à feu nu, on chauffait la solution à
l'air libre, en ayant soin d'agiter le liquide pour favoriser
l'évaporation. Dans cette opération, on réunissait les deux
principales causes d'altération des composés organiques,
d'abord l'action de la chaleur qui, dans ces conditions,
dépasse souvent 100°, et ensuite l'influence de l'air qui agit
comme oxydant en altérant certains principes. C'est pourquoi le Codex récent proscrit l'usage de l'évaporation à feu
nu. Cet inconvénient d'altération est bien diminué, lorsqu'on
évapore les solutions dans des vases chauffés au bain-marie,
comme il est indiqué dans notre formulaire officiel ; la température plus basse à laquelle s'effectue la concentration
diminue les chances d'altération, mais d'un autre côté, on
n'évite pas l'action nuisible de l'air. Pour ces différentes
raisons, le système d'évaporation dans le vide commence à
se généraliser, même dans la pratique journalière ; il répond,
du reste, à toutes les exigences actuelles da la science. Les
produits obtenus par ce procédé présentent des avantages
considérables : ils sont moins colorés et plus solubles que
les extraits obtenus par l'évaporation à l'air. Ces derniers
renferment une proportion souvent assez forte de matières
insolubles dans le liquide qui les tenait tout d'abord à l'état
de dissolution.

Pour effectuer les évaporations au bain-marie ou dans le
vide, on réalisera toutes les conditions opératoires que nous
avons indiquées dans l'étude de ces opérations pharmaceutiques.

Emploi du froid à la concentration des liqueurs. — Nous
venons de voir que la concentration des liquides peut être
obtenue par la volatilisation du dissolvant sous l'influence
de la chaleur ou du vide. On peut s'adresser, pour obtenir
cette concentration, à un autre agent physique, le froid. On
sait, en effet, que lorsqu'on expose du vin ou du lait à une

température inférieure à 0°. l'eau se congèle : si la congélation s'effectue lentement et si on l'interrompt avant que tout soit pris en masse, la partie restée liquide, séparée des cristaux de glace, contient, sous un plus petit volume, les principes tenus en dissolution dans le vin ou dans le lait. Cette application du froid à la concentration des liquides destinés à la fabrication des extraits a été mise en pratique par HERRERA. La concentration d'abord obtenue par des congélations successives est terminée ensuite au bain-marie.

Ce procédé appliqué à la préparation des extraits n'a pas encore obtenu la sanction de la pratique.

Consistance des extraits. — Le nouveau Codex a adopté, pour les divers extraits, la consistance *molle, ferme* ou *sèche* comme les précédentes Pharmacopées, mais elle a donné une consécration officielle aux extraits fluides (voir page 297).

Les extraits mous ont la consistance du miel épais ; les extraits fermes, ou dits *de consistance pilulaire*, présentent l'aspect d'une pâte ferme capable d'être convertie directement en pilules sans l'addition d'aucune substance étrangère ; séchés à 110°, ils perdent 18 à 20 p. 100 de leur poids. Les extraits secs, séchés à 110°, ne perdent pas plus de 4 p. 100 d'eau. Ils doivent être susceptibles d'être réduits facilement en poudre.

Les extraits mous ont l'inconvénient de se dessécher ou d'absorber de l'humidité, suivant les variations de température ; leur composition varie alors dans des limites assez étendues (R. REAVLEY). J. FRICOTEL a également observé que, dans les extraits mous, le titre alcaloïdique baisse avec le temps, aussi bien dans un vase fermé que dans un vase ouvert. Suivant cet auteur, cette diminution d'activité aurait pour causes la décomposition des alcaloïdes et l'augmentation de l'humidité. On a prétendu que les préparations auxquelles on avait enlevé toute leur eau d'hydratation deve-

naient partiellement insolubles. Ce reproche, qui s'adresse
aux anciens extraits évaporés à feu nu, ou même au bain-
marie, n'est plus justifié pour les préparations faites dans
le vide. C'est certainement la consistance la plus convenable,
celle qui permet d'avoir des produits relativement constants
et qui devrait toujours être mise en pratique.

EXTRAITS AQUEUX

Classification. — Les extraits aqueux peuvent se diviser,
d'après l'origine de la solution qui doit être soumise à l'évaporation, en :

1º *Extraits obtenus par macération ;*
2º *Extraits obtenus par infusion.*

1º *Extraits aqueux obtenus par macération.* — Les macérés,
destinés à la confection des extraits, sont préparés en deux
fois : on fait d'abord une première macération avec cinq
parties d'eau pour une partie de plante ; après douze heures
de contact, on passe avec expression. Au résidu, on ajoute
trois parties d'eau et on procède à une seconde macération
pendant le même temps. On réunit les deux liquides et on
laisse déposer pendant vingt-quatre heures. Après décantation, on évapore en consistance déterminée.

Le plus souvent, lorsqu'on mélange les deux macérés, on
observe un trouble ou même une précipitation : c'est qu'en
effet le pouvoir dissolvant de ces deux liquides est bien
différent du fait même de leur degré variable de saturation,
le premier étant plus riche en principes dissous que le
second. On sait, du reste, que la nature et la proportion des
éléments en dissolution dans l'eau changent le pouvoir
dissolvant de ce véhicule. De là l'utilité de faire deux macérations successives et de filtrer le produit de leur mélange
avant d'effectuer l'évaporation.

Les extraits de chiendent, de gentiane, de quinquina

rouge, de ratanhia, de réglisse et de rhubarbe se préparent par macération. Pour l'extrait d'opium, on recommande de reprendre par de l'eau l'extrait évaporé une fois en consistance d'extrait mou, de filtrer cette nouvelle solution afin de séparer les parties devenues insolubles sous l'influence combinée de l'air et de la chaleur, et d'évaporer la nouvelle colature en consistance ferme.

2° Extraits aqueux obtenus par infusion. — Dans le Codex de 1884, cette classe comprenait tous les extraits qui résultaient de l'évaporation de deux infusés successifs des plantes divisées. On avait l'habitude de concentrer d'abord la première infusion et d'ajouter ensuite la seconde amenée à l'état sirupeux ; on évaporait le tout en consistance voulue.

Les principaux extraits préparés par ce procédé étaient : l'extrait de feuilles de digitale, de feuilles d'aconit, d'écorce de quinquina gris.

Le Codex 1908 n'a conservé que deux extraits obtenus par infusion : l'extrait de muguet préparé en faisant deux infusions successives, les liqueurs sont réunies puis évaporées en consistance d'extrait mou ; l'extrait de styles de maïs pour lequel on fait aussi deux infusions, mais le produit de l'évaporation à une concentration déterminée est additionné d'eau froide. Après repos, on filtre et le filtrat est évaporé en consistance d'extrait mou.

EXTRAITS ALCOOLIQUES

Les extraits alcooliques de notre nouvelle Pharmacopée, et qui sont les plus nombreux, se préparent soit avec l'alcool à 70°, soit avec l'alcool à 60°. Alors que le Codex de 1884 prescrivait, comme modes de dissolution : la macération, la lixiviation ou la digestion suivie d'une lixiviation à chaud, le Codex de 1908 ordonne uniquement l'emploi de la lixiviation ; exception est faite pour l'extrait de fruits de ciguë

dont nous avons déjà parlé. Ce dernier est préparé en faisant
digérer, à deux reprises successives, avec de l'alcool à 70° et
à la température de 35°, les fruits de ciguë en poudre demi-
fine passée au tamis n° 26.

Les solutions alcooliques, qui servent à l'obtention de
ces extraits, sont de véritables teintures faites avec de
l'alcool à 70° ou à 60°. En général, pour les préparer, la substance réduite en une poudre, dont le degré de ténuité est
bien déterminé par les indications du tamis à employer,
est humectée de 500 parties d'alcool au degré indiqué. On
laisse en contact pendant deux heures dans un vase fermé,
le mélange est ensuite mis dans un percolateur et, au bout
de vingt-quatre heures, on procède à la lixiviation avec la
porportion de dissolvant prescrite. Le lixivié est soumis à la
distillation pour retirer l'alcool. Le résidu est filtré après
refroidissement et on concentre le filtrat au bain-marie jusqu'à consistance d'extrait mou ou d'extrait ferme.

La proportion de dissolvant est, en général, de 6 parties
pour une partie de substances sèches.

On prépare ainsi les extraits d'aconit (avec la racine), de
belladone (avec les feuilles), de Cascara sagrada, de kola, de
colchique, de digitale, d'hamamélis, d'hydrastis, d'ipéca,
de jusquiame (avec les feuilles), de quinquina jaune, de
salsepareille, de scille, de valériane.

Nous devons une mention spéciale pour l'extrait de noix
vomiques que nous étudierons plus loin en détail; la nouvelle Pharmacopée prépare cet extrait avec l'alcool à 70° et
les liqueurs concentrées sont dégraissées par un traitement
à l'éther. D'autre part, le résidu de l'évaporation de l'éther
est agité avec de l'acide acétique dilué pour enlever les alcaloïdes que ce dissolvant aurait pu entraîner et la liqueur
acétique est ajoutée au liquide aqueux primitif dégraissé.
Ce mélange est évaporé jusqu'à obtention d'un volume
donné sur lequel on détermine : 1° la proportion d'extrait et

2° celle des alcaloïdes totaux que contient ce mélange, et on prépare un extrait tel qu'il renferme, d'après les décisions de la Convention internationale de Bruxelles, 16 p. 100 d'alcaloïdes totaux.

Il existait au Codex de 1884 un extrait obtenu par digestion suivie de lixiviation au moyen de l'alcool à 80° ; cet extrait ne figure plus au nouveau Codex.

EXTRAITS ÉTHÉRÉS

Les extraits éthérés du Codex de 1884 étaient déjà peu nombreux : ils comprenaient ceux de fougère mâle, de cantharides et de semen-contra. Le Codex de 1908 a seulement conservé l'extrait de fougère mâle. La technique de préparation d'un extrait éthéré est la suivante :

La substance est épuisée par lixiviation au moyen de l'éther rectifié, c'est-à-dire de densité 0,724 à 15°. L'éther est distillé et la concentration est terminée au bain-marie, en agitant continuellement.

On ne doit jamais oublier que l'éther est non seulement très inflammable, mais que sa vapeur forme avec l'air un mélange fortement détonant ; aussi faut-il avoir soin, lors de la distillation, de condenser les vapeurs loin du foyer de combustion.

EXTRAITS HYDRO-ALCOOLIQUES.

D'après le Codex de 1884, les extraits hydro-alcooliques se préparaient en traitant les substances pulvérisées par deux digestions successives avec de l'alcool à 60° et soumettant les liqueurs réunies à la distillation.

Le résidu obtenu était redissous dans quatre fois son poids d'eau froide et on filtrait. Le filtrat était évaporé en consistance d'extrait. Dans la première phase de cette opération, on épuisait la plante de tous les éléments solubles dans l'alcool à 60° ; dans la seconde phase, on éliminait de ces éléments ceux qui sont insolubles dans l'eau, pour ne garder que les produits solubles à la fois dans l'acool à 60° et dans l'eau froide.

C'est ainsi qu'on préparait les extraits de racines de belladone, de semences de ciguë, de colchique, de jusquiame et de stramoine.

Pour certains extraits hydro-alcooliques, comme l'extrait de quinquina, on substituait, à la digestion, la méthode de déplacement par l'alcool à 60°

L'opération était ensuite continuée comme précédemment.

Le Codex de 1908 indique seulement, comme extraits hydro-alcooliques, l'extrait de fruits de ciguë, l'extrait de douce-amère obtenu en épuisant, avec de l'eau et par lixiviation, la tige de la plante grossièrement pulvérisée, et reprenant par l'alcool le produit de l'évaporation des liqueurs aqueuses ; et l'extrait de seigle ergoté ou ergotine. Celui-ci est préparé par lixiviation avec de l'eau ; les liquides aqueux sont évaporés jusqu'à un volume donné et ce produit concentré est additionné d'une quantité donnée d'alcool à 95° telle que l'on obtient un titre alcoolique final de 60° environ. On évapore ensuite en consistance d'extrait mou après filtration.

EXTRAITS ÉTHÉRO-ALCOOLIQUES

Par définition et par comparaison avec les extraits hydro-alcooliques précédents, les extraits éthéro-alcooliques devraient être des extraits préparés avec l'éther rectifié et dont le résidu de l'évaporation des liqueurs éthérées est repris par l'alcool. En réalité, notre Pharmacopée comprend, sous ce nom, un seul extrait obtenu de la façon suivante :

L'extrait de cubèbe qui est préparé en faisant, par déplacement d'abord, une teinture éthérée avec la poudre de cubèbe, ensuite une teinture avec de l'alcol à 90°. On distille séparément les deux solutés et on ajoute l'extrait éthéré au résidu alcoolique évaporé.

L'*extrait de garou* du Codex de 1884 était obtenu en épuisant le garou par déplacement avec de l'alcool à 80° et traitant le résidu de la distillation par de l'éther de D = 0.724. Après agitation, on séparait la liqueur éthérée qui surnage la couche aqueuse. On distillait et on évaporait en extrait mou.

Cette préparation était plutôt un extrait alcoolo-éthéré : elle ne figure plus au nouveau Codex.

CARACTÈRES DISTINCTIFS DES EXTRAITS AQUEUX, ALCOOLIQUES ET HYDRO-ALCOOLIQUES, ÉTHÉRÉS ET ÉTHÉRO-ALCOOLIQUES : LEUR COMPOSITION.

Les *extraits aqueux* présentent généralement une couleur brun noirâtre assez foncée ; l'extrait de douce-amère est d'un brun rouge ; l'extrait de quinquina rouge, étalé en couche mince, est rouge : l'extrait de ratanhia présente une coloration rouge foncé ; celui de rhubarbe est jaune brun. Les extraits aqueux sont à peu près complètement solubles dans l'alcool ; la solution aqueuse filtrée précipite par addition d'alcool.

L'extrait, desséché à 100°, fournit à l'incinération une proportion de cendres beaucoup plus considérable que les extraits alcooliques, hydro-alcooliques ou autres.

Les extraits aqueux sont de composition très complexe ; ils renferment des principes actifs formés surtout d'alcaloïdes ou de glucosides, d'autres substances organiques, comme des matières protéiques en partie devenues insolubles, des hydrates de carbone, des sels et acides organiques, des matières colorantes, des tannins, des sels minéraux, etc.

Les *extraits alcooliques* sont ordinairement moins colorés que les extraits aqueux, leur couleur est plutôt brune que noirâtre, elle varie néanmoins pour quelques-uns : l'extrait de digitale est brun verdâtre, l'extrait de quinquina jaune est rouge brun et l'extrait de scille est rougeâtre.

Les extraits alcooliques sont solubles dans un alcool d'un degré égal à celui qui a servi pour leur préparation, l'addition d'eau à la solution alcoolique amène un trouble plus ou moins abondant.

En général, les extraits alcooliques qui doivent leur activité à des alcaloïdes sont plus actifs que les extraits aqueux correspondants. Desséchés à 100°, ils donnent à l'incinération une proportion de cendres moins élevée que les extraits aqueux.

Ces extraits peuvent contenir des alcaloïdes, des glucosides, des résines, des matières sucrées, mais ils renferment une moindre proportion de matières protéiques, d'hydrates de carbone condensés et de sels minéraux que les extraits préparés par l'intermédiaire de l'eau.

Les *extraits hydro-alcooliques* se distinguent des précédents en ce qu'ils sont solubles dans l'alcool et que l'addition d'eau à cette solution ne les précipite pas ; tout au plus observe-t-on, pour quelques-uns, l'apparition d'un trouble insignifiant. Ils ont l'avantage d'être constitués seulement par des éléments solubles à la fois dans l'eau et dans l'alcool et d'être privés des produits le plus souvent inertes au point de vue thérapeutique et qui ne sont solubles que dans l'eau.

Les *extraits éthérés* sont le plus souvent colorés en brun foncé ou en brun verdâtre, insolubles dans l'eau qui ne les mouille pas, incomplètement solubles dans l'alcool, solubles dans l'éther. Étalés sur du papier Joseph, ils donnent une tache huileuse vert foncé. Ces préparations ne donnent à l'incinération que des traces de cendres composées essentiellement de phosphates provenant de la destruction des lécithines phosphorées solubles dans l'éther.

Les substances, qui entrent dans la composition des extraits éthérés, sont principalement des matières grasses, des huiles essentielles, des traces de matières résineuses et cireuses et des principes particuliers solubles dans l'éther, auxquels ces préparations doivent leur activité, comme la cantharidine dans l'extrait éthéré de cantharides, la santonine dans l'extrait éthéré de semen-contra. Ces deux extraits ne figurent plus au Codex de 1908.

L'extrait éthéré de fougère mâle renferme des résines acides, de l'acide filici-tannique, de l'acide filicique et une essence contenant du cinéol; son action thérapeutique est attribuée, suivant les auteurs, à l'un ou à l'autre de ces composés et peut-être à l'ensemble des résines acides, de l'essence et de l'acide filicique.

MÉTHODES GÉNÉRALES D'ESSAI DES EXTRAITS

Dans la précédente édition de ce Précis, nous déclarions que, depuis quelques années, les Pharmacologistes s'étaient beaucoup occupés du dosage des principes actifs des extraits dans le but de déterminer leur valeur thérapeutique. Nous estimions alors combien il était à désirer que l'on arrivât bientôt à trouver des méthodes précises pour permettre aux praticiens d'obtenir des préparations exactement dosées et pour rendre, par suite, uniforme l'activité des médicaments. On peut voir que maintenant ce desideratum est réalisé lorsqu'on parcourt le nouveau Codex de 1908 qui, s'inspirant des décisions prises par des savants autorisés à la Conférence internationale de Bruxelles, est nettement entré dans la voie des essais pour les diverses formes pharmaceutiques et, en particulier, pour les extraits.

Notre nouvelle Pharmacopée, comme la plupart des Pharmacopées étrangères, donne maintenant des procédés de dosage des principes actifs qui permettent d'unifier les différentes préparations actives.

Certains extraits exigent souvent, pour leur essai, un *modus operandi* particulier comme, par exemple, le dosage de l'acide filicique ou de la filicine brute dans l'extrait de fougère mâle, de la caféine dans l'extrait de kola, etc. Toutefois, pour les extraits qui contiennent des alcaloïdes comme produits actifs et, en particulier, les extraits d'aconit, de belladone, de ciguë, de jusquiame, etc., il existe des méthodes générales qui, avec quelques modifications souvent de peu d'importance, relatives à chacun de ces extraits, permettent un dosage très pratique.

Les méthodes de déterminations alcaloïdimétriques ont toutes, pour point de départ, la méthode de Draggendorf Celle-ci consiste à dissoudre un poids déterminé d'extrait dans l'acide sulfurique dilué et à filtrer. La liqueur, alcalinisée par l'ammoniaque, met l'alcaloïde en liberté ; on l'enlève par un dissolvant approprié (chloroforme, éther, benzine, etc.) et on traite par une quantité connue d'acide sulfurique ou chlorhydrique titré. Après avoir déterminé la quantité d'acide libre en excès, on connaît celle de l'acide combiné à l'alcaloïde et, par suite, la proportion d'alcaloïde dont le poids moléculaire est connu.

La méthode fondamentale de Draggendorf a subi de nombreuses modifications qui la rendent d'une pratique très facile et qui, en raison des perfectionnements apportés, permettent d'arriver à d'excellents résultats. Ces modifications portent à la fois sur l'alcali qui doit mettre l'alcaloïde en liberté, sur le véhicule employé et sur la nature des réactifs indicateurs servant au dosage alcaloïmétrique.

C'est ainsi que Dietrich emploie la chaux et l'éther, procédé encore modifié par Partheil et par Khordes. Beckurts emploie le chloroforme et l'ammoniaque, méthode rendue plus exacte par Kuntz. Nous signalerons encore les méthodes de Holst et H. Beckurts, de Schweissinger et G. Sarnow, et enfin d'autres procédés, plutôt applicables à quelques extraits spéciaux, donnés plus récemment par Keller, Grandval et Lajoux, Cavedoni, Van Itallie, Merck, Keller et Altan, Panchaud, Panchaud et Beuttner, Léger, Frico-tel, etc.

Nous donnerons, parmi ces procédés généraux, tout d'abord celui de Keller, qui est généralement adopté pour le dosage des alcaloïdes. Voici schématiquement en quoi il consiste :

On dissout 2 grammes d'extrait dans 10 centimètres cubes d'eau, on ajoute 100 centimètres cubes d'un mélange de 1 partie de chloroforme et 8 parties d'éther. Au bout de dix minutes, on met les alcaloïdes en liberté par de l'ammoniaque à 10 p. 100 et on agite fréquemment le mélange pendant quatre heures environ. On ajoute ensuite un peu d'eau pour faciliter la séparation des deux couches. On prélève une partie aliquote de la liqueur éthérée-chloroformique que l'on agite avec une solution d'acide chlorhydrique à 0,5 p. 100. La solution acide est séparée, alcalinisée par l'ammoniaque, et agitée avec le mélange éther et chloroforme que l'on décante. On évapore et on pèse le résidu, ou on le titre avec une solution d'acide chlorhydrique déci-normal.

Ce procédé de Keller a été modifié heureusement par A. Altan et sa pratique donne généralement toute satisfaction. Nous donnons, à cause de son importance, sa technique en détail :

On prend 2 grammes d'extrait que l'on dissout dans 10 grammes d'eau distillée ; on ajoute un mélange de 50 grammes d'éther et de 25 grammes de chloroforme, on agite fortement et on verse 5 grammes d'ammoniaque à

10 p. 100. On agite de nouveau pendant cinq minutes. Le tout est abandonné à lui-même pendant une heure, en renouvelant de temps en temps les agitations. On décante la liqueur éthéro-chloroformique que l'on filtre et dont on prélève, après filtration, 50 grammes. On distille à la fois l'éther et le chloroforme de ces 50 grammes et sur le résidu on reverse 10 grammes d'éther; on évapore de nouveau l'éther en chauffant au bain-marie. Sur les alcaloïdes constituant le résidu. on verse 50 centimètres cubes d'acide sulfurique centi-normal. On chauffe légèrement pour faciliter la dissolution des alcaloïdes. On filtre à travers un petit filtre ; on ajoute au liquide filtré, que l'on reçoit dans un flacon de 250 centimètres cubes, 20 centimètres cubes d'une solution éthérée d'iodéosine à 0 gr. 20 p. 100 et on détermine l'excès d'acide à l'aide d'une solution de potasse centi-normale. Pour cela, au moyen d'une burette graduée, on ajoute la liqueur alcaline en agitant fortement après chaque addition, jusqu'à ce que la couche aqueuse forme une coloration rosée. On retranche des 50 centimètres cubes le nombre de centimètres cubes de liqueur alcaline employée : la différence, multipliée par la quantité de l'alcaloïde saturant 1 centimètre cube d'acide sulfurique normal au 1/100, représentera la proportion d'alcaloïde de 1 gr. 50 de l'extrait considéré.

PANCHAUD a modifié la technique primitive de KELLER : lorsque les alcaloïdes ont été séparés et restent, comme résidus, après évaporation, il ajoute de l'alcool absolu, un peu d'eau, et titre avec de l'acide chlorhydrique décinormal en employant, comme réactif indicateur, une solution alcoolique d'hémaloxyline.

Nous faisons suivre les principes du dosage alcaloïmétrique des extraits du tableau suivant :

Quantités respectives de divers alcaloïdes saturant 1 centimètre cube d'acide chlorhydrique normal au 1/100.

16.

Un centimètre cube d'acide chlorhydrique normal au 100ᵉ correspond à :

Aconitine	0 gr. 00533
Atropine, hyosciamine, hyoscine . . .	0 gr. 00269
Conicine	0 gr. 00127
Émétine	0 gr. 00254
Hydrastine	0 gr. 00382
Strychnine	0 gr. 00334

EXTRAIT ALCOOLIQUE DE RACINES D'ACONIT

D'après la nouvelle Pharmacopée, cet extrait ne doit pas renfermer plus de 1 p. 100 d'alcaloïdes totaux ; si sa teneur en principes actifs est plus élevée, elle doit être ramenée au chiffre officiel par addition d'une quantité convenable d'extrait de chiendent.

Caractères spécifiques. — Les racines d'aconit renferment quatre alcaloïdes tout formés, ce sont : l'*aconitine,* la *napelline,* l'*homonapelline* et l'*aconine.* L'aconitine est le plus toxique de ces produits ; on peut même dire avec CASH, d'Oberden, que c'est le seul alcaloïde toxique à très petites doses, parmi ceux qui ont été isolés des racines d'aconit.

Suivant KELLER, l'aconitine pure constitue les 80 centièmes des alcaloïdes totaux de la racine d'aconit.

Pour rechercher l'aconitine, en particulier dans l'extrait, il faut prendre au moins 5 grammes de la préparation, les triturer avec du sable et épuiser le mélange avec de la benzine. On filtre la liqueur benzénique, on évapore et on a un résidu jaunâtre soluble dans l'eau. C'est dans cette solution aqueuse qu'on essaie de mettre l'aconitine en évidence ; mais nous devons dire, tout d'abord, que cet alcaloïde ne présente pas de réactions qui lui soient bien spéciales. On a bien indiqué, comme l'une des meilleures réactions de l'aconitine, le permanganate de potasse qui donne avec cet

alcaloïde un précipité violacé difficilement soluble; ce précipité serait, paraît-il, encore appréciable avec 0 gr. 000025
d'aconitine; mais notre solution aqueuse donne, dans ces
conditions, un dépôt d'oxyde brun de manganèse résultant
de la réduction du permanganate de potasse par les matières
organiques complexes mélangées à l'alcaloïde.

Aussi le seul caractère que nous puissions donner pour
identifier cet extrait, c'est de traiter la solution aqueuse du
résidu benzénique précédent par l'eau iodée qui donne
un précipité rouge brun : l'eau iodée est un des réactifs
généraux des alcaloïdes les plus sensibles pour l'aconitine.

Quelques auteurs ont indiqué des réactions colorées
quand on met en présence l'aconitine et l'acide sulfurique
pur, l'aconitine avec l'acide sulfurique et le sucre; mais,
comme le fait remarquer JURGENS, l'aconitine pure ne
donne aucune coloration en présence de ces réactifs et les
colorations décrites sont dues à des substances résineuses.
Sur ce point, nous partagerons l'avis de JURGENS, car on
sait généralement que l'acide sulfurique concentré donne
avec les matières résineuses une coloration rouge ou brune,
et qui est le résultat d'un commencement de carbonisation.

Caractères de contrôle. Dosage des alcaloïdes. — Le procédé de dosage que nous avons longtemps employé est
celui de PARTHEIL. On doit opérer sur 5 grammes d'extrait
au moins, qu'on dissout dans la plus petite quantité possible
d'eau distillée et au lieu d'ajouter, comme l'indique cet
auteur, de la chaux caustique, on met de la chaux éteinte;
le mélange est trituré, puis desséché au bain-marie. Le
produit est pulvérisé et épuisé par de l'éther sec. La
liqueur éthérée est distillée jusqu'à 2 centimètres cubes
environ et le résidu est additionné de 75 centimètres cubes
d'acide sulfurique au 1/100 normal. On chauffe ensuite
au bain-marie jusqu'à disparition des dernières traces

d'éther et dissolution de tous les alcaloïdes. On filtre dans un ballon de 100 centimètres cubes, on lave le filtre avec soin et on complète les 100 centimètres cubes. On en prélève 50 centimètres cubes que l'on introduit dans une fiole de 250 centimètres cubes, on ajoute une couche d'éther de l'épaisseur du doigt, puis un peu de solution d'éosine iodée (iodéosine) [1], et on titre l'excès d'acide par une solution de potasse au 100° normale. Le terme de la réaction est atteint dès qu'après avoir agité fortement, la couche aqueuse présente une coloration rosée.

Un centimètre cube d'acide sulfurique normal au 100° correspondant à 0 gr. 0053 d'aconitine.

Le nouveau Codex (voir ce volume, p. 255) donne un procédé de dosage auquel nous renvoyons le lecteur.

EXTRAIT DE FEUILLES DE BELLADONE

Cet extrait, obtenu par traitement des feuilles avec l'alcool à 70°, répond aux décisions prises à la Convention Internationale.

Cet extrait alcoolique est beaucoup plus actif que les extraits aqueux correspondants, et on doit se rappeler que cette nouvelle préparation du Codex de 1908 renferme quatre fois plus d'alcaloïdes que l'ancienne, obtenue avec le

1. L'éosine iodée, préconisée par PARTHEIL, employée en solution éthérée, constitue l'un des indicateurs les plus sensibles que l'on connaisse. Si on ajoute, par exemple, à une solution aqueuse acide 20 centimètres cubes de solution éthérée d'iodésine à 2 p. 1.000, celle-ci se sépare, après agitation, sous forme d'une couche presque incolore, à la partie supérieure de la solution aqueuse, non colorée. Si, ensuite, on ajoute peu à peu, en agitant, de la solution normale de potasse au 100°, dès que le liquide renferme la plus légère trace d'alcali en excès, il prend une coloration rose rouge en raison de l'éosine passée en solution, tandis que la couche éthérée reste presque incolore.

suc de belladone. Il contient 4 à 4,5 p. 100 d'alcaloïdes.
(L. Grimbert).

Caractères spécifiques. — Les feuilles de belladone renferment trois alcaloïdes isomériques : l'*atropine*, l'*hyosciamine* et l'*hyoscine* ; de plus, il est établi que l'atropine,
base inactive à la lumière polarisée, résulte d'un mélange
en proportions égales d'hyosciamine droite et d'hyosciamine gauche.

Dans les traitements que nécessite la préparation de
l'extrait par l'action de la chaleur et surtout en présence
de produits alcalins, l'hyosciamine se transforme partiellement en son isomère, l'atropine, et la proportion d'hyosciamine renfermée dans l'extrait est d'autant plus élevée
que les traitements sont faits à plus basse température ;
néanmoins, dans la belladone, c'est l'atropine qui prédomine.

Pour rechercher l'atropine dans l'extrait, on en dissout
2 grammes dans l'eau distillée, on ajoute un peu de carbonate de potasse et on agite la solution avec du chloroforme. La liqueur chloroformique décantée est évaporée
au bain-marie : on a un résidu légèrement soluble dans
l'eau. Cette solution est partiellement dichroïque ; elle
colore en rose la phtaléine du phénol.

Caractères de contrôle. Dosage des alcaloïdes. — 1º (Voir le
procédé donné par le Codex de 1908, p. 256).

2º J. Fricotel a appliqué, au dosage des alcaloïdes totaux
de l'extrait de belladone, le procédé Schweissinger et
Sarnow quelque peu modifié dans ses détails. Cette
technique est facilement mise en pratique. Voici en quoi elle
consiste :

On dissout 2 grammes d'extrait dans 8 centimètres
cubes d'eau. On met la solution dans une ampoule à
robinet. On ajoute 2 centimètres cubes d'ammoniaque et
un mélange formé de 15 centimètres cubes d'éther et de

25 centimètres cubes de chloroforme. On agite pendant deux à trois minutes et on abandonne au repos pendant une demi-heure. Au bout de ce temps, on décante le liquide éthéro-chloroformique dont on prélève 20 centimètres cubes correspondant à un gramme d'extrait, qu'on laisse évaporer à l'air libre. Le résidu est redissous dans 5 gouttes d'alcool; on ajoute 5 grammes d'eau et 20 centimètres cubes d'acide sulfurique centi-normal. On agite. La liqueur acide est additionnée de 10 gouttes de teinture de cochenille et on dose l'acide sulfurique en excès à l'aide d'une solution centi-normale de potasse en se servant pour apprécier le virage d'un flacon témoin renfermant : 5 gouttes d'alcool, 5 grammes d'eau, 10 gouttes de teinture de cochenille, 20 centimètres cubes de la solution titrée d'acide sulfurique et 20 centimètres cubes de la liqueur de potasse.

Le nombre de centimètres cubes trouvé est multiplié par 0.00289. On a la quantité d'alcaloïdes d'un gramme d'extrait.

Ce procédé s'applique au dosage des alcaloïdes de l'extrait de Jusquiame et de l'extrait de Ciguë. Pour ce dernier, on substitue, au coefficient 0,00289, le coefficient 0.00127.

EXTRAIT DE COLCHIQUE

L'extrait de colchique est un extrait de consistance ferme, obtenu par lixiviation avec l'alcool à 70°.

Caractères spécifiques. — L'extrait de colchique renferme surtout, comme alcaloïde, de la colchicine que l'on peut mettre en évidence de la façon suivante :

On fait dissoudre à chaud 0 gr. 50 d'extrait dans 10 centimètres cubes d'alcool à 50°, on laisse refroidir et on filtre. 5 centimètres cubes du filtrat sont agités avec 10 centimètres cubes de chloroforme ; on laisse reposer, on décante la liqueur chloroformique qu'on laisse évaporer à l'air libre

ou au bain-marie dans une capsule de porcelaine. Sur le
résidu de l'évaporation, on verse deux ou trois gouttes
d'acide sulfurique concentré, on obtient une coloration
jaune foncé. En passant ensuite, sur l'enduit jaune, une
baguette de verre trempée dans l'acide azotique, on observe
sur les endroits touchés la formation d'une coloration rose
violacé disparaissant rapidement : c'est la réaction d'identité de la colchicine (Codex 1908).

Caractères de contrôle. Dosage de la colchicine. — Nous
avons appliqué, pour le dosage de la colchicine, la méthode
donnée par A. PANCHAUD à propos du dosage de cet alcaloïde dans les semences de Colchique : On dilue 1 gr. 30
d'extrait de colchique dans la plus petite quantité d'eau
possible, on ajoute 150 grammes de chloroforme ; on laisse
en contact en agitant fréquemment, on ajoute ensuite
6 centimètres cubes d'ammoniaque à 10 p. 100, on agite,
on laisse en contact une demi-heure, on jette sur un filtre
(entonnoir couvert) ; on recueille 100 centimètres cubes
dans une fiole d'ERLENMEYER ; on distille à siccité, on reprend
par un gramme de chloroforme desséché, on ajoute
2 grammes d'éther anhydre, on agite et on ajoute
30 grammes d'éther de pétrole desséché. On jette le précipité sur un filtre sans plis, on lave le précipité à l'éther de
pétrole et on laisse égoutter. Sur le précipité encore humide,
on verse du chloroforme chaud. Lorsque la dissolution est
complète, on lave le filtre avec du chloroforme, on réunit
les liqueurs, on distille, on reprend le résidu par quinze
gouttes de chloroforme, on ajoute 2 grammes d'éther absolu,
on agite, et on ajoute 30 grammes d'éther de pétrole
desséché.

On filtre, on recueille les traces du précipité qui restent
adhérentes au vase en reprenant par cinq gouttes de chloroforme, puis 1 gramme d'éther, et finalement 10 grammes

d'éther de pétrole : on verse sur le même filtre, et lorsque le précipité est égoutté, on le lave avec un peu d'éther de pétrole, on sèche et on pèse.

Le poids obtenu, augmenté de 0 gr. 0022 et multiplié par 100, donne le poids pour 100 de colchicine.

EXTRAIT ÉTHÉRÉ ET ALCOOLIQUE DE CUBÈBE

Caractères d'identité. — Extrait mou, noirâtre, grumeleux à odeur très nette de poivre, incomplètement soluble dans l'alcool à 95° et dans l'éther de $D = 0.72$.

Nous ferons remarquer que cette préparation n'est pas un extrait éthéro-alcoolique, c'est-à-dire obtenu par l'alcool et le résidu de l'évaporation repris par l'éther ou inversement, il est le résultat des produits obtenus par un épuisement de la poudre de cubèbe par l'éther d'abord, et ensuite par l'alcool à 95°; on mélange les deux extraits préparés séparément.

100 grammes d'extrait mou donnent 84 gr. 61 d'extrait desséché dans le vide et 80 gr. 76 d'extrait desséché à 100°.

100 grammes d'extrait desséché à 100° donnent 23 gr. 81 de cendres et celles-ci contiennent 59,04 p. 100 de carbonate de potasse.

Caractères spécifiques. — Le poivre cubèbe renferme : 1° une *essence* formée par un peu de terpène, un sesquiterpène et un carbure à point d'ébullition élevé; 2° de la *cubébine;* 3° de l'*acide cubébique.*

La cubébine peut être facilement recherchée dans l'extrait. Pour cela, on triture 2 grammes de la préparation avec de la chaux vive, le mélange est épuisé par de la benzine, on filtre et on évapore ; on obtient un résidu vert foncé d'une odeur piquante, poivrée, très intense. Une parcelle de ce résidu, traitée par de l'acide sulfurique, donne une belle coloration rouge brique qu'une addition d'eau fait disparaître.

Une autre partie de l'extrait benzénique, oxydée par de l'acide azotique, donne un mélange d'acide oxalique et d'acide picrique; ce dernier acide se met facilement en évidence; la solution est, dès lors, colorée en jaune et teint la soie.

D'après KREMEL, si on dissout une trace d'extrait de cubèbe dans de l'acide sulfurique concentré, il se forme, par suite de la présence de l'acide cubébique, une coloration rouge cramoisi et, si on ajoute un peu de chromate neutre de potasse, le mélange devient vert.

EXTRAIT ALCOOLIQUE D'IPÉCA

Cet extrait est préparé par épuisement de la racine d'ipéca au moyen de l'alcool à 70°. Sa consistance est ferme.

Caractères d'identité. — Un gramme dissous dans 50 centimètres cubes d'eau distillée donne un soluté légèrement trouble, filtrant difficilement : on obtient alors une liqueur limpide brun rougeâtre. La solution aqueuse, non filtrée, traitée par l'acide sulfurique, devient limpide en se colorant en jaune foncé : même résultat si on emploie la lessive de potasse, avec cette différence que la liqueur, d'abord limpide, se trouble ensuite peu à peu.

Caractères spécifiques. — L'extrait d'ipéca renferme un alcaloïde, l'*émétine*, que l'on peut rechercher de la façon suivante : on prend 2 grammes d'extrait que l'on traite par de la benzine bouillante ; l'émétine, peu soluble à froid dans ce véhicule, se dissout très bien à chaud. La solution benzénique obtenue est presque incolore ; on l'évapore, le résidu brunâtre est divisé en deux parties : la première est dissoute dans l'eau distillée, cette solution précipite par les réactifs de Marmé et de Valser et par le tannin; la seconde partie du résidu benzénique est traitée, dans une capsule, par quelques gouttes d'une solution saturée de phosphomolybdate de soude dans l'acide sulfurique, on ajoute une goutte d'acide chlorydhrique concentré; on observe une belle coloration bleu indigo foncé. C'est une application de la réaction de Podwyszotski à la diagnose de l'extrait d'ipéca.

Caractères de contrôle. Dosage de l'émétine. — Plusieurs procédés de dosage de l'émétine dans la racine d'ipéca ont été proposés dans ces derniers temps; après les avoir expérimentés, nous avons adopté, comme étant plus pratique et aussi plus exacte, la méthode de Keller que nous avons appliquée à l'extrait d'ipéca. Dans tous les procédés publiés, comme dans celui de Keller du reste, on dose l'émétine; mais il résulte des travaux de B. H.-Paul et J. Cownley que l'ipéca renferme, outre l'émétine, un autre alcaloïde, la *céphœline*, qui en est l'homologue inférieur[1]. Ces deux principes immédiats sont solubles dans le chloroforme et on les dose ensemble à l'état d'émétine, mais, étant donnée la faible différence entre les poids moléculaires très élevés de ces deux produits, le dosage tel que nous proposons de le pratiquer, suivant les indications de Keller, peut être considéré comme exact.

Voici comment on opère: on prend 2 grammes d'extrait qu'on triture avec du sable lavé et légèrement chauffé, le mélange est desséché au bain-marie et est épuisé avec 90 grammes d'éther sec, et on ajoute ensuite 30 grammes de chloroforme. Au bout de cinq minutes, on verse dans le flacon 10 centimètres cubes d'ammoniaque à 10 p. 100 et, pendant une demi-heure, on agite fréquemment et vivement

---

1. A côté de ces deux alcaloïdes, il en existe un troisième, appelé *psychotrine*, se trouvant en petite quantité et thérapeutiquement inactif.

le mélange. On ajoute alors 10 centimètres cubes d'eau et on agite de nouveau fortement pendant deux à trois minutes. On décante 100 centimètres cubes de liqueur claire que l'on agite à deux ou trois reprises, dans un entonnoir à séparation, avec de l'acide chlorhydrique à 1 p. 100, en employant successivement 25, 15 et 10 centimètres cubes. La solution aqueuse acide, versée dans un entonnoir à séparation, est alcalinisée avec l'ammoniaque, puis agitée à deux reprises avec 50 grammes d'un mélange d'éther (deux parties) et de chloroforme (une partie). On filtre la solution d'alcaloïdes dans un vase de Bohême; on évapore lentement au bain-marie et on titre les alcaloïdes en faisant digérer le résidu de la solution éthéro-chloroformique avec 10 centimètres cubes d'acide sulfurique titré déci-normal. L'excès d'acide sulfurique non combiné aux alcaloïdes est dosé avec une solution déci-normale de soude, en se servant, comme indicateur, d'une solution au 100e d'hématoxyline. Le résultat est calculé en émétine.

1 centimètre cube d'acide sulfurique déci-normal correspond à 0 gr. 0254 d'émétine.

EXTRAIT DE NOIX VOMIQUE

Le Codex de 1908, obéissant aux décisions de la Conférence internationale, donne la préparation d'un extrait par l'alcool à 70° exactement titré et devant contenir 16 p. 100 d'alcaloïdes totaux. La technique pour son obtention est celle qui a été indiquée par HÉBERT, qui s'est inspiré du procédé de préparation de la Pharmacopée des États-Unis.

En principe, les noix vomiques sont épuisées par l'alcool à 70°; la teinture qui en résulte est distillée et concentrée jusqu'à un poids donné. La colature est ensuite dégraissée par traitement à l'éther et, une fois privée par chauffage au bain-marie des traces d'éther qu'elle renferme, on détermine la proportion d'extrait sec qu'elle fournit et la proportion des alcaloïdes totaux qu'elle contient. Ces données étant établies, on ajoute au liquide une proportion de sucre de lait telle que l'extrait sec obtenu renferme la proportion indiquée de 16 p. 100 d'alcaloïdes totaux.

Pour toutes ces opérations quelque peu délicates, nous renvoyons le lecteur au Codex de 1908, page 276.

Siégler propose, pour dégraisser l'extrait fluide dans la première phase de l'opération, d'y ajouter de la paraffine et de chauffer une demi-heure à 70-80° en agitant. Par le refroidissement, la paraffine entraîne l'huile et vient nager à la surface. On l'enlève et le liquide est soumis ensuite aux traitements ultérieurs.

Caractères spécifiques. — On dissout 2 grammes d'extrait dans un mélange de 5 centimètres cubes d'eau, 5 centimètres cubes d'ammoniaque et 15 centimètres cubes d'alcool à 96°. La solution est agitée avec du chloroforme. La liqueur chloroformique décantée est évaporée : on obtient un résidu visqueux très coloré que l'on reprend par de l'éther sec qui dissout la majeure partie des matières colorantes et résineuses et on jette sur un filtre sans plis. Sur le produit resté sur le filtre, on recherche la brucine. A cet effet on traite une parcelle de la substance par de l'acide azotique, on obtient une belle coloration rouge sang, qui devient violette en présence du bisulfite de soude ; si on ajoute ensuite une trace de sulfhydrate de sodium, le mélange devient vert.

Dosage des alcaloïdes totaux. — Le Codex de 1908 (voir p. 277) a adopté, comme procédé de dosage des alcaloïdes totaux (*strychnine et brucine*), celui de la Pharmacopée des États-Unis avec quelques modifications de détail.

La Pharmacopée suisse mentionne une technique pour l'évaluation des alcaloïdes qui donne aussi de bons résultats. Voici en quoi elle consiste :

On dissout, dans un matras de 200 centimètres cubes de capacité, 1^{gr},2 d'extrait de noix vomique dans un mélange de 4 grammes d'alcool et de 8 grammes d'eau. La solution est évaporée au bain-marie jusqu'à réduction à 7 grammes, en donnant au matras une position aussi horizontale que possible, et elle est ensuite additionnée après refroidissement de 40 grammes de chloroforme et de 80 grammes d'éther.

On agite ; on ajoute 2 grammes d'ammoniaque et on laisse en contact pendant cinq minutes en agitant vigoureusement à plusieurs reprises. Le mélange est laissé au repos durant un quart d'heure.

Dans un matras de 300 centimètres cubes de capacité, on introduit alors 100 grammes de liquide éthéré-chloroformique, en le filtrant sur un morceau de coton hydrophile, et distillé immédiatement.

On verse, à trois reprises, 5 centimètres cubes d'éther sur le résidu et évapore chaque fois l'éther complètement.

Le résidu est dissous dans 5 centimètres cubes d'alcool absolu, puis additionné de 20 centimètres cubes d'éther, 10 centimètres cubes d'eau et 3 gouttes d'hématoxyline ; ce mélange est titré au moyen de l'acide chlorhydrique décinormal jusqu'à coloration brun rouge de la couche aqueuse.

On ajoute ensuite 30 centimètres cubes d'eau, et on titre, en agitant vigoureusement et à plusieurs reprises le flacon fermé, jusqu'à ce que la couche aqueuse ait pris une couleur jaune citron et qu'une nouvelle addition d'acide n'accentue plus la décoloration.

Le titrage doit exiger 4^{cm3},4 d'acide chlorhydrique décinormal, ce qui correspond à la teneur de 16 p. 100 en alcaloïdes, exigée par la Conférence internationale de Bruxelles (1 centimètre cube d'acide chlorhydrique décinormal correspond à 36^{mm3},4 d'alcaloïdes).

EXTRAIT D'OPIUM

L'extrait d'opium de la nouvelle Pharmacopée est, comme celui du précédent Codex, un extrait aqueux de consistance ferme, bien lié, élastique sous le doigt, noirâtre, d'une odeur prononcée d'opium et de saveur amère.

La Conférence internationale a fixé sa teneur en morphine à 20 p. 100 ; il doit être titré et, dans le cas où son titre serait trop élevé, celui-ci doit être ramené au taux de 20 p. 100 par addition de sucre de lait.

Un gramme, dissous dans 50 centimètres cubes d'eau distillée, donne une solution limpide, brun rougeâtre, donnant avec le sous-acétate de plomb un précipité abondant gris brunâtre ; elle se colore en rouge foncé par le perchlorure de fer. La solution d'extrait précipite en brun marron par la lessive de potasse ou de soude. L'ammoniaque la précipite en brun foncé et le précipité cailleboté est soluble dans un excès de réactif.

100 grammes d'extrait du Codex donnent $89^{gr},39$ d'extrait desséché dans le vide et $87^{gr},88$ d'extrait desséché à 100°.

100 grammes d'extrait desséché à 100° fournissent à l'incinération $7^{gr},40$ de cendres et celles-ci contiennent 11,07 p. 100 de carbonate de potasse.

D'après YVON, l'extrait d'opium préparé suivant les indications du Codex renferme en moyenne 18 p. 100 d'eau.

Caractères spécifiques. — L'extrait aqueux d'opium renferme une proportion telle de morphine que sa solution aqueuse présente directement les caractères généraux de la morphine. C'est ainsi que, suivant LEPAGE, le soluté aqueux, chauffé avec une solution d'acide iodique au huitième, réduit ce dernier composé avec mise en liberté d'iode, et, si on ajoute au mélange refroidi du sulfure de carbone, celui-ci se sépare avec une belle coloration rose.

De plus, la solution aqueuse de l'extrait se colore en bleu par un mélange de ferricyanure de potassium et de perchlorure de fer : c'est la réaction de KALBRUNNER. Elle précipite directement et abondamment par les réactifs principaux des alcaloïdes.

Enfin, cette même solution, traitée par le perchlorure de fer, se colore en rouge foncé par suite de la présence de l'acide méconique.

Caractères de contrôle. — Pour évaluer la richesse en morphine de l'extrait d'opium, on a donné des procédés nombreux et variés.

Le Codex de 1908 applique à l'extrait la technique du dosage qu'il prescrit pour l'opium brut. Nous renvoyons le lecteur à notre Pharmacopée, page 280.

On peut aussi appliquer à l'estimation en morphine de l'extrait d'opium le procédé LÉGER, dit à l'ammoniaque, modifié par L. PICARD, qui se pratique de la façon suivante :

On prend 3 grammes d'extrait d'opium et 48 centimètres cubes d'eau de chaux officinale ; on délaie l'extrait dans l'eau alcaline et on laisse en macération pendant deux heures dans le mortier soigneusement couvert. Dix à quinze minutes avant la filtration, on ajoute 0^{gr},50 de salicylate de soude. Puis on filtre sur un filtre plissé de 14 centimètres de diamètre en ayant soin de couvrir l'entonnoir.

On met dans un flacon 36 centimètres cubes du filtrat, on ajoute 4 centimètres cubes d'éther et on neutralise la liqueur en versant goutte à goutte la solution officinale d'ammoniaque avec une mince bande de tournesol pour indicateur, et on vérifie après chaque goutte.

Après le virage obtenu, on ajoute VI gouttes en plus. On ferme le flacon et on agite pendant dix minutes et on laisse vingt-quatre heures en repos.

Le liquide est ensuite décanté sur deux filtres lisses équilibrés, placés l'un dans l'autre, et la morphine est réunie sur le filtre. Les cristaux restés dans le flacon sont décantés avec 8 centimètres cubes d'eau distillée pour les amener entièrement sur le filtre.

On ferme la douille de l'entonnoir avec un tube de caoutchouc de 20 centimètres de longueur et une pince, on remplit filtre et entonnoir d'eau distillée additionnée de quelques gouttes d'éther, on laisse écouler après cinq minutes ; ce lavage est renouvelé.

On dessèche à l'étuve à 100° et on pèse après refroidissement dans un lieu bien sec.

Facultativement, dit L. PICARD, on peut laver le filtre et le précipité avec 20 centimètres cubes de benzine et dessécher à nouveau ; ce lavage enlève tout au plus 2 centigrammes de précipité, quantité tout à fait négligeable.

EXTRAIT DE RHUBARBE

Caractères spécifiques. — Cet extrait est obtenu par l'eau ; il est de consistance molle ; étalé en couches minces sur une paroi blanche, il est jaune brun.

Cet extrait renferme des tannoïdes, corps donnant les réactions générales des tannins et des corps à action purgative, des glucosides oxyméthylanthraquinoniques qui donnent la réaction dite de BORNTRÄGER. Cette réaction qui caractérise l'extrait de rhubarbe s'effectue de la façon suivante :

On dissout $0^{gr},20$ à $0^{gr},25$ d'extrait dans 5 centimètres cubes d'eau et on ajoute 10 à 15 centimètres cubes d'éther ; on agite. Après repos, on décante l'éther qui est coloré en jaune. La liqueur éthérée est additionnée de 5 centimètres cubes d'eau et de V gouttes d'ammoniaque. Le liquide aqueux se colore en rouge cerise.

EXTRAITS FLUIDES

—

Les extraits concentrés en consistance molle, ferme ou sèche, présentent un inconvénient grave, résultant de l'action prolongée de la chaleur, qui prédispose les principes actifs à des transformations ou à des altérations qui peuvent modifier l'action physiologique du médicament. Il y a plus : on observe très souvent une insolubilité plus ou moins grande de l'extrait dans le véhicule qui a servi à sa préparation. Les altérations provoquées par l'action combinée de l'air et de la chaleur se font principalement dans les derniers temps de l'évaporation, c'est-à-dire lorsque l'extrait, déjà amené à un certain degré de concentration, doit encore être évaporé pour avoir la consistance exigée. Un extrait quelconque, pris parmi ceux qu'on vient d'étudier, dans le chapitre précédent, aura une composition qui variera suivant l'époque de la préparation, l'épuisement complet de la plante, le degré de concentration toujours difficile à rendre uniforme, etc., à tel point que le rapport entre le poids de l'extrait obtenu et celui de la substance qui l'a fourni ne sera jamais constant.

Pour ces diverses raisons, la Pharmacopée des États-Unis a, l'une des premières, admis les extraits fluides sous le nom de *fluid extraits*. Son exemple a été suivi par les Pharmacopées autrichienne, hollandaise, suisse, italienne, danoise, germanique, etc.

17.

Le premier avantage de ces extraits est de présenter un rapport simple entre la quantité de substance employée et celle de l'extrait obtenu : en général, 1 centimètre cube de la solution extractive correspond à 1 gramme de la matière première. En Allemagne et en Suisse, c'est le poids de l'extrait qui correspond au poids de la drogue : 1 gramme d'extrait fluide contient les principes actifs d'un gramme de substance.

Cette forme thérapeutique représente donc des médicaments d'une valeur thérapeutique bien déterminée. De plus, dans les extraits fluides, comme on le verra plus loin lors de la préparation, les premières liqueurs de percolation, constituant une véritable teinture concentrée et renfermant la presque totalité des principes actifs, ne sont pas soumises à l'action de la chaleur. Ces derniers ne subissent pas, dès lors, les altérations quelquefois profondes que l'on observe souvent dans les extraits préparés par une évaporation prolongée en présence de l'air.

Ajoutons également que leur conservation semble être aussi plus facile que celle des extraits concentrés, qui, très hygrométriques, se liquéfient et se laissent envahir par les moisissures.

Certains pharmacologistes prétendent à tort, à notre avis, que les extraits fluides se prêtent mieux à l'administration des substances médicamenteuses et à la confection des diverses formes pharmaceutiques ; il suffit de faire remarquer que les extraits concentrés sont d'un emploi plus facile pour la préparation des pilules, par exemple.

Il faut reconnaître que ces préparations ont été souvent, à tort, l'objet de critiques sévères de certains pharmacolologistes et qu'obtenues dans certaines conditions elles doivent mériter notre attention. Déjà, du reste, la pratique pharmaceutique a depuis longtemps profité de l'emploi des extraits fluides et, comme le dit Em. Boucquelot, la Commission de revision du Codex ne pouvait, cette fois, refuser de les accueillir, d'autant plus qu'en l'absence de formules officielles, chaque pharmacien emploie telle ou telle formule, et il en résulte des produits variables d'une officine à l'autre, sinon comme activité, du moins comme apparence.

Le Codex de 1908 a adopté les extraits fluides de *Bourdaine*, de *Cascara*, de *Coca*, de *Cola*, de *Condurango*, de *Seigle ergoté*, de *Grindelia*, d'*Hamamelis*, d'*Hydrastis*, de *Salsepareille* et de *Viburnum*.

Pour toutes ces opérations, le poids de l'extrait fluide correspond exactement au poids de la drogue employée, desséchée à l'air et pulvérisée. Tous ces extraits s'obtiennent, par percolation, en employant de l'alcool à des degrés variant avec chacun d'eux : alcool à 80°, à 75°, à 70°, à 60°, à 50°, à 45° et à 30°.

Le Codex admet deux types de préparation :

1° *Le type de l'extrait fluide de Bourdaine* qui consiste à humecter la drogue pulvérisée (1 kilog.) avec l'alcool au degré indiqué, à laisser en contact pendant deux heures, puis à introduire le mélange dans un percolateur. On ajoute de l'alcool jusqu'à ce que le liquide commence à s'écouler. On ferme le robinet du lixiviateur et on laisse macérer pendant vingt-quatre heures. Au bout de ce temps, on procède à la lixiviation de façon à recueillir d'abord 800 grammes de liquide *que l'on met de côté*. Ceci fait, on complète l'épuisement de la substance par lixiviation. Ces secondes liqueurs recueillies sont distillées afin d'en retirer l'alcool et on concentre jusqu'à *réduction à 200 grammes*, lesquels sont ajoutés aux 800 grammes mis à part et qui n'ont pas subi l'action de la chaleur. On filtre ensuite après séjour de deux jours dans un endroit frais.

D'après ce type de préparation, on obtient les extraits de *Bourdaine* (alcool à 30°), de *Cascara Sagrada* (alcool à 50°), de *Condurango* (alcool à 45°), d'*Hydrastis* (alcool à 70°).

2° *Le type de l'extrait fluide de Grindelia* dans lequel on procède, comme pour le précédent, jusqu'à obtention de la portion de 800 grammes mise en réserve, avec cette différence toutefois que la macération de la drogue avec l'alcool qui l'imprègne est de quarante-huit heures au lieu de vingt-quatre heures. Puis on lixivie et on met à part 800 grammes également du premier liquide. On achève la percolation, on distille ces secondes liqueurs pour en retirer l'alcool et on évapore le résidu au bain-marie en *consistance d'extrait*. Ce dernier est redissous dans les 800 grammes mis primitivement en réserve, et on complète le poids de 1 000 grammes avec l'alcool d'un degré égal à celui qui a servi à la percolation.

On prépare, d'après ce type, les extraits fluides de *Grindelia* (alcool à 75°), d'*Hamamelis* (alcool à 45°), de *Salsepareille* (alcool à 30°), et de *Viburnum* (alcool à 80°).

La différence entre ces deux types de préparation consiste donc surtout dans la concentration donnée aux secondes liqueurs d'épuisement : pour le type « Extrait de Bourdaine », celles-ci sont concentrées jusqu'au poids de 200 grammes, nécessaires pour compléter 1 000 grammes avec les 800 grammes mis en réserve. Dans le type « Extrait de Grindelia », les secondes liqueurs d'épuisement sont concentrées, au contraire, jusqu'à consistance d'extrait et, pour compléter les 1 000 grammes avec les 800 grammes primitifs, on redissout cet extrait dans ces 800 grammes et on ajoute quantité suffisante de l'alcool à employer pour faire le poids de 1 000 grammes.

La préparation et les propriétés de ces extraits ont été étudiées avec beaucoup de soin par J. Warin, dans le laboratoire de Bourquelot, et toutes les indications précises données par cet auteur ont été acceptées pour la rédaction du Codex de 1908.

D'après Warin, si la lixiviation est bien conduite, 10 litres de dissolvant suffisent pour atteindre un épuisement à peu près complet d'un kilogramme de substance.

Les degrés de l'alcool à employer ont été choisis non seulement pour dissoudre facilement les principes thérapeutiquement actifs, mais aussi de façon que ces derniers restent bien à l'état de dissolution dans la préparation finale (WARIN).

Dans la préparation de ces divers extraits fluides, on doit se conformer exactement aux indications du Codex de 1908, en ce qui concerne la grosseur de la poudre desséchée mise en œuvre et la façon dont doit être conduite la lixiviation.

Notre Pharmacopée a adopté pour la préparation de l'extrait fluide de seigle ergoté un mode d'obtention tout à fait particulier, étant donné que cet extrait est surtout destiné aux injections hypodermiques, ce qui nécessite la suppression de l'emploi de l'alcool, de la glycérine, et l'obligation d'obtenir un produit aussi peu acide que possible.

En principe, cet extrait, qui représente poids pour poids de la plante employée est obtenu par lixiviation avec de l'eau faiblement acidulée par l'acide tartrique. Le lixivié, évaporé à un volume donné, est saturé par le carbonate de chaux et précipité par une quantité telle d'alcool à 95° que le degré alcoolique du mélange soit voisin de 60°. On filtre et on évapore l'alcool. Le résidu est additionné de 300 grammes d'eau de laurier-cerise et d'eau pour obtenir un poids de 1 000 grammes d'extrait fluide auquel on ajoute, pour assurer la conservation, 1 gr. 50 d'acide salicylique, et on filtre.

PHARMACIE APPLIQUÉE

EXTRAIT FLUIDE DE BOURDAINE

Les principes actifs de la bourdaine, entrant dans la composition de l'extrait fluide, sont purgatifs; ils sont formés soit par des oxyméthylanthraquinons, soit par des glucosides de ces derniers composés, glucosides qu'on désigne souvent sous le nom d'anthraglucosides. La *franguline*, isolée de l'écorce de bourdaine, est un anthraglucoside.

Les anthraglucosides contenus dans l'extrait fluide de bourdaine donnent la réaction de Borntraeger, ce qui permet d'identifier cet extrait; pour cela, on dissout 1 centimètre cube d'extrait dans 10 centimètres cubes d'eau. On prend 5 centimètres cubes de cette solution que l'on agite avec 10 centimètres cubes d'éther. On décante la liqueur éthérée surnageant après repos : celle-ci est colorée en jaune, et par addition d'ammoniaque diluée elle devient incolore, tandis que la couche aqueuse se colore en rouge cerise.

Warix a basé sur cette réaction un dosage des composés anthraquinoniques de l'écorce de bourdaine par un examen colorimétrique comparatif de la réaction de Borntraeger avec la teinte que donne, dans les mêmes conditions, une solution titrée d'émodine.

On peut substituer, dans un but frauduleux, l'extrait fluide de cascara, riche également en composés oxyméthyl-anthraquinoniques, à l'extrait de bourdaine.

Warix préconise d'utiliser, pour les distinguer, les deux réactions suivantes :

En agitant avec de l'éther les extraits fluides de bourdaine et de cascara dont on a préalablement chassé l'alcool par la chaleur, la couche éthérée qui surnage est jaune. Si l'on fait évaporer sur une plaque de porcelaine quelques gouttes de cette solution éthérée et qu'on ajoute une goutte d'ammoniaque, il se développe, avec les deux extraits, une belle couleur rouge cerise. Si, au lieu d'ammoniaque, on passe sur la tache jaune une baguette de verre qui a été trempée dans l'acide sulfurique concentré, la tache provenant de la bourdaine prendra une coloration rose tendre, tandis que celle du cascara donnera une coloration vieux rose tirant sur couleur saumon.

D'après Rentsch, on peut encore reconnaître ces deux extraits l'un de l'autre de la façon suivante :

Une petite quantité d'extrait est desséchée dans une capsule de porcelaine à une température de 100°, puis pulvérisée et placée sur un petit verre de montre au-dessus d'un microbrûleur. On recouvre d'une lame porte-objet et on chauffe à 140°. Dans le cas de l'extrait de bourdaine, on voit se constituer de très beaux cristaux aiguillés et entre-croisés, tandis que, pour l'extrait de Cascara, on ne perçoit aucune trace de cristaux, même en chauffant très longtemps.

EXTRAIT FLUIDE DE COCA

La nouvelle Pharmacopée n'a pas donné de procédé de dosage des principes alcaloïdiques de cet extrait.

Voici la méthode qu'a employée Warix pour évaluer les alcaloïdes dans l'extrait fluide du nouveau Codex et pour lequel il a trouvé une teneur de 0 gr. 296 p. 100 :

On prend 20 grammes d'extrait fluide que l'on mélange à 10 grammes de magnésie. Le mélange est évaporé à siccité à une température d'environ 60°. Le produit sec et pulvérisé est épuisé, au lixiviateur de Soxhlet, par de l'éther à 66°. La liqueur éthérée est concentrée à environ 50 grammes et on l'agite dans un flacon, d'abord avec 10 grammes d'acide chlorhydrique au 1/10°, puis, à deux reprises, avec 5 grammes d'eau additionnée de quelques gouttes d'acide chlorhydrique. Les liquides acides, séparés de l'éther et réunis, sont versés dans une ampoule à robinet et agités à plusieurs reprises avec de l'éther jusqu'à ce que celui-ci ne se colore plus. La solution aqueuse est alors séparée et replacée en boule à décantation et additionnée d'une solution de soude caustique, de façon à précipiter les alcaloïdes. On agite alors, à deux reprises, avec 20 grammes d'éther. Les liqueurs éthérées sont réunies et évaporées à une température ne dépassant pas 80°. On obtient ainsi les alcaloïdes que l'on pèse.

D'après la Pharmacopée suisse, si on chauffe le résidu des alcaloïdes, pendant trois minutes, avec XV gouttes d'acide sulfurique et qu'on ajoute avec précaution 1 centimètre cube d'eau, on perçoit l'odeur des éthers benzoïques ; après refroidissement, on trouve des cristaux, qui disparaissent par addition de 2 centimètres cubes d'alcool.

EXTRAIT FLUIDE DE COLA

D'après les travaux récents sur la noix de cola, E. PERROT et A. GORIS estiment que cette drogue ne contient que trois corps chimiquement définis : deux bases xanthiques, la caféine et une petite quantité de théobromine, et la kolatine, corps se rapprochant des tannins à nature phénolique, semblant être combiné à la caféine et n'existant que dans la cola fraîche.

D'après WARIN, l'extrait fluide de Cola a une densité de 0,976 et il donne 12 gr. 82 d'extrait sec pour 100 centimètres cubes.

Le Codex de 1908 (voir ce volume, p. 262) donne un procédé de dosage de la caféine qui, en principe, consiste à épuiser, par le chloroforme, l'extrait privé d'alcool et mélangé à la magnésie calcinée. La liqueur chloroformique donne par évaporation un résidu suffisamment pur de caféine. D'après notre Pharmacopée, 100 grammes d'extrait fluide de cola doivent renfermer au moins 1 gr. 25 de caféine.

EXTRAIT FLUIDE D'HYDRASTIS

Cette préparation contient trois alcaloïdes ; l'hydrastine, la berbérine et la canadine.

Cet extrait fluide, d'après WALTER DULIÈRE, en raison de son prix élevé, est un de ceux qui sont susceptibles d'être fraudés.

Le Codex de 1908 estime qu'il doit renfermer, pour 100 grammes, au moins 2 grammes d'hydrastine et, à cet égard, il donne un procédé de dosage qui est celui de LINDE et qui a été adopté également par la Pharmacopée allemande.

Cet extrait doit répondre aux deux réactions d'identité suivantes :

1° A 2 centimètres cubes d'extrait, on ajoute 4 centimètres cubes d'acide sulfurique dilué officinal au 1/10ᵉ et on laisse reposer. Il devra se faire, au bout de quinze minutes au moins, un dépôt cristallin jaune de sulfate de berbérine ;

2° On dilue 1 centimètre cube d'extrait à 20 centimètres cubes par addition d'eau distillée. A 5 centimètres cubes de la solution, on ajoute 2 centimètres cubes d'acide chlorhydrique, puis 2 centimètres cubes d'eau de chlore : il se produira aussitôt une coloration rouge due à la berbérine. (Codex 1908.)

La Pharmacopée suisse ajoute une autre réaction d'identité qui s'effectue sur le résidu d'hydrastine provenant du dosage : si l'on dissout ce résidu dans 50 centimètres cubes d'eau, avec quelques gouttes d'acide nitrique dilué, qu'on ajoute à la solution 5 centimètres cubes de permanganate de potassium et qu'on agite le mélange jusqu'à décoloration, celui-ci doit présenter une fluorescence bleue.

GROUPE III

FORMES PHARMACEUTIQUES
A BASE DE DIVERSES MATIÈRES SUCRÉES

A. — *A base de Saccharose :* SACCHAROLÉS.

1° Saccharolés liquides :

    I.   — SIROPS.

2° Saccharolés mous :

    II.   — CONSERVES.
    III.   — ÉLECTUAIRES OU OPIATS.

3° Saccharolés solides :

    IV.   — PATES.
    V.   — TABLETTES.
    VI.   — PASTILLES.
    VII.   — SACCHARURES.
    VIII.   — GRANULÉS MÉDICAMENTEUX.
    IX.   — OLÉOSACCHARURES.
    X.   — CHOCOLATS MÉDICAMENTEUX.

B. — *A base de miel.*

    XI.   — MELLITES.
    XII.   — OXYMELLITES.

I. — SIROPS

Les sirops sont des préparations dont la viscosité est due au sucre, qui constitue en général les 2/3 de leur poids ; ils sont destinés à conserver certaines substances altérables et actives au point de vue thérapeutique ou à masquer la saveur des produits qui rentrent dans leur confection.

Division. — On a divisé les sirops en : *sirops simples* et *sirops composés* : les premiers sont ceux qui ne renferment qu'une substance active, les autres doivent leurs propriétés thérapeutiques à plusieurs substances ajoutées aux sirops.

Préparation. — En principe, la préparation du sirop comprend : la dissolution du sucre dans un véhicule qui peut être de l'eau distillée, ce qui constitue le sirop simple, ou un liquide aqueux chargé de principes médicamenteux, comme un macéré, un infusé, etc. Dans le premier cas, le sirop simple pourra être ultérieurement additionné, dans un but thérapeutique, d'une teinture, d'une alcoolature, d'une essence, etc., pour donner un sirop médicamenteux.

Le sucre, qui doit être employé à la confection des sirops, doit être la saccharose ; il convient surtout de prendre les sucres en pains ou sciés qui sont des produits raffinés et non les sucres bruts, comme les sucres jaunes ou bruns de troisième jet, qui contiennent des substances salines et du sucre cristallisable.

D'après P. CARLES, les sucres cristallisés de premier jet,

sucres non raffinés, présentent l'inconvénient de se dissoudre lentement et de renfermer très souvent du sucrate calcaire; leur usage doit donc être évité dans la préparation des sirops.

La proportion de sucre employée est d'environ deux parties pour une partie de dissolvant; elle varie suivant la nature de la colature, elle est moindre pour les sirops préparés soit avec des liqueurs vineuses, soit avec des sucs acides. Dans tous les cas, on doit donner à la préparation une densité déterminée, sur laquelle nous allons revenir dans un instant.

La préparation des sirops se fait : 1° par solution à froid; 2° par solution à chaud ; 3° par solution à chaud et concentration.

Pour les sirops par solution à froid, on ajoute au dissolvant le sucre concassé qu'on laisse dissoudre à la température ordinaire, en ayant soin d'agiter de temps en temps pour favoriser la dissolution.

Lorsqu'on veut avoir recours à la solution à chaud, on dissout le sucre dans la colature chauffée au bain-marie ; dans certains cas, pour obtenir la densité déterminée, il est nécessaire de concentrer le mélange par évaporation. Cette concentration se fait à feu nu, en ayant soin de chauffer modérément pour éviter la caramélisation du sucre. Cette opération porte le nom de *cuite* du sirop.

Quel que soit le procédé employé, les sirops doivent avoir une densité déterminée, c'est-à-dire que le sucre et le liquide doivent être dans un rapport constant. Si cette condition n'est pas remplie, le sirop, par suite d'un excès d'eau, fermente et se recouvre de moisissures ; si, au contraire, il y a un excès de sucre par suite d'une trop grande concentration, il cristallise et présente ensuite, par le dépôt toujours croissant du sucre, les inconvénients des sirops renfermant un excès d'eau.

En général, les sirops amenés à une concentration convenable doivent avoir une densité voisine de 1,32 à la température de + 15° et de 1,26 lorsqu'ils sont bouillants.

Pour juger de la cuisson, c'est-à-dire de la densité convenable d'un sirop, on se sert du densimètre de Brisson, aréomètre à poids constant, que l'on plonge dans le sirop ; le point d'affleurement représente la densité du liquide (voir densimètre Brisson, p. 72). Cet instrument a pris la place de l'aréomètre de Baumé dont la graduation est arbitraire et qui est maintenant abandonné dans la pratique.

On a proposé d'autres procédés pour déterminer le degré de cuite du sirop. C'est ainsi qu'un sirop bien cuit doit bouillir à la température de 105°. On se sert aussi de certains signes spéciaux que l'on observe, par exemple, en soufflant à la surface du liquide, il se forme une membrane plissée (cuisson à la pellicule), ou en laissant tomber le sirop bouillant, soit à l'aide d'une cuillère (cuisson à la perle), soit à l'aide d'une écumoire (cuisson à la nappe), ou en étirant entre le pouce et l'index une petite quantité de sirop bouillant (cuisson au petit et au grand filet), ou encore en prenant le sirop sur une écumoire, et en soufflant au travers des trous pour obtenir des petites bulles (cuisson au soufflé), ou enfin, en projetant le sirop bouillant dans l'eau froide, il forme une masse sèche et cassante (cuisson au cassé). Ajoutons que c'est seulement dans la fabrication des liqueurs que l'on met en pratique ces moyens peu scientifiques pour déterminer le degré de concentration des sirops.

Clarification. — Les sirops employés en pharmacie doivent être limpides ; on arrive à ce résultat par la clarification.

Le meilleur procédé de clarification est, sans contredit, la filtration au papier ; cette opération, autrefois longue et laborieuse, est rendue maintenant plus facile par l'emploi d'un papier à filtrer, comme celui de CHARDIN qui, malgré son épaisseur, donne un grand débit.

Le plus souvent on effectue, en pharmacie, la clarification par englobement et entraînement. On détermine la formation d'un dépôt ou d'une écume facilement séparable du liquide éclairci et contenant toutes les matières insolubles. A cet effet, on se sert du blanc d'œuf ou de la pâte à papier.

Le blanc d'œuf s'emploie battu avec une petite quantité du véhicule qui sert à la confection du sirop et que l'on ajoute au mélange de sucre et de liquide ; on chauffe doucement en agitant continuellement: l'albumine se coagule et entraîne dans l'écume les impuretés du sirop. On peut procéder d'une autre manière : on porte le sirop à l'ébullition et on ajoute peu à peu le liquide albumineux, en agitant bien toute la masse. Dans ce dernier procédé, la clarification est souvent imparfaite, car l'albumine se coagule dès qu'elle est en contact avec le liquide bouillant ; elle n'a donc pas le temps de se mélanger à toutes les parties du sirop.

P. CARLES a fait justement remarquer que, dans cette méthode de clarification, certains éléments du blanc d'œuf, non précipités par la chaleur, comme les peptones ou même les albumoses, restent en solution dans le sirop. Or, la présence des substances protéiques, en tant qu'aliment de prédilection d'une foule de micro-organismes, prédispose les sirops à l'altération. De plus, la soude introduite par l'albumine du blanc d'œuf, sous l'influence de la chaleur, caramélise plus ou moins les petites quantités de sucre interverti, toujours produites dans la fabrication du sirop, sans compter les autres altérations du fait de la soude s'exerçant sur les différents composés des sirops médicamenteux.

La clarification à la pâte à papier, indiquée par DESMARETS

ne présente pas tous ces inconvénients. On délaie du papier non collé (papier à filtrer) dans une petite quantité du véhicule destiné à la préparation du sirop, on le broie au mortier et on mélange la pâte au produit bouillant; le tout est versé sur la chausse d'Hippocrate et, après filtration. on passe le sirop une seconde fois à travers la même étoffe. D'après MAGNES-LAHENS, cette opération réussit bien à la condition d'opérer à la température de 35° à 40° et de se servir d'une chausse dont la capacité soit au moins le tiers du volume total du sirop. Le papier s'emploie à la dose de 20 grammes environ par litre de capacité de la chausse. P. CARLES recommande de laver la pâte à papier à l'eau bouillante, pour ne pas communiquer au sirop le goût désagréable de papier mâché.

Caractères des sirops. — Les caractères des sirops, à part leur viscosité et leur limpidité, sont éminemment variables en raison de la diversité des matières médicamenteuses, auxquelles ils doivent leur activité thérapeutique. Ils réduisent légèrement la liqueur de Fehling par suite des traces de sucre interverti formé pendant leur préparation. Nous reviendrons plus loin sur l'origine de ce sucre réducteur.

Conservation. — En principe, la meilleure méthode de conservation des sirops est de les stériliser par la chaleur et de les conserver dans un milieu lui-même stérilisé. C'est ce qu'on essaie de réaliser, lorsqu'on conseille de les mettre bouillants dans des bouteilles préalablement chauffées et de les boucher aussitôt, ou encore de plonger dans l'eau bouillante, pendant huit à dix minutes, les bouteilles de sirop hermétiquement bouchées et ficelées. Dans l'un ou l'autre des procédés, il faut avoir soin, après la stérilisation, d'agiter les bouteilles pour mélanger au sirop les quelques gouttes d'eau condensées pendant le refroidissement au sommet du goulot.

Mlle POPELIN propose pour la conservation des sirops le procédé suivant:

Ceux-ci sont enfermés, lorsqu'ils sont chauds, dans des fioles d'une capacité de 60 à 125 centimètres cubes au plus; ces fioles sont remplies, sans laisser d'espace pour l'introduction du bouchon ; sur le goulot de chaque fiole, on place une rondelle de papier à filtrer très épais, ayant un diamètre légèrement plus grand que le bord extérieur du sommet du goulot. Ces rondelles s'imprègnent du liquide : le sirop se refroidissant, son volume se contracte légèrement et les rondelles de papier sont attirées à l'intérieur du goulot. La partie aqueuse du sirop qui mouille les rondelles s'évapore rapidement et la fiole se trouve fermée par une croûte de sucre cristallisé, qui est imperméable à l'air extérieur et au sirop contenu dans le flacon ; les germes atmosphériques ne pouvant pénétrer dans les fioles, toute fermentation est impossible. Pour employer le sirop, il suffit d'enlever avec un couteau la rondelle obturatrice.

Comme dernière recommandation, les sirops doivent être renfermés dans un lieu frais et autant que possible à l'abri de la lumière.

Altérations. — On observe, dans la plupart des sirops, une inversion du saccharose, plus rapide dans les sirops à réaction acide et beaucoup plus lente dans les autres. BOURQUELOT a déjà montré qu'il suffit de proportions très faibles d'acides minéraux ou organiques pour déterminer la formation du sucre interverti ; HÉRISSEY a étudié la valeur de cette interversion dans quelques sirops acides du Codex. Il a montré, par exemple, que les sirops d'acide citrique, d'acide tartrique, de chlorhydro-phosphate de chaux, de lacto-phosphate de chaux, de perchlorure de fer, de sulfate de quinine, sont le siège d'une interversion notable et même considérable pour quelques-uns d'entre eux, tels que les sirops de phosphate acide de chaux et le sirop de perchlorure de fer. On peut juger du degré de cette altération d'après les chiffres donnés par Hérissey; ainsi, le sirop de phosphate acide de chaux contient, immédiatement après sa préparation, 83 gr. 33 de sucre interverti par litre et 277 gr. 70, dix semaines après sa préparation. Après ce dernier laps de temps, le sirop de perchlorure de fer contient jusqu'à 581 gr. 30 de sucre interverti par litre. D'après Gay, le sirop de gomme renferme aussi du sucre interverti, en raison de la faible acidité de la gomme.

Nous verrons, plus loin, à propos du sirop simple, que celui-ci réduit aussi légèrement la liqueur de Fehling. P. Yvon a montré que cette faible réduction de la liqueur cupropotassique est due à ce fait que le sucre raffiné en pains, même le plus pur, renferme pour ainsi dire toujours et sans qu'il y ait fraude, mais par suite de l'opération du raffinage, de très petites quantités de sucre réducteur. Yvon ajoute qu'une autre proportion de sucre interverti, très faible il est vrai, se forme pendant la préparation du sirop fait à chaud.

Les sirops dont le degré de concentration est trop faible fermentent facilement avec production d'alcool et d'acide carbonique, et l'alcool produit amène souvent la précipitation de certains principes; quelques préparations, faites néanmoins selon les indications densimétriques, peuvent également subir le phénomène de la fermentation, car les éléments qui entrent dans leur composition favorisent le développement des ferments organisés: dans cette catégorie, se trouvent les sirops de violette, d'ipéca, d'écorce d'oranges amères.

Ajoutons que si on a, contre toute recommandation, employé des sucres calcaires à la confection des sirops, il peut se produire des modifications profondes dans la composition du médicament par séparation des principes actifs précipités par l'alcalinité de la saccharose.

Falsifications. Essai. — Les sirops peuvent être l'objet de falsifications particulières à chacun d'eux et sur la nature desquelles nous aurons l'occasion de revenir dans l'étude pharmaceutique appliquée des sirops. Mais il y a des falsifications qui peuvent s'appliquer à tous les sirops en général, et dont la principale consiste à remplacer, partiellement ou en totalité, la saccharose par de la glucose ou du sirop de fécule commercial.

Les glucoses commerciales et les sirops de fécule renferment toujours des dextrines et du sulfate de chaux. Aussi, les sirops falsifiés par addition de l'une ou l'autre de ces substances précipiteront par addition d'alcool (dextrines) et les cendres, provenant de l'incinération de 5 grammes environ de sirop, contiendront une quantité relativement considérable de sulfate de chaux. En outre, ces sirops réduiront nettement la liqueur de Fehling à l'ébullition ; mais on ne doit pas oublier que nous avons précédemment signalé la formation possible de sucre interverti dans les sirops bien préparés ; la présence de sucres réducteurs n'est donc pas une preuve d'addition de glucose. La fraude ne devient évidente que si on décèle dans le sirop la présence de dextrines et de sulfate de chaux.

Il y a intérêt à doser, dans les sirops falsifiés, la *saccharose*, le *sucre interverti* et le *sirop de fécule*. Tout d'abord, on précipite les dextrines, provenant de l'addition du sirop de fécule, par l'alcool, on évapore la liqueur alcoolique et on dissout le résidu dans l'eau. Dans cette solution aqueuse, on dose la saccharose, le sucre interverti et la glucose par l'examen polarimétique, avant et après l'inversion, et par un dosage du sucre réducteur à l'aide de la liqueur de Barreswill.

Pour la technique de ce dosage, long et délicat, nous renvoyons le lecteur au *Dictionnaire des altérations et falsifications des substances alimentaires* de A. CHEVALLIER et BAUDRIMONT, 7ᵉ édition, *revue par* HÉRET, p. 319, t. II.

Il peut arriver que l'on remplace frauduleusement une partie du sucre par de la saccharine (imide sulfobenzoïque) en raison de son pouvoir sucrant considérable. Voici comment il faut opérer pour déceler cette fraude :

On prend 50 centimètres cubes de sirop que l'on étend de 50 centimètres cubes d'eau, on acidifie avec de l'acide sulfurique au 1/10ᵉ et on agite le tout avec 50 à 60 centimètres cubes d'éther. On décante la liqueur éthérée que l'on évapore. On goûte le résidu de l'évaporation qui est très sucré dans le cas de la présence de la saccharine. Puis, sur ce résidu, on verse 5 à 6 centimètres cubes de lessive de soude, on agite légèrement et on décante la liqueur alcaline dans un petit tube à essai que l'on chauffe pendant vingt minutes, entre 275° et 300° dans un bain de sable et on laisse refroidir. On ajoute 5 centimètres cubes d'eau et de l'acide chlorhydrique jusqu'à réaction acide. On transvase le tout dans un gros tube à essai et on ajoute 25 centimètres cubes environ de benzine cristallisable. On agite fortement, on laisse reposer, on recueille la couche benzénique qu'on lave avec soin avec 5 à 6 centimètres cubes d'eau pour enlever toute acidité. On filtre la solution benzénique décantée, on ajoute de l'eau et une goutte de perchlorure de fer. Si on obtient une coloration violette, c'est que le sirop renferme de la saccharine ; sa présence est confirmée encore par le goût sucré du résidu éthéré.

PHARMACIE APPLIQUÉE

SIROP DE SUCRE. — SIROP SIMPLE

Préparation. — 1° *A froid.* On prend :

18.

Sucre blanc . . . . 1.800 grammes.
Eau distillée . . . . 1.000   —

On effectue la dissolution à froid et on filtre au papier.
2° *A chaud*. On prend :

Sucre blanc . . . . 1.700 grammes.
Eau distillée . . . . 1.000   —

On fait dissoudre à chaud le sucre dans l'eau et, quand le liquide commence à bouillir, on filtre au papier.

Tel était le mode opératoire de préparation du sirop de sucre indiqué par le Codex de 1884.

P. Yvon a étudié avec beaucoup de soin le sirop simple relativement à sa préparation, à l'évaluation des proportions d'eau et de sucre en rapport avec la pureté actuelle des sucres raffinés commerciaux, à ses caractères (données physiques et chimiques).

Cet auteur démontre que le sirop, fait à chaud avec les sucres raffinés actuels et passé au premier bouillon, a une densité trop élevée, et que sa déviation polarimétrique comparée à celle du sirop fait à froid est trop grande (lorsqu'on prend une quantité de sirop correspondant à 16 gr. 30 de sucre, chiffre de l'essai officiel des sucres). Il estime que la proportion de sucre indiquée, 170 p. 100, est trop élevée et que, pratiquement, on peut l'abaisser à 165 p. 100.

Le sirop obtenu a alors une densité de 1,318 à 1,321 et la déviation polarimétrique, pour 25 gr. 355 de sirop pour 100 centimètres d'eau avec un tube de 20 centimètres et à 17°, est de + 100°4 après observation directe, et devient — 35°6 après inversion. Le sirop fait à froid présente alors la même déviation polarimétrique et sa densité est de 1,315. Avec ces données, P. Yvon estime que l'on peut maintenir comme densité du sirop de sucre, fait à froid ou à chaud, le chiffre approché de 1,32.

Ce même auteur a observé que le sirop de sucre renferme toujours du sucre réducteur provenant à la fois de celui qui existe en petite quantité dans les sucres raffinés en pains, et de celui qui prend naissance dans la préparation. La proportion de sucre interverti est à peu près insignifiante dans les sirops obtenus à froid ; elle peut être, au contraire, considérable pour les sirops faits à chaud si l'ébullition est plus ou moins prolongée, et P. Yvon recommande, à juste titre, de réduire au minimum la formation de sucre réducteur en employant les proportions aussi exactes que possible de sucre et d'eau, afin que le temps de la préparation soit aussi réduit que possible, et en nettoyant avec soin la bassine qui sert à la préparation. Car il faut ajouter que les traces d'acide qui peuvent souiller ces ustensiles sont suffisantes pour favoriser la transformation du sucre.

De cet important travail de P. Yvon, il résulte que l'on peut conserver, pour la préparation du sirop simple à froid, la proportion de 180 de sucre pour 100 et l'abaisser à 165 pour le sirop fait à chaud. Ces deux sirops ont alors une densité voisine de 1,32 à 15°.

Yvon ajoute que le sirop de sucre *récemment préparé* ne doit pas renfermer par litre une proportion de sucre réducteur supérieure à 1 gramme, dosé par la liqueur de Fehling.

De plus, 10 grammes de sirop de sucre mélangés avec de l'eau distillée en quantité suffisante pour obtenir un volume de 100 centimètres cubes, examinés au polarimètre dans un tube de 0 m. 20 à la température de 15°, devront donner :

Avant interversion, une déviation à droite de 8°34' ; après interversion, une déviation à gauche de 2°34 ; cette interversion étant faite avec de l'acide acétique cristallisable ou de l'acide sulfurique au 1/10° dans la proportion de 5 p. 100, et maintenant le mélange au bain-marie bouillant pendant trente minutes.

Nous engageons le lecteur à se reporter à l'article « Sirop simple » du nouveau Codex pour voir que la Commission de notre Pharmacopée a adopté en entier les conclusions du travail de P. Yvon.

SIROP DE GROSEILLES

Préparation. — Le sirop de groseilles et, en général, les sirops de sucs de fruits, se préparent en dissolvant le sucre dans le suc filtré ; la quantité de saccharose ajoutée est subordonnée à la densité du liquide, c'est-à-dire à sa richesse en sucre interverti.

On trouvera, dans le tableau suivant, le poids de sucre qu'il faut ajouter à 1.000 grammes d'un suc filtré dont la densité est déterminée par le densimètre de Brisson :

Densité du suc à + 15°.	Poids du sucre qu'il faut ajouter à 1 000 gr. de suc.
1.007	1.746 grammes.
1.014	1.692 —
1.022	1.638 —
1.029	1.584 —
1.036	1.530 —
1.044	1.476 —
1.052	1.422 —
1.060	1.368 —
1.067	1.314 —
1.075	1.260 —

On dissout à chaud, dans le liquide acide, la quantité de sucre indiquée et on passe au blanchet dès que le sirop commence à bouillir. Le produit refroidi doit marquer 1,33 au densimètre.

Cette opération doit s'effectuer dans une bassine en cuivre non étamée, et mieux dans un vase en porcelaine. Les vases étamés ont l'inconvénient de faire passer au violet la couleur rouge du sirop de groseilles.

G. Dethan prétend que le sirop préparé à froid dans des vases en verre ou en porcelaine se conserve mieux et ne laisse pas déposer de sucre par cristallisation.

Caractères. — Le sirop de groseilles est d'un beau rouge ; il possède une saveur acide et aromatique très agréable.

Composition. — Le sirop de groseilles renferme, en outre des *matières sucrées*, des *sels acides* et des *acides organiques libres*, comme les *acides tartrique. citrique* et *malique*, et des *matières colorantes*.

Falsifications. Essai. — Les sirops de groseilles falsifiés, appelés dans le commerce *sirops de fantaisie*, renferment peu et quelquefois pas du tout de suc de fruits : ce sont des sirops de glucose acidifiés par de l'acide citrique ou de l'acide tartrique. On aromatise avec des essences de fruits artificielles, on colore par de la cochenille ou, plus rarement, par des colorants dérivés de l'aniline.

D'après A. Renard, les sirops de groseilles et, en général, tous les sirops de fruits, donnent une proportion de cendres qui ne doit pas dépasser 0,2 à 0,4 p. 100.

Pour rechercher les *essences de fruits artificielles*, qui sont formées par divers éthers à base d'acides gras, comme les acides acétique, butyrique, valérianique, on distille une certaine quantité de sirop, on recueille les premiers produits de la distillation et on les fait bouillir pendant quelque temps avec de la potasse caustique, dans un petit ballon muni d'un réfrigérant ascendant. S'il y a des éthers, ceux-ci sont saponifiés ; on fait évaporer la liqueur et, dans le résidu, on recherche la présence des acides acétique, butyrique et valérianique, faciles à reconnaître à leurs réactions ou à leur odeur (A. Renard).

La recherche des *matières colorantes artificielles* se fait par les mêmes procédés que ceux qui sont employés pour l'analyse des vins. Nous renvoyons le lecteur, à ce sujet, au *Précis de chimie analytique* de DENIGÈS. Toutefois, voici une méthode qui permet de reconnaître, *en bloc*, les matières colorantes de la houille : un brin de laine, chauffé dans une capsule de porcelaine avec 10 grammes de sirop dilué de deux à trois volumes d'eau et acidifié par l'acide tartrique, ne doit pas être coloré après plusieurs lavages à l'eau ; les colorants dérivés de l'aniline se fixent au contraire sur la laine et ne peuvent être enlevés par lavage (RIEGEL).

Pour la recherche des diverses matières colorantes (sels de rosaniline, oseille, sulfo-dérivé de la rosaniline, etc.), nous renvoyons le lecteur au Codex de 1908, qui donne des procédés faciles à mettre en pratique.

On recherche le *sirop de fécule* par le dosage du sucre réducteur, avant et après inversion. On examine ensuite au polarimètre, après inversion et fermentation, pour voir si le liquide est dextrogyre. Pour faire fermenter, on ajoute à 100 centimètres cubes de sirop dilué par cinq parties d'eau 10 centimètres cubes d'acide chlorhydrique étendu ; on chauffe une heure au bain-marie, on neutralise exactement et on ajoute un peu de levure pressée, exempte d'amidon. Quand la fermentation a cessé, on ajoute 1/10 du volume d'acétate basique de plomb et 2/10 de carbonate de soude ; on agite ; on clarifie avec le talc et on examine au polarimètre. Si le liquide est dextrogyre, c'est qu'il renfermait du sirop de fécule (RIEGEL).

Quelquefois, on ajoute au sirop de groseilles, ou aux autres sirops de fruits, de l'*acide salicylique* pour aider à la conservation. On le reconnaîtra facilement en acidulant du sirop dilué par quelques gouttes d'acide sulfurique et agitant le mélange avec de l'éther ; on décante la liqueur éthérée, qui, après évaporation, donne un résidu qui se colore en violet par quelques gouttes de perchlorure de fer dilué, dans le cas de la présence de l'acide salicylique.

SIROP DE BAUME DE TOLU

Préparation. — On opère comme suit :

    Baume de Tolu . . . .   50 grammes.
    Eau distillée . . . . 1.000   —
    Sucre très blanc . . . . Q. S.

On fait digérer le baume de tolu avec la moitié de l'eau pendant deux heures, au bain-marie couvert, en ayant soin d'agiter fréquemment, on décante le soluté balsamique, que l'on remplace par la seconde partie de l'eau prescrite, et on fait digérer comme précédemment. On réunit le produit des deux digestions ; on laisse refroidir et on filtre au papier. On ajoute le sucre dans la proportion de 180 parties pour 100 parties du liquide. On fait un sirop, par simple solution, au bain-marie couvert et on filtre au papier (*Codex*).

Sous le prétexte de faire entrer en dissolution la plus grande partie possible des divers principes qui constituent le baume de tolu, on a donné des formules nombreuses et variées ; il serait trop long de les énumérer ; il semble, du reste, que l'on n'ait pas réussi à atteindre le but que l'on se proposait.

Huguet, qui a exécuté la plupart de ces formules, trouve que le sirop le meilleur est encore celui préparé par le procédé du Codex.

Récemment, A. Astruc et J. Cambe ont exposé une méthode de préparation du sirop de baume de tolu, plus précise dans ses détails et donnant un sirop plus chargé en principes que celui fait suivant notre Pharmacopée. Le principe de la préparation de ces auteurs est de *lixivier par l'eau chaude* le baume de tolu convenablement divisé. Ils préconisent d'opérer de la façon suivante :

On prépare tout d'abord un *Baume de tolu* granulé au 1/10 au moyen des proportions :

> Baume de tolu. . . . .   50 grammes.
> Alcool à 95°.   100   —
> Sable purifié.   450   —

On dissout le baume de tolu dans l'alcool; on verse le soluté sur le sable; on mélange avec soin, dans un mortier, par trituration prolongée ; on expose à l'air libre jusqu'à l'évaporation de l'alcool, en agitant de temps en temps pour éviter l'agglomération. On conserve ce produit granulé en flacon bouché, dans un endroit frais.

C'est ce baume de tolu granulé au 1/10ᵉ qui sert à Astruc et Cambe pour l'obtention de leur sirop.

Pour cela, on prend :

> Baume de tolu granulé au dixième.   500 grammes.
> Eau bouillante . . . .   Q. S.
> Sucre très blanc . . . .   1.800 grammes.

On place le granulé dans une allonge en verre fermée à la partie inférieure par un tampon de coton. On verse peu à peu de l'eau bouillante jusqu'à ce que l'on ait recueilli 1 000 centimètres cubes de colature.

On filtre après refroidissement. On ajoute le sucre et on fait un sirop par simple solution à une douce chaleur en vase clos.

Le sirop ainsi obtenu est limpide, fortement aromatique, d'un goût balsamique agréable ; ses caractères organoleptiques et, en particulier, son odeur sont même plus accentués que le sirop du Codex.

Caractères. — Le sirop de baume de tolu est d'une limpidité presque parfaite ; il est incolore et possède une odeur balsamique agréable ; il est acide au tournesol. Le sirop préparé avec l'eau ordinaire ou l'eau calcaire est toujours louche.

A. Astruc et J. Cambe donnent le moyen de reconnaître

le sirop de tolu préparé suivant les exigences du Codex de celui qui est quelquefois obtenu en précipitant par l'eau la teinture de tolu, filtrant et se servant du filtrat pour la préparation du sirop, ou encore de celui qui est fait avec le produit de la distillation de l'eau sur le baume de tolu.

Ces essais de caractérisation du sirop de tolu sont les suivants :

On prend 5 centimètres cubes de sirop, auquel on ajoute 2 centimètres cubes de solution d'iodure de potassium à 10 p. 100 et un peu d'empois d'amidon ; s'il se produit une coloration bleue, c'est que le produit est préparé par digestion, c'est-à-dire conformément aux décisions du Codex.

S'il ne se produit pas de coloration bleue, on prend 5 centimètres cubes de sirop, qu'on additionne de 2 centimètres cubes d'une solution de potasse à 5 p. 100 ; s'il se produit une coloration verdâtre, c'est que le sirop est préparé par l'eau de précipitation de la teinture. S'il ne se produit aucune coloration, le sirop a été obtenu avec le produit de la distillation de l'eau sur le baume de tolu.

Composition. — Le baume de tolu renferme des *résines amorphes*, de l'*acide cinnamique*, de petites quantités d'*acide benzoïque*, de *benzoate* et de *cinnamate de benzyle*, une *essence hydrocarburée* et des traces de *vanilline*. Parmi ces produits, l'acide cinnamique et l'acide benzoïque se dissolvent principalement dans le digesté, destiné à la confection du sirop ; il entre aussi en dissolution des traces de benzoate et de cinnamate de benzyle et de vaniline.

SIROP D'IODURE DE FER

Le Codex de 1884 préparait le sirop d'iodure de fer en faisant tout d'abord une solution d'iodure ferreux par action de l'iode et du fer en présence de l'eau. La solution du sel ferreux était filtrée et ajoutée à un mélange de sirop de gomme et de sirop de fleurs d'oranger.

On obtenait ainsi un sirop contenant 0 gr. 10 d'iodure ferreux par 20 grammes.

Ce sirop ainsi obtenu se conservait difficilement ; l'iodure ferreux s'oxydait avec formation de périodure de fer et d'oxyiodure de fer ; par suite le sirop légèrement verdâtre, lorsqu'il était récemment préparé, se décolorait et jaunissait avec le temps.

On avait recommandé l'addition de la gomme pour empêcher ou du moins retarder l'oxydation du protoiodure de fer. Or, la gomme favorise l'oxydation du sel ferreux, ainsi qu'il résulte des travaux de Em. Bourquelot et de Bertrand, qui ont mis en évidence la présence d'un ferment oxydant dans la gomme, laquelle, par suite, devient incompatible avec l'iodure ferreux.

Aussi la nouvelle Pharmacopée prescrit-elle, pour la préparation du sirop d'iodure de fer de mélanger la solution du protosel de fer avec du sirop simple contenant 1 p. 1000 d'acide tartrique. L'addition de cet acide facilite la conservation du sirop, très vraisemblablement en transformant un peu de saccharose en sucre interverti, lequel agit comme réducteur et retarde l'oxydation du sel ferreux.

Ce sirop, légèrement verdâtre, doit être conservé en petits flacons et en pleine lumière ; H. Barnouvin dit que la lumière n'altère pas ce sirop ; bien plus, un sirop déjà altéré et coloré en jaune se décolore, si on l'expose en pleine lumière.

Essai. Dosage de l'iodure ferreux. — Pour doser l'iode du sirop d'iodure de fer, on dilue 28 grammes de sirop avec 90 centimètres cubes d'eau, on mélange lentement 10 centimètres cubes de cette solution avec 5 centimètres cubes d'acide sulfurique concentré, en refroidissant le vase sous

un courant d'eau ; on agite ce mélange avec 5 centimètres
cubes de phénol à 90 p. 100 et 25 centimètres cubes d'eau
bromée saturée, on sépare l'iode par lavage au chloroforme ;
on traite de nouveau par le bromo-phénol et on lave encore
au chloroforme. La solution chloroformique d'iode est alors
titrée à l'hyposulfite de soude en employant l'amidon comme
indicateur.

1 centimètre cube d'hyposulfite de soude décinormal
correspond à 0 gr. 0155 d'iodure ferreux. Le résultat est
multiplié par 10, on a la quantité d'iodure ferreux contenu
dans 20 grammes de sirop (S. Swinton).

SIROPS IODOTANNIQUES

Guillermond a montré que le tannin est capable d'absorber l'iode en le dissimulant, ce qui dénote une véritable
combinaison entre les deux corps. Cette réaction ne se
manifeste que par simple contact, il faut triturer ensemble
le tannin et l'iode en présence d'un peu d'eau, on obtient
un mélange qui s'épaissit et se dissout ensuite dans l'eau en
donnant une liqueur rougeâtre. La dissimulation de l'iode
n'est complète qu'après un temps prolongé, elle se fait
immédiatement si on fait intervenir la chaleur. Les proportions les plus favorables pour cette réaction sont, d'après
Guillermond, d'une partie d'iode pour sept parties de tannin : néanmoins le tannin est capable d'absorber jusqu'à la
moitié de son poids du métalloïde.

La combinaison de Guillermond a pour base non pas le
tannin de la noix de galle dont l'astringence est trop forte,
mais celui du ratanhia, dont la saveur et l'action locale sont
bien tolérées. On a proposé aussi de dissoudre l'iode dans
l'alcool et d'ajouter la solution à du sirop de ratanhia. Dans
cette dernière formule, l'iode est bien dissimulé, mais
d'après H. Gay, il ne se forme pas le composé iodotan-

nique de GUILLERMOND. Ce fait s'explique par l'action inversive qu'exerce le tannin sur la saccharose et par la propriété que possède le sucre interverti de dissimuler l'iode (MANN).

Pour tout dire, les formules qui effectuent la combinaison du tannin et de l'iode préalablement à la dissolution du sucre donnent des sirops renfermant vraisemblablement le composé iodotannique de GUILLERMOND ; celles qui opèrent simultanément le mélange de sucre, d'iode et de tannin fournissent des sirops dans lesquels l'iode est, au moins en majeure partie. dissimulé par le sucre interverti.

F. GAY donne la préférence, au point de vue thérapeutique, aux préparations dans lesquelles l'iode est dissimulé par le sucre interverti. le tannin étant moins assimilable que le sucre.

En tenant compte de ces diverses observations, F. GAY propose les formules suivantes :

1° SIROP IODOTANNIQUE

```
Iode . . . . . . . . . . . . . . . . . . . . . . .        1
Alcool à 90°. . . . . . . . . . . . . . . . . . .        12
Tannin . . . . . . . . . . . . . . . . . . . . . .        1
Sirop simple . . . . . . . . . . . . . . . . .   1 000
```

On dissout par trituration l'iode dans l'alcool ; on mêle au tannin, puis au sirop ; on porte sur un feu très doux au voisinage de l'ébullition, on filtre lorsque le sirop ne colore plus l'amidon.

On peut, pour bien clarifier, délayer dans le sirop chaud 30 grammes de poudre de talc et filtrer.

Ce sirop est de couleur jaune paille, il possède une saveur styptique et titre, par cuillerée à bouche, 0 gr. 02 de tannin. On peut augmenter *ad libitum* la teneur en tannin ; la proportion indiquée est celle qui suffit pour provoquer la dissimulation de l'iode.

2° SIROP IODOTANNIQUE AU RATANHIA

```
Iode . . . . . . . . . . . . . . . . . . . . . . . . .      1
Alcool à 90° . . . . . . . . . . . . . . . . . . . .      12
Sirop de ratanhia . . . . . . . . . . . . . . . .     500
Sirop simple . . . . . . . . . . . . . . . . . . .     500
```

On dissout l'iode dans l'alcool et la solution est ajoutée aux sirops ; on porte sur un feu très doux, au voisinage de l'ébullition, on filtre après disparition de l'iode libre.

La quantité de sirop de ratanhia prescrite, qui représente 12 gr. 50 d'extrait, est plus que suffisante pour amener l'absorption de l'iode.

Ce sirop est de belle couleur rouge, à saveur astringente.

Le goût de ces deux sirops, bien que la teneur en principes tanniques y soit réduite au strict nécessaire, ne laisse pas que d'être agréable. L'emploi de l'*acide gallique*, équivalent du tannin au point de vue médical donne une préparation de saveur bien préférable.

3° SIROP IODOGALLIQUE

```
Iode . . . . . . . . . . . . . . . . . . . . . . . . .      1
Alcool à 90° . . . . . . . . . . . . . . . . . . . .      12
Acide gallique . . . . . . . . . . . . . . . . . .       1
Sirop simple . . . . . . . . . . . . . . . . . . .    1 000
```

On opère comme pour le sirop iodotannique.

Ce sirop est de couleur jaune rougeâtre brillante, à saveur acidule, faiblement astringente. Si l'on voulait donner à ce médicament la belle couleur du ratanhia, il suffirait de remplacer 100 grammes de sirop simple par autant de sirop de ratanhia.

L. Grimbert a étudié, pour l'élaboration du Codex de 1908, les diverses formules qui ont été proposées pour le sirop

iodotannique et, à la suite de ces recherches, la Commission
du Codex a estimé :

1° Qu'il y a lieu de rejeter l'emploi de l'alcool comme
dissolvant de l'iode, à cause de la saveur désagréable qu'il
donne à sa préparation :

2° Que l'iode doit être combiné au tannin et non à l'extrait de ratanhia, afin d'avoir un produit toujours identique
à lui-même ;

3° Que la proportion de tannin à employer peut être avantageusement abaissée à deux fois le poids de l'iode au lieu
de quatre ;

4° Que l'addition de sirop de ratanhia peut être maintenue pour donner à la préparation la coloration à laquelle le
public est habitué.

La formule proposée par la Commission, ce qui n'est
qu'une variante de celle des hôpitaux de Paris, est la suivante :

Iode	2 grammes.
Tannin	4 —
Sirop de ratanhia	100 —
Sirop de sucre	880 —

Le Codex de 1908 (v. p. 620) a quelque peu modifié cette
formule en supprimant le sirop de ratanhia.

II. — CONSERVES

Les conserves sont des médicaments, de consistance molle, formés par un mélange de sucre et d'une substance médicamenteuse généralement d'origine végétale. Ces préparations, très altérables, sont, à juste titre, tombées en désuétude.

III. — ÉLECTUAIRES OU OPIATS

Les électuaires ou opiats se rapprochent beaucoup des conserves ; ce sont des préparations, de consistance molle, constituées par des poudres très fines, divisées soit dans un sirop, soit dans du miel ou dans un mellite. Les anciennes Pharmacopées y faisaient entrer des substances minérales ou organiques les plus diverses. Ces formules si complexes n'ont plus leur raison d'être dans la nouvelle thérapeutique.

L'opiat était le nom primitivement donné à des préparations pâteuses formées de différentes poudres ; parmi ces dernières se trouvait la poudre d'opium. Les opiats différaient des électuaires par l'absence de principes sucrés dans leur préparation.

IV. — **PATES**

Les pâtes sont des préparations de consistance molle, mais telles qu'elles n'adhèrent pas aux doigts. Elles sont formées d'une solution concentrée de gomme arabique et de sucre dans une eau simple ou aromatisée, ou dans de l'eau contenant des principes médicamenteux.

Les pâtes peuvent être transparentes ou opaques ; ces différents aspects correspondent à deux modes principaux de préparation :

1° *Préparation des pâtes transparentes.* — On dissout au bain-marie la gomme arabique, lavée à l'eau froide, et le sucre cassé dans un liquide aqueux qui peut être un soluté (pâte de réglisse), un infusé (pâte de jujube, pâte pectorale), etc. On évite de remuer la masse et, si cela est nécessaire, on évapore au bain-marie bouillant. On enlève l'écume qui se forme quand le tout devient très visqueux, on ajoute l'eau distillée qui sert à aromatiser, et la pâte est coulée dans des moules en fer-blanc. On continue l'évaporation dans une étuve chauffée à 40°, en ayant soin de retourner la pâte dès qu'elle a acquis d'un côté une consistance ferme.

Les pâtes de jujube et de réglisse noire ne sont pas mentionnées au Codex de 1908.

2° *Préparation des pâtes opaques.* — Pour les pâtes opaques, on dissout, toujours au bain-marie, le sucre et la gomme

arabique préalablement lavée à l'eau froide ; on évapore
en agitant continuellement jusqu'à consistance de miel très
épais. Le plus souvent, des blancs d'œufs, battus en neige
avec l'eau distillée aromatique, sont ajoutés, par petites
parties, au mélange ainsi concentré, on chauffe doucement
au bain-marie et on continue d'agiter jusqu'à ce que la
pâte n'adhère plus en l'appliquant chaude avec la spatule
sur le dos de la main. Le produit est coulé à chaud sur
une plaque de marbre ou dans des moules.

L'opacité du produit est due soit au blanc d'œuf, soit à
de l'air interposé dans la masse.

Il est nécessaire, dans l'une et l'autre de ces préparations, d'enduire la surface des moules d'une légère couche
d'huile d'amandes douces pour empêcher l'adhérence de la
pâte, on a soin ensuite d'essuyer celle-ci, après dessiccation, avec un peu de papier à filtrer. ROBINET préfère couler
la pâte sur des moules garnis de papier blanc que l'on
enlève ensuite en l'humectant avec un peu d'eau, on a proposé aussi d'amalgamer la surface du moule. A notre avis,
le meilleur procédé est un huilage léger qui ne donne pas
au produit, comme on le prétend, une odeur rance si on a
soin d'enlever le corps gras, une fois la pâte faite, avec du
papier à filtrer.

Pour la pâte de gomme, dite de guimauve, on la coule
sur une plaque de marbre saupoudrée d'amidon.

Conservation. — Les pâtes se conservent en général assez
bien ; néanmoins, au bout d'un certain temps, elles finis-
sent par se dessécher. On peut les recouvrir d'une couche
de sucre cristallisé qui permet de les conserver molles plus
longtemps ; elles portent alors le nom de *pâtes au candi*.

V. — **TABLETTES**

Les tablettes sont des saccharolés solides formés par un mélange pulvérisé de sucre et d'une ou plusieurs substances médicamenteuses, mis en pâte au moyen d'un mucilage et divisé à l'emporte-pièce sous forme de disque pouvant présenter des formes différentes. Ces médicaments sont destinés à se dissoudre lentement dans la bouche.

Préparation. — La préparation des tablettes comprend trois phases distinctes :
1° La préparation de la masse ;
2° La division ;
3° La dessiccation.

1° *Préparation de la masse.* — On fait d'abord un mucilage de gomme adragante dans la proportion de 1 partie d'eau pour 9 de gomme ; dans quelques cas, on emploie le mucilage de gomme arabique à parties égales d'eau et de gomme. Quel que soit le mucilage, on le bat dans un mortier et on le passe à travers un blanchet. La quantité de mucilage nécessaire à la préparation d'une proportion donnée de tablettes est assez variable, elle est d'environ 100 à 120 grammes par kilogramme de poudre employée.

Le sucre qui sert à la confection du médicament doit être en poudre très fine ; les substances actives sont pulvérisées séparément et mélangées à une partie seulement du sucre.

On incorpore au mucilage, par trituration au mortier, le mélange de sucre et de matière médicamenteuse et, lorsque la masse est bien homogène, on ajoute le restant du sucre et on piste au mortier jusqu'à ce que l'on ait un produit qui présente la consistance d'une masse pilulaire ordinaire, non adhérente au mortier. La pâte est étendue en plaque mince sur un marbre saupoudré d'un mélange de deux parties d'amidon et d'une partie de sucre, on se sert pour cela d'un rouleau glissant sur des règles parallèles dont l'épaisseur doit être égale à celle des tablettes que l'on veut obtenir.

2° *Division*. — La masse préparée et de nouveau saupoudrée, sur les deux faces, du mélange de sucre et d'amidon, est divisée à l'aide de l'emporte-pièce en petits disques qui peuvent être ronds ou ovales, ou en petits carrés dont les angles sont abattus. Les rognures qui résultent de ce découpage sont brossées légèrement pour enlever l'amidon en excès à la surface, on les malaxe, on les remet en pâte que l'on étale à nouveau et on continue la division.

Dans l'industrie, on divise la masse à l'aide d'appareils, appelés *pastilleuses*, qui timbrent en même temps les tablettes sur les deux faces.

Dessiccation. — Les tablettes sont placées les unes à côté des autres sur une feuille de papier blanc, en ayant soin qu'elles ne se touchent pas, et on les met à sécher dans une chambre ou une étuve dont la température ne doit pas dépasser 40°.

En général, on aromatise les pastilles soit avec une eau aromatique qui doit dès lors servir pour préparer le mucilage, soit, le plus souvent, en versant sur chacune d'elles, à l'aide d'un compte-gouttes, une goutte d'une solution éthérée contenant 10 p. 100 d'une essence : l'éther pénètre la masse, s'évapore rapidement et y laisse l'essence. On

évite ainsi l'évaporation de l'huile volatile pendant la manipulation.

Pour ne pas confondre certaines tablettes, comme celles
de calomel par exemple, on a l'habitude de les colorer en
mélangeant avec soin une petite quantité de carmin à la
poudre qui doit entrer dans la masse.

Posologie. — Le poids des tablettes, d'après le Codex.
doit être uniformément de 1 gramme. D'après HUGUET, on
arrive à ce résultat en donnant à la tablette une épaisseur
de $0^m,004$ et un diamètre de $0^m,016$. La Pharmacopée donne
en même temps le poids des diverses subtances nécessaires
à la préparation des médicaments, de telle sorte qu'en faisant des tablettes pesant 1 gramme le produit est exactement dosé.

Conservation. — Les tablettes sont hygromètriques ; aussi
doit-on les conserver à l'abri de l'humidité.

Essai des tablettes. — Les tablettes doivent être exclusivement composées par de la gomme, du sucre et la matière
médicamenteuse active. Dans le commerce, il arrive quelquefois qu'on ajoute une proportion assez considérable de
fécule ou d'amidon à la masse destinée à la fabrication des
tablettes. Pour y déceler cette fraude, on gratte avec soin
les surfaces de la tablette, on prélève au centre de celle-ci
un échantillon que l'on met à dissoudre dans quelques
gouttes d'eau. On examine cette solution au microscope,
on voit généralement quelques grains d'amidon entraînés
lors du grattage de la surface de la tablette, et des débris
de cellules qu'on retrouve quelquefois dans les mucilages
de gomme adragante. Si au contraire, la quantité d'amidon
ou de fécule est notable, leur présence est le résultat d'une
falsification (J. PÉQUART).

Comme toutes les tablettes doivent contenir un mucilage formé par la gomme adragante ou par les gommes d'Arabie ou du Sénégal, on pourra facilement se rendre compte de la valeur de ce mucilage à l'aide du simple essai suivant : la tablette, soigneusement grattée, est déposée au centre d'un verre de montre avec une quantité d'eau distillée suffisante pour la baigner, sans cependant l'immerger. Au bout de vingt-quatre heures, la tablette s'est aplatie en se fondant et on peut faire les observations suivantes :

1° Les tablettes, dont le mucilage est fait à la gomme adragante, donnent une masse mucilagineuse, homogène, très épaisse, qui reste immobile quand on agite le verre de montre ;

2° Les tablettes à base de gomme arabique se gonflent moins et forment, dans ces conditions, une gelée homogène mobile sur l'eau du verre de montre. Cette masse est agglutinée, il est difficile d'en prélever un échantillon. Il faut la couper ou l'arracher à l'aide des aiguilles.

Ces solutions aqueuses se prêtent bien à l'examen microscopique cité plus haut pour la recherche de l'amidon.

Pour rechercher qualitativement le principe actif des tablettes, il suffit d'en prendre quelques-unes, de les pulvériser, de les traiter à l'eau bouillante et de filtrer. Si la substance médicamenteuse est insoluble, elle reste sur le filtre, dans le cas contraire, elle passe en solution. On n'aura donc qu'à soumettre à l'analyse soit le résidu, soit la solution.

Les tablettes de *kermès* sont facilement caractérisées par leur solubilité complète dans l'acide chlorhydrique. La liqueur étendue d'eau et traitée par l'hydrogène sulfuré doit donner un précipité orangé de sulfure d'antimoine.

Les tablettes de *calomel*, triturées avec quelques gouttes d'ammoniaque, noircissent par formation de chlorure de mercuroso-ammonium. Nous ferons remarquer que les tablettes de *calomel* ne sont plus mentionnées au Codex de 1908.

Les tablettes de *bicarbonate de soude* font effervescence en présence des acides.

Enfin, il sera facile de mettre en évidence dans ces préparations les divers sels, comme le chlorate de potasse, le borate de soude, la magnésie, etc.

Nous ne mentionnerons spécialement que l'essai des tablettes de *santonine*. Pour rechercher et identifier la santonine, on pulvérise quelques tablettes et la poudre est épuisée par le chloroforme. La solution chloroformique, évaporée, laisse un résidu généralement jaunâtre que l'on mélange à 2 centimètres cubes d'acide sulfurique, on ajoute 2 centimètres cubes d'eau, la solution portée à une douce chaleur, est d'abord jaunâtre, puis passe au violet sous l'influence d'une trace de perchlorure de fer.

VI. — PASTILLES

Les pastilles sont des sacharolés solides composés seulement de sucre et d'une ou plusieurs substances médicamenteuses ou aromatiques. Il ne faut pas les confondre avec les tablettes qui sont préparées à l'aide d'un mucilage.

Préparation. — Les pastilles sont obtenues en fondant du sucre avec une essence ou un produit médicamenteux et versant le mélange sur une surface froide pour les solidifier. Elles sont constituées par du sucre en poudre impalpable, englobé par du sirop saturé à chaud qui en se refroidissant agglomère les grains de poudre de sucre. Pour les préparer, on délaie le sucre en poudre dans 10 p. 100 de son poids d'eau contenant le produit médicamenteux ou l'essence. Puis on chauffe doucement jusqu'à commencement d'ébullition de manière à dissoudre une portion du sucre, et, à l'aide d'un poêlon à bec effilé, on coule sur une plaque de fer-blanc des gouttes aussi régulières que possible. Aussitôt après refroidissement, on le met dans une étuve chauffée à 35° ou 40° pour achever la dessication.

Ces préparations sont peu employées, car elles se conservent mal, surtout si on ajoute de l'acide tartrique ou de l'acide citrique au sucre, dans le but d'avoir des pastilles rafraîchissantes.

VII. — SACCHARURES

Les saccharures sont des préparations qui résultent de l'évaporation à siccité d'une dissolution concentrée de sucre et de substances médicamenteuses.

Les saccharures ont fait place dans la nouvelle thérapeutique aux *granulés sucrés médicamenteux*.

VIII. — GRANULÉS MÉDICAMENTEUX
OU SACCHARURES GRANULÉS

Les anciens saccharures de notre Pharmacopée sont maintenant remplacés par les granulés médicamenteux ou saccharures granulés que F. Gay définit : des saccharures en poudre granulée régulière, dont les grains de sucre portent adhérente à leur surface la substance médicamenteuse et qu'on administre à l'intérieur, en nature, par cuillerées à café (environ 5 grammes) en facilitant leur ingestion à l'aide d'une gorgée d'eau.

Procédés généraux de préparation des granulés médicamenteux. — On prend du sucre granulé obtenu en concassant du sucre que l'on tamise d'abord au crible métallique à cinq mailles au centimètre et que l'on fait ensuite passer à travers un tamis de douze mailles, on obtient ainsi des grains de sucre dont le diamètre est compris entre 7 et 8 dixièmes de millimètre et 1 millimètre et demi (Mansier).

1° Dans l'industrie, le sucre granulé est transformé en granulé médicamenteux en le mettant dans une bassine à dragées, dite *branlante*, disposée de telle façon qu'on peut lui imprimer différents mouvements d'oscillation et de rotation. Sous la bassine, on place un foyer mobile dont on active ou modère le feu suivant les besoins. Le sucre est *chargé*, c'est-à-dire arrosé, par de très petites quantités à la fois, avec un sirop cuit à 1,27 et tenant en solution ou en suspension le principe médicamenteux; une nouvelle charge n'est ajoutée qu'après dessication des grains. Les mouvements de la bassine forcent les grains de sucre à rouler les uns sur les autres, sans s'agglomérer et en s'arrondissant; la dessication se fait ainsi rapidement (A. PANNETIER).

2° Dans l'officine, on remplace l'outillage industriel par une bassine ordinaire, peu profonde, chauffée à un feu très doux. On agite à la main et en frottant, et on charge comme dans le procédé à la bassine mécanique (A. PANNETIER).

3° Le Codex de 1908 (v. page 591) obtient les granulés par une méthode différente dont voici le principe :

La substance active, si c'est un extrait, est dissoute dans du sirop simple et après avoir évaporé un peu le mélange, on y ajoute du sucre pour obtenir une pâte ferme que l'on force à passer à travers les mailles d'un crible de fer étamé n° 6 ou n° 9. On obtient alors un produit de forme vermiculée qui est séché à l'air libre ou dans une étuve modérément chauffée (30 à 40). Le produit sec est alors brisé à la main et tamisé.

S'il s'agit d'une substance active pulvérulente, celle-ci est mélangée à du sucre et le mélange est transformé en pâte au moyen du sirop simple. La masse est desséchée et granulée comme précédemment.

Le Codex mentionne un granulé de cola fait avec l'extrait et représentant son poids de semence de cola, et un granulé de glycéro-phosphate de chaux dont 20 grammes renferment 1 gramme de substance active.

Préparation des différents granulés (formules de GAY). Le chargement du sucre comporte, selon la nature des principes médicamenteux, les cas suivants :

1° *Saccharures granulés préparés par l'intermède de l'alcool.* — Les substances médicamenteuses sont dissoutes ou délayées dans une proportion convenable d'alcool à 60°, 50 pour 1 000 de saccharure ; on arrose avec le soluté le sucre granulé contenu dans une bassine, on agite pour répartir uniformément le principe médicamenteux et on chauffe la bassine sur un bain-marie préalablement porté à l'ébullition, on agite jusqu'à dessication complète du produit. On passe au tamis de crin de 12 mailles et on enferme dans un flacon bouché.

Ce procédé est applicable aux granulés à base d'extraits alcooliques, de résines, d'huiles volatiles. On emploie exceptionnellement l'alcool à 90° pour dissoudre les huiles volatiles.

2° *Saccharures granulés préparés par l'intermède du sirop.* — La matière médicamenteuse est dissoute ou, plus généralement, mise en suspension dans du sirop simple, environ 100 parties de sirop pour 1 000 parties de saccharure. On charge le sucre granulé, placé dans la bassine chauffée au bain-marie, avec le mélange précédent. Très souvent, le granulé est aromatisé avec une teinture d'essence, qui n'est ajoutée qu'après dessication complète de l'enrobage sirupeux et en suivant les indications données précédemment pour les granulés préparés par l'intermède de l'alcool.

3° *Saccharures granulés composés.* — Les saccharures formés par l'association de divers médicaments doivent s'il y a lieu, subir plusieurs chargements successifs par l'intermède du sirop ou de l'alcool. On les prépare d'après les règles que nous venons d'indiquer.

Préparation des granulés effervescents. — Les granulés effervescents sont formés par la substance active du sucre, du bicarbonate de soude et un acide organique (acide citrique on tartrique) le tout étant à l'état de dessiccation parfaite. Sous l'influence de l'eau, ce mélange sec donne lieu à un dégagement d'acide carbonique par réaction de l'acide organique sur le sel sodique, qui masque la saveur de la substance active et facilite son ingestion.

La préparation de ces granulés est très facile par la méthode suivante indiquée par G. LUNAN :

On mélange du bicarbonate de soude, du sucre et la substance médicamenteuse à incorporer et on passe le mélange à travers un tamis de 8 à 12 mailles par centimètre. On opère de même avec l'acide à employer, puis on mêle les deux mélanges tamisés. On chauffe le tout à 75-85°. Cette dernière température ne doit pas être dépassée. La masse doit être travaillée et malaxée au pilon jusqu'à consistance convenable ; on la fait passer par frottement à travers un tamis de calibre à choisir d'après la grosseur du granulé à obtenir. On dessèche à une température ne dépassant pas 50°.

Voici la formule qui peut servir de base :

Bicarbonate de soude en poudre sèche	550	grammes.
Acide tartrique en poudre sèche. . .	265	—
Acide citrique, cristaux pulvérisés		
non desséchés.	210	—

Le poids obtenu sera d'environ 950 grammes après traitement.

Il faut toujours employer de l'acide citrique obtenu par pulvérisation de cristaux *non efflorescents* et du bicarbonate de soude et de l'acide tartrique en poudre bien sèche.

Par exemple, on peut, en partant de ces données, préparer le Citrate de caféine effervescent avec la formule suivante :

Bicarbonate de soude	500	grammes.
Acide tartrique.	260	—
Acide citrique	180	—
Sucre	120	—
Citrate de caféine	50	—

Altérations. Conservation. — En général. les granulés médicamenteux se conservent bien, à la condition de les mettre dans des flacons secs et hermétiquement bouchés.

Lorsque certaines préparations renferment des substances altérables, F. GAY propose de les enrober de baume de tolu : à cet effet, on charge le granulé avec une solution alcoolique de baume de tolu au tiers, dans la proportion de 50 parties d'alcoolé pour 1.000 parties de saccharure ; on chauffe légèrement au bain-marie pour volatiliser l'alcool. L'enrobage résineux, sous l'influence de la chaleur, devient visqueux ; on en profite pour incorporer 20 pour 1.000 de poudre de réglisse qui empêche l'adhérence des petits grains composant le saccharure.

PHARMACIE APPLIQUÉE

1° SACCHARURE GRANULÉ DE KOLA

Extrait alcoolique de Kola	50 grammes.
Alcool à 60°	50 —
Sucre granulé	950 —

On dissout l'extrait dans l'alcool ; on met le sucre dans une bassine et on ajoute le soluté d'extrait ; on agite pour répartir uniformément la substance active. On chauffe la bassine au bain-marie et on remue avec une spatule jusqu'à dessiccation complète. Le granulé est passé au tamis de crin et enfermé dans des flacons bien secs.

Le titre du granulé est à 5 p. 100 ; une cuillerée à café contient 0 gr. 20 d'extrait de kola (F. GAY).

2° SACCHARURE GRANULÉ DE GLYCÉROPHOSPHATE DE CHAUX

Glycérophosphate de chaux	50 grammes.
Vanilline	0 gr. 10.
Alcool à 60°	10 grammes.
Sirop simple	100 —
Sucre granulé	885 —

On délaie le glycérophosphate dans le sirop et on charge le sucre granulé ; après dessiccation complète, on ajoute la vanilline préalablement dissoute dans l'alcool et on chauffe au bain-marie jusqu'à évaporation du dissolvant.

Le titre du granulé est à 5 p. 100 ; une cuillerée à café renferme 0 gr. 20 de glycérophosphate de chaux (F. GAY).

3º SACCHARURE GRANULÉ DE PANCRÉATINE

Pancréatine.	50 grammes.
Sirop simple	100 —
Essence de citron	1 —
Alcool à 90º.	40 —
Sucre granulé	885 —

On délaie la pancréatine dans le sirop et on charge le sucre en ayant soin que l'eau du bain-marie ne dépasse pas la température de 50º. Lorsque le saccharure est bien desséché, on le charge avec la dissolution de l'essence dans l'alcool.

Le titre du granulé est à 5 p. 100 ; une cuillerée à café renferme 0 gr. 20 de pancréatine.

On prépare de même les saccharures granulés de *pepsine*, de *diastase*, de *papaïne*, etc.

Il est indispensable, pour la préparation des granulés devant contenir des ferments solubles (pancréatine, pepsine, diastase, papaïne, etc.), de ne pas dépasser 50º, car on ne doit pas oublier que les ferments perdent leur activité lorsqu'on les porte à une température supérieure à 50º ou 60º.

IX. — OLÉO-SACCHARURES

Les oléo-saccharures sont des mélanges d'huiles volatiles et de sucre.

Préparation. — Si on veut préparer l'oléo-saccharure avec une essence extraite des végétaux, il suffit de triturer dans un mortier une partie de l'huile volatile avec 20 grammes de sucre blanc.

S'il s'agit d'obtenir un oléo-saccharure avec l'essence des fruits des Aurantiacées, le citron par exemple, on frotte avec le sucre la surface extérieure du citron pour en détacher toute la partie jaune (zeste), on triture ensuite, dans un mortier, la matière sucrée chargée des principes aromatiques afin d'obtenir un mélange exact.

Ces préparations ne figurent plus dans notre nouvelle Pharmacopée.

Conservation. — Les oléo-saccharures doivent se préparer au moment du besoin. Ils ne se conservent pas : au bout d'un temps relativement court, ces préparations deviennent liquides.

X. — CHOCOLATS MÉDICAMENTEUX

Les chocolats médicamenteux sont des préparations qui ont pour base le chocolat, mélange de cacao et de sucre, dans lequel on incorpore des substances actives.

Ils ne figurent plus au nouveau Codex.

Préparation. — Pour obtenir des chocolats médicamenteux, on ramollit le chocolat dans un mortier de fer chauffé, on y ajoute les substances pulvérisées et on mélange intimement. La masse est ensuite divisée en morceaux de 125 ou 250 grammes que l'on met dans des moules légèrement chauffés de façon à ce que ceux-ci aient une température égale à celle du chocolat. Cette précaution est indispensable pour éviter les marbrures que présentent fréquemment les tablettes de chocolat dressées dans des moules froids ; on imprime au moule une série de secousses qui répartissent uniformément la masse. Le démoulage s'effectue généralement bien, à la condition que les moules soit complètement refroidis.

Quelquefois les chocolats médicamenteux sont prescrits sous forme de pastilles ; dans ce cas, la masse chauffée est additionnée des matières médicamenteuses, roulée en magdaléons et divisée en bols. On place ces derniers sur des moules chauffés, on imprime quelques secousses et on obtient de petites pastilles qui se détachent facilement après refroidissement.

Les chocolats médicamenteux sont de mauvaise conservation ; on ne doit toujours en préparer qu'une petite quantité à la fois.

XI. — **MELLITES**

Les mellites sont des sirops dans lesquels la saccharose est remplacée par du miel blanc.

Préparation. — La préparation des mellites comprend la dissolution du miel dans un véhicule qui peut être de l'eau distillée (mellite simple), ou un liquide aqueux chargé de principes médicamenteux, comme un macéré, un infusé, un décocté, un suc de plantes, etc.

Le miel qui doit servir à la préparation des mellites est le *miel blanc*. il découle spontanément des rayons de cire : on utilise aussi celui qui provient de l'écoulement des gâteaux de cire légèrement chauffés, mais on doit proscrire l'emploi des miels colorés, qui résultent de l'expression de la cire sous l'influence de la chaleur.

Le miel est constitué par un mélange de dextrose, de sucre de canne et de sucre interverti ; mais, suivant l'époque à laquelle on l'examine, la proportion de saccharose diminue et celle du sucre interverti augmente. Le miel renferme, en outre, un peu de mannite, un ou plusieurs acides libres et, en particulier, de l'acide formique, des matières colorantes et divers principes aromatiques rappelant le parfum des fleurs ; il renferme 12 à 23 p. 10 d'eau. Les miels de qualité inférieure renferment du *couvain*, ou débris animaux, qui prédisposent le produit à la fermentation.

Les miels, recommandés pour la préparation des mellites,

sont le *miel blanc du Gâtinais*, ceux du *Languedoc* et de *Narbonne*. Ils doivent être examinés avec soin au point de vue des altérations et des falsifications dont ils peuvent être l'objet.

Le miel, récolté dans de mauvaises conditions, contient souvent du couvain et de la cire. Le couvain formé par des débris animaux, sera facile à reconnaître au microscope ; de plus, la solution aqueuse du miel, filtrée et traitée par le tannin, donne un précipité floconneux. La cire se reconnaîtra en ce qu'elle rend louches les solutions aqueuses de miel ou par les gouttelettes huileuses qui se séparent en dissolvant le miel dans l'eau chaude.

On peut ajouter frauduleusement au miel de l'eau, des matières amylacées, de la gélatine, des mucilages de gomme adragante, des substances minérales (craie, plâtre, et quelquefois même du sable).

Le miel doit être entièrement soluble dans l'eau ; on commence donc par en faire dissoudre une certaine quantité dans de l'eau distillée. S'il y a un résidu, on filtre. Dans la partie insoluble, on pourra déceler la présence des matières minérales (craie, plâtre, etc.) et des substances amylacées. Pour ces dernières, on fait un examen au microscope qui montrera l'organisation des grains amylacés, et l'on traite par l'eau iodée qui donnera une coloration bleue d'iodure d'amidon. Les matières minérales se trouveront dans le produit de l'incinération de la cire et seront soumises à une analyse méthodique.

La solution aqueuse de miel filtrée est additionnée d'alcool absolu. S'il y a un précipité floconneux, on le recueille sur un filtre, et on le chauffe, après dessication, dans un tube à essai avec un peu de chaux vive, il se dégage des vapeurs ammoniacales, indice de la présence de la gélatine ; la dextrine et les mucilages de gomme adragante ne donnent pas d'ammoniaque.

D'après RANWEZ, lorsqu'on dissout 20 grammes de miel

dans 40 grammes d'eau et qu'on précipite la solution par 10 fois son volume d'alcool absolu, on ne doit pas obtenir, pour 100 grammes de miel, plus de 0 gr. 12 à 0 gr. 36 de précipité à l'état sec.

Le miel artificiel, formé par du glucose commercial. contient toujours du sulfate de chaux, lequel ne se trouve jamais dans les miels purs et naturels : un semblable produit, dissous dans l'eau distillée, donne une solution qui précipitera par le chlorure de baryum et par l'oxalate d'ammoniaque.

D'après Otto Hexner, pour distinguer les miels artificiels fabriqués avec des sucres de canne et du glucose. on soumet à l'incinération 50 grammes de miel et, dans les cendres, on dose l'acide phosphorique. Dans les miels naturels, la quantité d'acide phosphorique varie de 0 gr. 01 à 0 gr. 03 p. 100, tandis que le miel artificiel. fait avec la saccharose, n'en renferme pas et que celui préparé avec le glucose, en contient 0 gr. 085 à 0 gr. 108 p. 100. De plus, les cendres du miel naturel et du produit artificiel, fabriqué avec du sucre, sont très alcalines, alors que les cendres du miel de glucose sont toujours neutres.

Les *mellites* consistent, comme nous l'avons dit, en une solution concentrée de miel dans un véhicule aqueux médicamenteux. La proportion de miel, nécessaire à la confection des mellites, est de quatre parties pour une partie de dissolvant.

La dissolution du miel se fait toujours à chaud ; mais on évite, autant que possible, l'action prolongée de la chaleur, qui altère les matières sucrées en donnant des produits colorés. Les mellites doivent avoir une concentration déterminée, c'est-à-dire que leur degré de cuite doit être le même que celui des sirops. Ils marquent au densimètre 1,32 à la température de 15°, et 1,26 à 1,27 à la température de leur ébullition.

La clarification des mellites se fait essentiellement à la
pâte à papier; il faut exclure, pour cette opération, l'emploi
de l'albumine qui prédispose à la fermentation les mellites
déjà si altérables par eux-mêmes.

Caractères. — Les mellites sont des préparations visqueuses, généralement limpides, reconnaissables à leur
saveur particulière de miel. Ils ne sont jamais incolores,
même le mellite simple qui présente toujours une couleur
jaunâtre. Ils réduisent la liqueur de Fehling et noircissent
par ébullition avec les alcalis.

Altérations. — Les mellites, formés de sucres directement
fermentescibles, sont très altérables. Cette facile altération,
jointe à leur préparation délicate et au défaut de propriétés
spéciales imputables au miel, milite en faveur de leur
suppression demandée par GAY avec juste raison.

Conservation. — On doit conserver les mellites en prenant toutes les précautions que nous avons indiquées au
sujet des sirops.

PHARMACIE APPLIQUÉE

MIEL ROSAT. — MELLITE DE ROSES ROUGES

Le précédent Codex de 1884 préparait le miel rosat de la
façon suivante :

```
Roses rouges récemment séchées. .
    et pulvérisées . . . . . . . . .   100 grammes.
Miel blanc . . . . . . . . . . . .     6 000    —
Alcool à 30°. . . . . . . . . . . .    Q. S.
```

On faisait avec l'alcool étendu et les roses rouges une
teinture par déplacement, de façon à recueillir trois litres
de liquide; on distillait pour retirer l'alcool et on concentrait

au bain-marie à 1500 grammes, on ajoutait le miel, on portait à l'ébullition et on filtrait au papier.

Le Codex de 1908 (v. p. 400) a substitué l'alcool à 50° à l'alcool à 30° tout en gardant les mêmes proportions de miel de roses rouges.

Touflet fait remarquer que le miel rosat, préparé suivant le procédé du Codex, laisse déposer, par cristallisation, du dextrose. Il propose pour remédier à cet inconvénient de remplacer une certaine quantité de miel par une petite quantité de sucre blanc.

F. Gay, se basant sur le rôle du miel qui facilite l'altération de tous les mellites et du miel rosat en particulier, est d'avis de remplacer ce médicament par un sirop de roses de Provins, obtenu en dissolvant dans la colature, telle que l'obtient le Codex, du sucre pur au lieu et place du miel.

Caractères. — Le miel rosat du nouveau Codex est d'un beau rouge, il a une saveur astringente et une légère odeur de rose ; il renferme en plus des éléments du miel, du *tannin*, de l'*acide gallique*, une petite quantité de *quercitrin* et une *matière colorante* spéciale, légèrement acide, qui vire au vert sous l'influence des alcalis.

XII. — **OXYMELLITES**

Les oxymellites ou oxymels sont des préparations à base de miel dissous dans du vinaigre blanc simple ou dans un vinaigre médical.

L'emploi de ce véhicule permet la dissolution de certains principes actifs solubles dans l'acide acétique dilué. Ce menstrue peut dans certaines circonstances rendre des services ; certains pharmacologistes ont, du reste, préconisé l'acide acétique dilué pour épuiser les substances végétales de leurs matières actives.

Préparation. — On fait dissoudre à chaud le miel blanc dans le vinaigre, on chauffe jusqu'à ce que le mellite bouillant marque 1,26 au densimètre de Brisson. On doit effectuer cette préparation dans des vases en argent ou en porcelaine.

Caractères. — Les oxymels sont des saccharolés visqueux, à odeur caractéristique de vinaigre.

GROUPE IV

1° La glycérine :

    I. — Glycérés.

2° Les huiles :

    II. — Huiles médicinales.

3° Les corps gras concrets :

    III. — Pommades.
    IV. — Cérats.

4° Les corps gras concrets et les résines :

    V. — Onguents.
    VI. — Emplatres résineux.

5° Le savon :

    VII. — Emplatres proprement dits.
    VIII. — Savons médicinaux.

6° Le collodion :

    IX. — Collodions médicinaux.

I. — GLYCÉRÉS

Les glycérés sont des médicaments destinés à l'usage externe qui ont pour excipient la glycérine. Il y a deux catégories distinctes de glycérés :

1° Les *glycérés liquides*, dans lesquels les substances médicamenteuses sont dissoutes ou simplement mélangées à la glycérine ;

2° Les glycérés *démi-solides*, dont la base est le glycéré d'amidon. L'emploi de la glycérine comme excipient est facilement justifié par son pouvoir dissolvant étendu vis-à-vis des matières minérales et organiques et par la facilité avec laquelle elle pénètre à travers les tissus de l'organisme.

La *glycérine* est un alcool triatomique qui provient de la saponification des matières grasses ; elle est un produit accessoire de la fabrication des savons et des bougies stéariques. La glycérine des savonneries et des stéarineries, pour les besoins de la pharmacie, doit être raffinée d'abord par une épuration chimique complète, puis par une distillation lente et une condensation dans le vide des produits distillés et enfin par une filtration sur du noir animal et une concentration dans le vide. Cette purification se fait dans l'industrie : elle exige beaucoup de soin et elle est très longue à réaliser.

La *glycérine purifiée* dite *officinale*, est un liquide sirupeux, incolore, inodore d'une saveur douce, sa densité à

15° est de 1,264 : elle doit être neutre au tournesol. La glycérine destinée aux usages pharmaceutiques doit être absolument pure. Les produits commerciaux renferment souvent
des impuretés provenant des matières premières qui ont
servi à leur fabrication, comme des sulfates, hyposulfites,
sulfites, chlorures, du plomb, du fer, des sels de chaux, des
sels de magnésie. Les composés du soufre se trouvent
surtout dans les glycérines qui résultent de la saponification des graisses par l'acide sulfurique. Certaines glycérines, appliquées sur la peau, produisent une action irritante
qu'il faut attribuer à la présence d'acide formique, d'acide
butyrique, d'acide oxalique ou d'acroléine. On a souvent
trouvé aussi de l'arsenic dans les glycérines pharmaceutiques : LEWKOWITSCH prétend qu'il existe à l'état d'éther
arsénieux difficile à séparer de la glycérine, même lors de
la distillation, car ce composé distille à la même température
qu'elle.

La glycérine soumise à l'essai ne doit pas précipiter par
le chlorure de baryum, ni par l'azotate d'argent, ni par le
sous-acétate de plomb, ni par le sulfate de soude, ni se
colorer, après avoir été étendue d'eau, par le ferro ou le ferricyanure de potassium, ni précipiter par l'oxalate d'ammoniaque. Les acides formique et butyrique sont recherchés
en chauffant graduellement, au-dessous du point d'ébullition, 5 centimètres cubes de glycérine avec 5 centimètres
cubes d'acide sulfurique dilué : il ne devra pas se produire
d'odeur acide ou irritante (TEGARDEN).

On peut encore reconnaître l'acide butyrique en mélangeant la glycérine avec un peu d'alcool et d'acide sulfurique
et chauffant légèrement, il se forme de l'éther butyrique
facile à reconnaître à son odeur d'ananas.

Si la glycérine renferme de l'acroléine, elle fait reparaître
la coloration rouge d'une solution de fuchsine décolorée
par l'acide sulfureux.

D'après F. BERGH, l'acroléine se trouve en combinaison, molécule à molécule, avec la glycérine; ce composé présente les caractères d'un acétal, on l'a dénommé le glycérinakrylal. Il ne possède aucune odeur qui permette de signaler sa présence dans la glycérine. Il est décelé par la solution de fuchsine sulfureuse, car l'acidité du réactif dissocie le glycérinakrylal en mettant l'acroléine en liberté.

TEGARDEN propose, pour la recherche de l'arsenic, la méthode de GUTZEIT, qui consiste à traiter la glycérine par de l'acide sulfurique et du zinc; l'hydrogène naissant produit est amené au contact de trois épaisseurs de papier à filtre imbibé d'une solution de nitrate d'argent. En présence de l'arsenic, l'hydrogène arsénié donne sur le papier une tache noire d'argent réduit.

La glycérine est soumise à des fraudes dont la plus courante consiste dans l'addition de glucose. On décèle cette falsification en l'agitant avec du chloroforme dans un verre à expérience, la matière sucrée se sépare et se dépose au fond du verre; la glycérine pure, insoluble dans le chloroforme, vient flotter à la surface. De plus, la glycérine glucosée noircit quand on l'a fait bouillir avec de la potasse.

La dextrine, ajoutée quelquefois à certaines glycérines commerciales, se précipite quand on traite ces dernières par un excès d'alcool.

1º GLYCÉRÉS LIQUIDES

Préparation. — Les glycérés liquides s'obtiennent par *dissolution* ou par *mélange*. Dans le premier cas, les substances sont dissoutes à froid ou à chaud, en ayant soin de ne pas trop élever la température.

Pour les glycérés préparés par mélange, il suffit de pulvériser les substances ou de les dissoudre dans un peu d'eau lorsqu'elles sont solubles dans ce véhicule, et on incorpore à la glycérine par trituration au mortier.

PHARMACIE APPLIQUÉE

GLYCÉRÉS BORICO-SALICYLIQUES

Les acides borique et salicylique se dissolvent en très grandes proportions dans la glycérine chauffée, mais, par le refroidissement, le mélange se prend en une masse épaisse et granuleuse résultant de la précipitation partielle des substances dissoutes.

JAUDON a remarqué que, si l'on ajoute une faible quantité de magnésie calcinée à la solution, le mélange reste limpide.

La formule suivante permet d'avoir une solution très concentrée des deux acides dans laquelle le pouvoir microbicide et antiseptique de l'acide salicylique et de l'acide borique n'est nullement affaibli par leur transformation en un sel neutre ou basique :

Acide borique.	10 grammes.
Acide salicylique	10 —
Eau distillée	10 —
Glycérine.	40 —

On fait dissoudre à chaud et on ajoute un gramme de magnésie calcinée; on peut continuer à chauffer pour évaporer la totalité de l'eau. Dans ces conditions, 5 centimètres cubes de glycéré contiennent 1 gramme d'acide salicylique et 1 gramme d'acide borique.

2° GLYCÉRÉS DEMI-SOLIDES

Les glycérés demi-solides ont tous pour base le *glycéré* ou *glycérolé d'amidon* obtenu en prenant :

Amidon de blé . . . .   10 grammes.
Eau distillée.   10   —
Glycérine de D — 1,264   130   —

On délaie l'amidon dans l'eau et la glycérine mélangées et on chauffe doucement en remuant continuellement jusqu'à ce que la masse se prenne en gelée.

Pour transformer l'amidon en empois, il est utile d'ajouter la quantité d'eau indiquée à la glycérine officinale du Codex de 1908, qui est moins hydratée que celle que l'on employait dans la Pharmacopée de 1904 et dont la densité était de 1,242.

La glycérine se trouve mécaniquement interposée dans la gelée produite, mais il arrive souvent qu'au bout d'un certain temps le produit se liquéfie par séparation de la glycérine. Pour la préparation du glycéré d'amidon, on a spécifié la nature de l'amidon employé : l'amidon de riz ne se prête pas à la confection du médicament et celui de maïs, comme l'a fait remarquer JULLIARD, donne un glycéré qui se liquéfie rapidement. L'amidon auquel on doit donner la préférence est celui de blé ou l'arrow-root, utilisé en Allemagne, qui donne un glycéré très stable.

BRISSEMORET et JOANIN avaient proposé de substituer à la formule du Codex la suivante :

Arrow-root. . . . .   2 grammes.
Glycérine   30   —
Gomme adragante. . . . .   0 gr. 25
Eau. . . . .   Q. S. pour humecter
                                          la fécule.

On chauffe doucement le mélange des diverses substances en agitant continuellement jusqu'à consistance de gelée.

MULLER a, le premier, conseillé d'ajouter un peu de gomme adragante au glycéré d'amidon pour assurer sa stabilité. On peut incorporer au glycéré d'amidon, par trituration au mortier, des substances médicamenteuses pulvérisées ou, si elles sont solubles, dissoutes dans une petite quantité d'eau.

On pourrait, comme le fait la Pharmacopée britannique, supprimer l'amidon, lorsque le principe ajouté est soluble dans la glycérine et on a alors des glycérés liquides de meilleure conservation que les glycérés demi-solides.

Altérations. — Le glycéré d'amidon, et spécialement celui qui est préparé avec l'amidon de blé, absorbe facilement l'humidité atmosphérique; il se liquéfie en prenant une réaction acide.

Il est nécessaire de n'en préparer que de petites quantités à la fois.

II. — HUILES MÉDICINALES

. On comprend sous cette dénomination :

1° *Les huiles d'origine végétale* ou *animale*, employées en thérapeutique et dont l'étude appartient à la matière médicale ;

2° *Les huiles officinales* ou *oléolés* qui sont des préparations, comme leur nom l'indique, essentiellement officinales et qui nous intéressent au point de vue de leur importance en Pharmacie galénique.

HUILES OFFICINALES OU OLÉOLÉS

Les huiles officinales ou oléolés sont des formes pharmaceutiques dans lesquelles les huiles naturelles jouent le rôle de dissolvant. Leur emploi est justifié par la facilité avec laquelle elles dissolvent les principes odorants et huileux des plantes, les résines, quelques alcaloïdes, et certains sels basiques comme ceux de cuivre et de plomb, des sels de mercure, le phosphore, l'iode, etc.

Préparation. — On emploie de préférence pour la préparation des oléolés, *l'huile d'olive* qui se conserve facilement sans altération et ne s'épaissit pas à l'air ; dans quelques cas particuliers, on utilise *l'huile d'amandes*, comme par exemple, pour l'huile *phosphorée.*

Le pharmacien doit s'assurer de l'identité et de la pureté des huiles d'olive et d'amandes, destinées à la confection des oléolés. L'analyse des huiles est une des parties les plus difficiles de l'analyse chimique, en raison de leurs analogies, de leur miscibilité les unes avec les autres qui permet le coupage avec des huiles d'un prix inférieur, de l'absence de réactions bien déterminées, réactions qui varient du reste avec l'origine des huiles, le mode d'extraction, de dépuration, etc. Néanmoins les travaux de ALLEN, BÉNÉDICK, HAZURA, HÜBL, FERDINAND JEAN, etc., ont facilité la tâche de l'analyste qui possède maintenant des documents suffisants pour déceler les nombreuses falsifications des huiles.

Il serait trop long de relater ici tous les moyens d'investigation véritablement scientifiques qui permettent d'identifier les huiles et de déterminer leur degré de pureté. Nous renvoyons le lecteur, pour ce sujet, à l'ouvrage de FERDINAND JEAN, qui fait autorité en la matière : *La Chimie analytique des matières grasses*, Paris, 1892.

On obtient les oléolés :

1° *Par simple solution à froid.* — L'huile camphrée, par exemple, est obtenue en triturant dans un mortier 1 partie de camphre avec 9 parties d'huile d'olive.

2° *Par simple solution à chaud.* — C'est ainsi que l'huile *phosphorée* est obtenue en dissolvant à la température du bain-marie, dans un flacon hermétiquement clos, le phosphore dans l'huile d'amandes douces décolorée. La décoloration de l'huile s'obtient en la chauffant, au préalable, à une température voisine de 250°.

3° *Par digestion au bain-marie.* — On met les substances sèches en présence de l'huile d'olive et on chauffe pendant un temps variable. Pour les huiles préparées avec les plantes sèches (huile de jusquiame, par exemple), on fait macérer au préalable les feuilles sèches et contusées avec leur poids d'alcool à 95° ; au bout de vingt-quatre heures, on ajoute l'huile et on chauffe au bain-marie pendant six heures à la température de 60°-70°. On filtre après refroidissement.

Dans le Codex de 1884, on obtenait aussi des huiles officinales par *coction et digestion*, c'est-à-dire que, pour les préparations faites avec les plantes fraîches, celles-ci étaient chauffées avec l'huile jusqu'à ce que l'eau de végétation fût évaporée, c'est à cette condition que le corps huileux pouvait mouiller les plantes et exercer son action dissolvante. Cette dessiccation des plantes au sein de la matière grasse, sous l'influence de la chaleur, s'appelle la *coction*.

On préparait ainsi, d'après le Codex de 1884, le baume Tranquille, mais le Codex de 1908 prescrit de prendre des feuilles sèches et d'opérer par digestion à la température de 60 à 70°.

En thérapeutique, on utilise depuis quelque temps, comme injections hypodermiques, des *solutions huileuses stérilisées* de principes actifs divers, comme la *créosote*, le *gaïacol*, l'*iodoforme*, le *bi-iodure de mercure*, etc.

La préparation des *huiles stérilisées* est délicate, il est nécessaire d'entrer dans quelques détails que le pharmacien ne doit pas ignorer. On commence par débarrasser l'huile d'olive vierge de l'acide oléique libre qu'elle contient toujours, en la lavant, par brasssage, avec de l'alcool à 95° et laissant les deux liquides en contact pendant quatre à cinq jours pendant lesquels on a soin d'agiter de temps en temps.

On décante l'alcool à l'aide d'une ampoule ou d'un entonnoir à robinet; on porte ensuite l'huile purifiée, pendant dix minutes, à la température de 115°; les traces d'alcool que l'huile peut retenir s'évaporent pendant cette stérilisation. On laisse refroidir et, lorsque la température est tombée à 60° ou 65°, on ajoute les substances médicamenteuses, on filtre sur du coton de verre stérilisé et on répartit la préparation dans des flacons également stérilisés.

Pour l'obtention des *solutions huileuses* pour injections hypodermiques, on emploie souvent l'*huile de vaseline* qui a la propriété de dissoudre un assez grand nombre de médicaments organiques, comme l'iodoforme, le gaïacol, l'eucalyptol, etc.

On doit employer de l'huile de vaseline neutre ne se colorant pas en présence de l'acide sulfurique concentré.

Ces solutions se prêtent facilement à la stérilisation par la chaleur.

Composition. — Les huiles médicinales peuvent renfermer en dissolution différentes substances actives, comme des *alcaloïdes*, des *acides libres*, des *matières résineuses*, d'autres *huiles fixes*, *quelques sels*, à l'exclusion des matières gommeuses, amylacées et protéiques, insolubles dans les huiles.

Dosage des alcaloïdes dans les huiles médicinales. — On mesure 50 centimètres cubes d'huile que l'on additionne de leur volume d'alcool fort et d'un peu d'acide chlorhydrique, et on chauffe en agitant, puis, on ajoute de l'eau, et on évapore à l'ébulition, en remettant de temps à autre de nouvelles quantités d'eau distillée. On filtre sur un papier préalablement mouillé, et on lave à l'eau chaude; le filtratum est évaporé jusqu'à un volume d'environ 10 centimètres cubes, on ajoute de l'ammoniaque et on agite le liquide avec 50 centimètres cubes d'une solution éthéro-chloroformique. On prélève pour le titrage 40 centimètres cubes d'éther chloroformique et on titre les alcaloïdes par la méthode volumétrique, d'après les procédés indiqués à l'essai général des extraits : on multiplie le résultat par 25 pour trouver la quantité d'alcaloïdes contenus dans un litre d'huile (F. RANWEZ).

Altération. Conservation. — Les oléolés chargés de substances médicamenteuses, à l'exception des solutions huileuses stérilisées, s'altèrent justement en raison des matières étrangères qu'ils tiennent en dissolution, car les huiles neutres et pures se conservent indéfiniment. Au bout d'un certain temps, les huiles médicinales, obtenues avec les huiles grasses, rancissent, elles deviennent acides et se troublent. On ne doit donc pas en préparer de grandes quantités à la fois ; il est préférable de les renouveler plus souvent. On les conserve dans des flacons en verre jaune et à l'abri de l'air.

PHARMACIE APPLIQUÉE

HUILE PHOSPHORÉE

Phosphore blanc	1	gramme.
Huile d'amandes décolorée.	95	—
Éther officinal de D = 0,720	4	—

On met l'huile dans un flacon bouché à l'émeri et d'une capacité telle qu'il soit rempli aux neuf dixièmes : on ajoute le phosphore et on met le tout dans un bain-marie chauffé graduellement jusqu'à ce que le phosphore soit fondu. On débouche le flacon deux ou trois fois pendant l'opération : on le ferme ensuite exactement et on agite jusqu'à dissolution complète. Après refroidissement, on ajoute l'éther (Codex).

La décoloration de l'huile s'obtient en la chauffant pendant quelques instants à une température voisine de 250°.

Cette huile est dite au *centième*, elle est spécialement réservée pour l'usage externe.

On prépare, pour l'usage interne, une huile phosphorée au *millième* en ajoutant, à 10 grammes d'huile phosphorée au 100°, 90 grammes d'huile d'amandes douces décolorée.

Daprès EKROOS, l'huile phosphorée ne renferme qu'une partie du phosphore dissous, le reste se trouve à l'état d'une

combinaison que ni le brome, ni l'acide nitrique ne par-
viennent à oxyder complètement ou qu'ils n'oxydent même
pas du tout et qui n'est pas entraînée par la vapeur d'eau.

La quantité de phosphore combiné croît avec le vieillis-
sement de l'huile, de telle sorte qu'il ne faut pas faire provision de ce médicament.

III. — **POMMADES**

Les pommades ou liparolés sont des médicaments de
consistance généralement molle, formés d'*axonge*, de *graisse
de laine*, de *lanoline* ou de *vaseline*, ou d'un mélange de plusieurs corps gras.

L'*axonge*, destinée à la confection des pommades, doit
être préparée par fusion de la panne et de la graisse de
l'épiploon du porc. Cette graisse est privée des membranes
et des parties rouges qui y adhèrent, on la coupe par morceaux, on la divise au mortier de marbre et on la chauffe
au bain-marie jusqu'à fusion complète. Le produit fondu
est passé à travers un linge serré et on le laisse refroidir en
ayant soin d'agiter continuellement pendant le refroidissement, pour obtenir un mélange homogène.

L'*axonge* est un mélange d'environ 60 parties d'*oléine*,
avec 40 parties de *stéarine* et de *palmitine*, fondant de 36° à 42°.
Dans le but d'empêcher son altération, qui se manifeste
par la mise en liberté d'acides gras libres, on a proposé d'y
ajouter 5 grammes de teinture de benjoin par kilogramme
d'axonge fondue, ou encore de la faire digérer avec de la
poudre de benjoin : une petite proportion d'acide benzoïque et d'huile volatile entre en solution et favorise sa conservation.

L'axonge commerciale ou saindoux est soumise à de

nombreuses falsifications qui consistent dans l'addition
d'*huile de coton*, de *beurre de coco*, de *suif*, etc. On lui substitue souvent la *graisse de porc américaine*, qui est falsifiée
avec de l'huile de coton ou bien qui est formée par un
mélange de suif, d'huile végétale et de stéarine de porc.

Pour la recherche toujours longue et délicate de ces
adultérations, nous renvoyons le lecteur aux différents
Traités d'analyse des denrées alimentaires qui traitent cette
question avec tous les développements qu'elle comporte.

Le Codex de 1908 mentionne, en particulier, une méthode
de recherche de l'*huile de coton*, falsification la plus commune. Nous en décrivons une autre, celle de HALPHEN, que
nous avons plusieurs fois mise en pratique et qui nous a
donné toute satisfaction. Voici en quoi consiste le procédé
d'HALPHEN pour déceler l'huile de coton, non seulement
dans l'axonge, mais aussi dans l'huile d'olive :

Le réactif à employer est un mélange de 100 centimètres
cubes d'alcool amylique, de 100 centimètres cubes de sulfure
de carbone tenant en dissolution 1 gramme de soufre en
canon pulvérisé. On met dans un tube à essai 1 centimètre
cube d'axonge préalablement fondu et filtré et on ajoute
2 centimètres cubes du réactif précédent. Ce tube est immergé
aux deux tiers dans un bain d'eau salée et on chauffe à
l'ébullition pendant une heure ; au bout de ce temps, on
ajoute à nouveau 2 centimètres cubes de réactif et on
chauffe encore trente à quarante minutes ; si l'axonge renferme de l'huile de coton, il se développe plus ou moins
rapidement une coloration orangée ou rouge. Les huiles de
baobab et de capok donnent la même réaction que l'huile
de coton, mais leur présence dans l'axonge constitue une
fraude au même titre que l'addition d'huile de coton.

La *graisse de laine* est de la graisse de suint de mouton
purifiée et anhydre ; elle est le produit du dégraissage de la
laine des moutons ; elle est constituée par un mélange

d'éthers formés par de la *cholestérine animale*, de l'*isocholes-térine* et de *l'alcool cérylique* unis avec les *acides cérotique, palmitique, caprique normal* et *oléique* et renfermant, en plus, des traces d'*acides stéarique, isovalérianique* et *butyrique normal*.

Cette graisse de laine est de consistance ferme, jaunâtre, à odeur faible, fondant entre 35° et 40°, soluble dans les dissolvants des graisses. Elle a la propriété d'absorber, par trituration, jusqu'à 50 p. 100 d'eau en donnant une masse moins consistante, plus blanche et onctueuse.

Cette graisse de laine présente les réactions colorées de la cholestérine ; nous en citerons deux :

1° On fait fondre 0 gr. 10 de graisse de laine avec 2 grammes de chaux hydratée ; la masse fondue est reprise, après refroidissement, par 5 grammes d'eau ; on agite le mélange avec 5 centimètres cubes de chloroforme, la liqueur chloroformique est décantée et versée dans un volume égal d'acide sulfurique concentré. Au point de contact des deux couches, elle forme une coloration rouge caractéristique. Si on vient à agiter le mélange, l'acide se sépare par le repos en donnant une belle fluorescence verte.

2° Lorsqu'on chauffe 0 gr. 10 de graisse de laine avec 1 à 2 centimètres cubes d'anhydride acétique et si, après refroidissement, on ajoute X gouttes d'acide sulfurique concentrée. on obtient d'abord une coloration rouge qui passe rapidement au vert clair.

Le nouveau Codex de 1908 recommande d'essayer la graisse de laine pour s'assurer qu'elle ne contient pas de substances alcalines, ni de produits acides.

La *lanoline* ou *lanoléine* est de la graisse de laine *hydratée*, c'est-à-dire de la graisse de laine *anhydre* dans laquelle on a incorporé, par fusion et trituration au mortier, 25 parties d'eau distillée pour 75 parties de graisse de suint. Ce produit est alors moins consistant que la graisse de laine, il est moins coloré et, fondu et laissé en repos, il se sépare en une couche inférieure aqueuse et une couche supérieure huileuse.

D'après le Codex de 1908, cette lanoline ne doit pas perdre par dessiccation à 100° plus de 20 pour 100 d'eau.

La *vaseline* ou *pétroléine* provient des pétroles d'Amérique qui, par distillation, donnent des produits volatils ; si on arrête cette opération quand il reste encore dans la masse une certaine proportion d'huiles lourdes, le résidu évaporé à l'air libre constitue la *vaseline*.

Dans le commerce, on remplace quelquefois la vaseline par un mélange de *paraffine* et d'*huiles lourdes* (vaselines industrielles), ou encore on additionne la vaseline d'*acides gras* ou de *résines*.

Essai de la vaseline. — La vaseline doit être neutre et ne donner aucun résidu à l'évaporation.

D'après F. MIEHLE, la vaseline doit répondre aux essais suivants :

1° Chauffer au bain-marie 10 grammes de vaseline avec 10 grammes d'eau pendant un quart d'heure en remuant le mélange avec un agitateur. Laisser refroidir et séparer l'eau : celle-ci doit être neutre ; elle ne doit pas précipiter par le chlorure de baryum. Évaporée sur un verre de montre, elle ne doit laisser qu'un résidu insignifiant.

2° Faire fondre 10 grammes de vaseline au bain-marie ; ajouter L gouttes d'acide sulfurique à 73 p. 100 (eau 5 grammes, acide sulfurique pur à 98 p. 100, 15 grammes). Chauffer un quart d'heure en agitant. Si la vaseline est pure, l'acide ne se colore pas.

3° Faire fondre 10 grammes de vaseline au bain-marie ; ajouter V gouttes d'une solution de permanganate de potasse à 2 p. 100 récemment préparée et chauffer pendant un quart d'heure en agitant. Si la vaseline est pure, la solution de permanganate reste rouge. Les produits impurs décolorent très rapidement le permanganate (vaselines industrielles).

4° Chauffer au bain-marie pendant une demi-heure, en agitant, 5 grammes de vaseline avec 5 grammes de carbonate de soude et 25 grammes d'eau. Après refroidissement, séparer le liquide aqueux et l'additionner jusqu'à saturation d'acide chlorhydrique dilué. Le liquide doit rester limpide, autrement il y a lieu de conclure à la présence de résines ou d'acides gras.

Avantages et inconvénients de l'axonge, de la graisse de laine, de la lanoline et de la vaseline pour la préparation des pommades. — La graisse de laine, la lanoline et la vaseline sont des excipients qui ont l'avantage, pour la confection des pommades, de ne pas rancir ou du moins, pour la graisse de laine et la lanoline, de rancir très difficilement et par suite de n'être pas susceptibles de décomposer certains médicaments qu'on doit y associer.

On peut reprocher à la vaseline de se mélanger difficilement à des solutions aqueuses, tandis que la lanoline a le pouvoir d'absorber jusqu'à une fois son poids d'eau. L'axonge par sa facile rancidité peut être irritante, surtout quand elle est destinée à lubréfier une muqueuse, et, de plus, elle peut décomposer certaines substances, comme le sublimé, l'oxyde jaune ou l'oxyde rouge de mercure, etc.

On a bien recommandé l'emploi de l'axonge benzoïnée qui retarde, il est vrai, l'altération, mais qui se colore en brun en présence des alcaloïdes et peut se combiner à certains éléments minéraux.

L'emploi de la graisse de laine, comme l'a fait remarquer P. LEMAIRE, doit être préféré à celui des lanolines hydratées lorsqu'on veut obtenir des préparations adhésives, protectrices ou occlusives ou lorsque l'on veut faire entrer, dans une formule de pommade, des corps en solution dans l'eau.

Dans ce dernier cas, en raison du pouvoir absorbant considérable de la graisse de laine pour l'eau, on peut incorporer dans le corps gras une quantité relativement forte de solutions aqueuses de médicaments actifs.

Les qualités précieuses de la *vaseline* (neutralité, inaltérabilité à l'air et à la lumière, odeur nulle) doivent la faire rechercher pour la confection des pommades renfermant des *alcalis* ou *des oxydes métalliques*, qui sont sans action sur elle, ou encore pour les liparolés dans lesquels on fait entrer un acide fort. La vaseline est surtout d'un emploi avantageux pour les pommades que l'on doit appliquer sur les muqueuses, sensibles à l'action irritante de l'axonge altérée.

Bien des travaux contradictoires sont venus successivement affirmer et nier le pouvoir absorbant de la peau vis-à-vis de certains médicaments. On prétend que les divers excipients des pommades favorisent d'une façon différente ce pouvoir absorbant. DUBREILH admet que l'axonge, en applications locales, imbibe rapidement l'épiderme, sèche vite et si, pour ces raisons, elle constitue un pansement peu utile, au contraire, elle doit être préférée toutes les fois que l'on veut produire une action profonde, ou faire absorber une substance active par la peau ; mais si la pommade doit agir superficiellement et constituer un simple pansement, il vaut mieux employer la vaseline qui, en frictions sur l'épiderme, ne sèche pas et forme un enduit tenace et imperméable. D'autres auteurs, au contraire, prétendent que l'épiderme intact est une barrière infranchissable à l'absorption par la peau des substances incorporées dans les corps gras, à l'exception des médicaments susceptibles de dégager des vapeurs et que, sur les surfaces absorbantes (peau privée d'épiderme, muqueuses), c'est la vaseline qui possède le plus grand pouvoir absorbant, puis vient ensuite la lanoline, et, en dernier lieu, l'axonge (GUINARD et BOURET).

Il est un fait admis, c'est que la peau saine absorbe d'une façon constante et régulière les corps volatils et ceux qui, malgré un point d'ébullition élevé, possèdent une certaine tension de vapeur à la température ordinaire (LINOSSIER et LANNOIS) ; elle n'absorbe, au contraire, ni les solides, ni les liquides, ni les substances dissoutes, à moins que, lors de l'administration, il y ait une altération de l'épiderme qui provoque une absorption toujours irrégulière. Autre considération qui peut influencer le choix d'un excipient pour les pommades : depuis les expériences de KOCH, on sait que presque tous les corps gras diminuent l'action antiseptique de certaines substances; c'est ainsi que l'acide phénique incorporé à la vaseline perd beaucoup de son action bactéricide. D'après BRESLAUER, la lanoline seule n'empêche pas les substances désinfectantes d'exercer leur pouvoir antiseptique.

Préparation des pommades. — On prépare les pommades :
1° Par simple mélange ;
2° Par solution ;
3° Par combinaison chimique.

Nous ferons tout d'abord, au sujet de la préparation des pommades, une recommandation importante : c'est que cette forme pharmaceutique doit être faite le plus aseptiquement possible. Le corps gras, ou le mélange des corps gras, doit, autant que cela est possible, être stérile. Le mortier et son pilon, les spatules, pots, etc., devront être, au préalable, stérilisés par flambage à l'alcool. Ce que nous disons relativement aux pommades doit s'appliquer à toutes les préparations de la pharmacie qui sont susceptibles d'être obtenues avec des soins d'asepticité.

1° *Par simple mélange.* — Pour préparer ces pommades, on porphyrise les matières médicamenteuses si elles sont insolubles, ou on les dissout dans un liquide approprié.

eau, alcool, glycérine, huile, etc., et on incorpore à froid dans un mortier ou sur un porphyre les substances pulvérisées jusqu'à ce que l'on ait obtenu un mélange bien homogène. Cette incorporation des substances pulvérulentes aux corps gras demande de la part du praticien des soins tout particuliers : c'est qu'en effet les poudres mélangées aux premières parties du corps gras ou de la vaseline donnent lieu à des grumeaux qu'il est difficile ensuite, même par trituration prolongée, d'écraser pour rendre la pommade homogène, surtout si l'on n'a pas pris la précaution de transformer au préalable la matière active en une poudre impalpable. A. Astruc et J. Robert indiquent un procédé simple permettant d'obtenir rapidement une pommade homogène, et dans des conditions d'asepsie excellentes ; ils ont surtout eu en vue l'obtention de la vaseline boriquée, de la vaseline aux oxydes de mercure, à l'iodure de plomb, à l'oxyde de zinc.

Ce mode opératoire consiste à triturer la substance active au mortier, afin de détruire les masses agglomérées qu'elle peut présenter et à passer au tamis de soie ; d'autre part, le mortier et son pilon sont flambés, en y faisant brûler quelques centimètres cubes d'alcool ; on l'essuie rapidement avec une boule de coton hydrophile ; dans ce mortier, *encore chaud*, on met 10 grammes environ de vaseline, qu'on bat légèrement, de façon à l'étendre sur le fond et les parois du mortier : on ajoute ensuite, peu à peu, la poudre tamisée et on l'incorpore intimement à l'excipient ; on mélange, enfin, avec soin le reste de la vaseline.

L'emploi de la chaleur nécessaire à l'aseptisation du mortier a encore cet avantage de faciliter la préparation de la pommade, en ramollissant l'excipient employé.

Ces auteurs ajoutent que ce procédé est applicable également aux pommades à base d'axonge ou de lanoline.

On sait combien il est difficile de faire entrer dans les

pommades des extraits et des sels dissous dans l'eau. VINDE-
VOGEL donne un procédé qui en facilite l'incorporation : il
mêle, à la solution de l'extrait ou du sel, 0 gr. 02 de gomme
adragante pulvérisée, par gramme d'eau employée, pour
opérer la dissolution ; après trituration, on ajoute le corps
gras et on obtient rapidement une pommade de bonne consistance et homogène.

Il est préférable, comme le veut le Codex de 1908 pour la
pommade à l'extrait de belladone, de ramollir d'abord cet
extrait dans une petite quantité de glycérine et d'incorporer
ce mélange au corps gras.

2° *Par solution.* — Les pommades faites par solution contiennent la substance active réellement dissoute par le
corps gras lui-même.

Ce résultat s'obtient par solution simple à froid ou en
dissolvant la matière active dans le corps gras fondu (pommade camphrée, pommade dite baume nervale, etc.), ou
par digestion (pommade épistatique jaune).

La pommade de bourgeons de peuplier se préparait
autrefois, d'après le Codex de 1884, par coction des plantes
fraîches, suivie de digestion ; le nouveau Codex prescrit
l'emploi de feuilles sèches que l'on met macérer pendant
vingt-quatre heures avec un peu d'alcool à 95°, puis on
ajoute l'alcool et on chauffe le tout au bain-marie pendant
trois heures. Les bourgeons de peuplier séchés sont alors
mis à digérer avec le mélange, pendant dix heures, au
bain-marie. Comme on le voit, l'addition aux plantes sèches
de leur poids d'alcool favorise la dissolution des principes
actifs et un chauffage ultérieur avec l'axonge évapore l'alcol.
La pommade ainsi obtenue présente une belle couleur verte
et une odeur très nette de bourgeons de peuplier.

3° *Par combinaison chimique.* — Dans ces pommades, les
matières grasses réagissent à des degrés divers sur les

substances étrangères qui y sont ajoutées pour donner naissance à des combinaisons nouvelles utilisées en thérapeutique. Telle est la pommade citrine que nous étudierons plus loin.

Essai des pommades. — On peut facilement mettre en évidence dans les pommades les principes médicamenteux, en les traitant par un dissolvant des corps gras (éther, sulfure de carbone, ligroïne) qui laisse le plus souvent à l'état insoluble la matière médicamenteuse. Il peut arriver que cette dernière soit soluble dans les dissolvants précédents. Dès lors, on traite la pommade fondue par agitation avec un liquide dans lequel la matière grasse est insoluble et qui dissout au contraire le principe médicamenteux.

Quand on veut mettre en évidence des alcaloïdes dans les pommades, on procède comme nous l'avons indiqué au sujet des *huiles médicinales.*

Altérations et conservation. — Les pommades faites surtout avec l'axonge s'altèrent rapidement ; au contact de l'air, elles rancissent, deviennent acides et peuvent dans ces conditions réagir sur les substances médicamenteuses incorporées. Elles doivent être souvent renouvelées. Pour les pommades qui contiennent de la cire, CROUZEL recommande, au lieu de la cire blanche, l'emploi de la paraffine qui ne change en rien la consistance et qui, de plus, a l'avantage de communiquer à la pommade l'inaltérabilité que possède cet hydrocarbure.

PHARMACIE APPLIQUÉE

POMMADE CITRINE

Axonge	400	grammes.
Huile d'olive	400	—
Mercure	40	—
Acide azotique officinal de densité		
1,39	80	—

On fait dissoudre à froid le mercure dans l'acide azotique ;
d'autre part, on liquéfie l'axonge dans l'huile à une douce chaleur. Quand les corps gras sont à moitié refroidis, on ajoute
le soluté mercuriel ; on agite pour avoir un mélange exact
et on coule la pommade dans un moule en papier (Codex).

La dissolution du mercure à froid dans l'acide azotique
est constituée par un mélange d'*azotate mercureux* et
d'*azotate mercurique*, avec un excès d'*acide azotique libre* et
des *vapeurs nitreuses*.

Quand on mélange à chaud les acides gras avec la dissolution précédente, il y a dégagement d'acide carbonique
provenant d'une oxydation partielle des corps gras et formation de nouvelles vapeurs nitreuses. Le bioxyde d'azote
et le peroxyde d'azote formés transforment l'oléine liquide
du corps gras en *élaïdine* et surtout en *acide élaïdique*,
isomères géométriques de l'acide oléique liquide et fusibles
seulement à 51°-52°. Il se forme aussi, en même temps,
sous l'influence de l'acide azotique, de petites quantités de
produits d'oxydation des corps gras, qui sont, en général,
des acides de la série bibasique, homologues de l'acide
oxalique, comme les *acides succinique*, *adipique*, *subérique*
et *sébacique*.

On signale aussi la formation d'un peu d'*élaïdate de mercure*. Plus tard, la pommade vieillissant, la couleur citrine
devient de plus en plus foncée par formation de *turbith
nitreux*, résultat de la réduction du nitrate mercurique
par les différentes substances organiques qui entrent dans
la pommade. On peut même observer, dans un degré plus
élevé d'altération, sous l'influence du temps, la production
de *mercure* métallique qui donne à la pommade une couleur
grise, indice de cette transformation profonde.

CROUZEL fait remarquer que les difficultés que l'on rencontre souvent dans la préparation de cette pommade,
comme la solidification quelquefois impossible du mélange.

doivent être attribuées à la substitution partielle ou totale de l'huile d'olives par des huiles étrangères. Celles-ci diminuent la consistance de la pommade, d'autant plus que la proportion est plus grande. La mauvaise qualité de l'axonge commerciale qui, dans certains cas, peut contenir jusqu'à 25 p. 100 d'eau, est encore une cause importante dans la non-réussite de la préparation, car la présence de l'eau vient diminuer l'énergie chimique de la transformation de l'oléine et de l'acide oléique.

Caractères. — La pommade citrine est une masse concrète qui doit sa consistance à l'*acide élaïdique* et à l'*élaïdine* ; elle est de couleur jaune citrin quand elle est récente ; plus tard elle blanchit et enfin elle devient grise. Elle noircit en présence de l'ammoniaque (réaction du *mercurosum*) ; elle donne avec une lame de cuivre une tache blanche de mercure, demeurant brillante par le frottement et disparaissant par la chaleur.

POMMADE AU CHLOROFORME

```
Chloroforme rectifié du commerce. .  10 grammes.
Cire blanche . . . . . . . . . . . .   5     —
Axonge. . . . . . . . . . . . . . .   85     —
```

On fait fondre l'axonge et la cire au bain-marie dans un flacon à large ouverture et bouché à l'émeri : on laisse refroidir en partie. On ajoute le chloroforme et, après avoir bouché le flacon, on agite jusqu'à ce que la pommade soit entièrement refroidie (Codex). Nous avons vu que l'axonge est susceptible d'altérations et le rancissement, qui en est la conséquence, pourrait très bien, sous l'influence des produits variables formés, amener une décomposition partielle du chloroforme ou tout au moins diminuer son action thérapeutique. C'est pourquoi E. CROUZEL propose de modifier la formule de la pommade au chloroforme et de remplacer la cire et l'axonge par la paraffine et la vaseline, bien moins altérables et non susceptibles de réagir sur le chloroforme. La préparation de la pommade est plus simple et plus rapide.

La formule de CROUZEL est la suivante :

```
Chloroforme . . . . . . . . . . . .  10 grammes.
Paraffine . . . . . . . . . . . . .   5     —
Vaseline . . . . . . . . . . . . .   85     —
```

On fait fondre à une douce chaleur la paraffine dans la vaseline et, après refroidissement presque complet, on ajoute peu à peu le chloroforme et on triture rapidement au mortier. Le produit est conservé dans un pot à pommade hermétiquement fermé.

La modification indiquée par CROUZEL semble rationnelle et basée sur des arguments indiscutables, mais on peut objecter que, dans ce *modus operandi* qui nécessite une trituration pour obtenir un produit homogène, une petite quantité de chloroforme se perd par volatilisation.

POMMADE MERCURIELLE DOUBLE

```
Mercure. . . . . . . . . . . . . .  500 grammes.
Axonge benzoïnée . . . . . . . . .  500     —
```

On liquéfie l'axonge dont on verse 1/3 environ dans une marmite en fonte entretenue à une température telle que la matière reste suffisamment molle ; on ajoute le mercure peu à peu en agitant vivement avec un pilon, jusqu'à ce que tout le métal soit complètement éteint ; on incorpore le reste de l'axonge et on remue jusqu'à mélange parfait (Codex).

Le nouveau Codex a conservé la formule de la Pharmacopée de 1884, bien que la Conférence internationale de Bruxelles ait émis le vœu que cette pommade soit formée de 30 parties de mercure, 30 parties de lanoline et 40 parties d'axonge.

Plusieurs Pharmacopées étrangères récentes ont adopté cette dernière formule et notre nouveau Codex signale bien ce titre de 30 p. 100 de mercure de la pommade mercurielle de la Convention internationale, mais il ajoute que cette pommade ne doit être employée que sur indication spéciale.

L'extinction du mercure dans les corps gras est une opération longue et fatigante ; aussi les praticiens ont-ils cherché à simplifier cette préparation par des procédés dont quelques-uns s'éloignent tellement du Codex qu'au lieu d'être une simple modification, c'est une formule nouvelle qu'ils proposent. Ne pouvant citer toutes les méthodes préconisées, nous n'indiquerons que celles qui peuvent avoir un véritable intérêt.

Huguet prépare ce médicament en ajoutant à 70 grammes de pommade mercurielle, 10 grammes de baume du Pérou et, tout en triturant, il fait arriver par un tube capillaire 500 grammes de mercure qui tombe en pluie ; quand ce dernier est éteint, on ajoute 490 grammes d'axonge. Miehle fait une pommade concentrée à 80 p. 100 en éteignant 100 grammes de mercure dans 25 grammes de lanoline anhydre ; il ne s'agit plus ensuite que d'incorporer par simple mélange la quantité voulue d'axonge.

E.-W. Lucas, conseille d'ajouter à l'axonge une petite quantité d'oléate de mercure qui facilite considérablement l'extinction ultérieure du métal. Le procédé, le plus généralement suivi et qui donne d'excellents résultats, consiste à éteindre le mercure dans un peu de pommade mercurielle ancienne et à ajouter peu à peu l'axonge. Il ne faut pas, dans ce dernier cas, exagérer la proportion de pommade ancienne rance, car nous avons pu voir quelquefois survenir des érythèmes de la peau, après application de semblables pommades.

La formule adoptée par la Convention internationale et

que nous avons donnée plus haut présente, au point de vue
de sa préparation, cet avantage d'être faite très rapidement.
En éteignant le mercure dans la lanoline seule et ajoutant
l'axonge après l'extinction parfaite, la pommade est obtenue en moitié moins de temps que lorsque l'on emploie
l'axonge seule.

Caractères. — La pommade mercurielle est d'une belle
couleur gris ardoise, son aspect est mat, on ne doit pas
percevoir à l'œil nu de globules métalliques.

L'extinction du mercure est complète lorsqu'un peu de la
pommade, frottée entre deux feuilles de papier à filtrer, ne
laisse pas voir de globules brillants de mercure.

Falsifications. — La pommade mercurielle est souvent
sujette à des falsifications. On y ajoute soit de l'ardoise, du
bioxyde de manganèse, de la poudre de charbon ou du noir
de fumée, dans le but de colorer la préparation et de pouvoir, par suite, diminuer la proportion de mercure qu'elle
doit régulièrement contenir.

Essai. — L'essai de la pommade mercurielle consiste à
doser le mercure incorporé et à rechercher les substances
frauduleusement ajoutées. En principe, pour doser le mercure, il suffit de traiter un poids donné de la pommade
par de l'éther ou du sulfure de carbone qui dissout la
matière grasse et abandonne le mercure que l'on pèse.

Voici, en pratique, comment Fonzes-Diacon effectue le
dosage du mercure et la recherche des adultérations. On
pèse 1 ou 2 grammes de pommade sur un filtre préalablement taré, on l'introduit dans le lixiviateur de Soxhlet ;
après quatre lavages à l'éther ou à la benzine, le corps gras
est complètement entraîné, le mercure reste sur le papier
à filtrer en gouttelettes très fines qui se rassemblent en gros
globules, dès qu'on froisse légèrement le filtre entre les
doigts.

Gérard.   22

L'augmentation de poids donne la quantité de mercure renfermée dans la prise d'essai.

Si la pommade est additionnée de matières étrangères (noir de fumée, bioxyde de manganèse, etc.), celles-ci encrassent le mercure qui se réunit difficilement en gros globules et laisse sur le papier une trace noire.

De plus, si la matière étrangère est fixe, on obtient son poids par calcination du filtre dans une capsule tarée.

DIETRICH dose le mercure en traitant un poids connu de pommade par un mélange de deux volumes d'éther et de 1 volume d'alcool, auquel il ajoute quelques gouttes d'acide chlorhydrique. Le mercure se sépare, on le lave par décantation avec de l'alcool à 95° et ensuite à l'éther sec ; on le sèche et on le pèse.

La pommade mercurielle doit renfermer sensiblement la moitié de son poids de mercure métallique.

Cet essai figure au nouveau Codex qui le décrit avec beaucoup de détail.

IV. — CÉRATS

Les cérats sont des médicaments pour l'usage externe,
formés d'un mélange de cire et d'huile, et dont quelques-
uns contiennent une assez grande quantité d'eau incorporée
dans leur masse.

Le cérat naguère le plus employé était le *cérat de* GALIEN,
mélange de 100 grammes de cire et de 400 grammes d'huile
d'amandes douces dans lequel on fait entrer, par trituration,
300 grammes d'eau de rose. Cette préparation présente de
grands inconvénients : la proportion d'eau qu'elle contient
est un obstacle à l'addition des substances dissoutes dans
ce véhicule ; de plus l'air, introduit pendant le battage, la
rend très altérable.

En présence des nouvelles théories microbiennes qui
dictent la technique des pansements, les cérats qui, comme
on le sait, entretiennent la suppuration, ne sont plus guère
employés.

V. — ONGUENTS

Les onguents sont des médicaments destinés à l'usage externe, de consistance molle et constitués par un mélange de corps gras et de résines. La présence de résines les distingue des pommades qui n'en renferment jamais. C'est donc à tort que l'on dit souvent *Onguent citrin*, *Onguent mercuriel*, *Onguent populeum* au lieu de *Pommade citrine*, *Pommade mercurielle*, *Pommade populeum* qui ne contiennent pas de substances résineuses dans leur composition.

Ajoutons que la consistance molle est encore un des caractères des onguents; aussi l'onguent de la mère Thècle, que nous aurons l'occasion d'étudier plus loin, appartient, par sa consistance ferme et sa composition à base de savon de plomb, aux emplâtres proprement dits : on doit donc l'appeler *l'emplâtre de la mère Thècle.*

Le nouveau Codex ne semble pas vouloir faire de distinction bien catégorique entre les pommades et les onguents ; il a placé toutes ces préparations sous le même titre de « Pommades. »

Préparation. — Pour préparer les onguents, on fait fondre d'abord les substances grasses et les résines les moins fusibles, en ajoutant ensuite celles qui fondent le plus facilement. Ce mélange est passé à travers une étamine et on le bat au mortier jusqu'à refroidissement et homogénéité parfaite. Les poudres doivent être au préalable pulvérisées, délayées dans un peu d'huile et incorporées par trituration.

Lorsqu'on doit ajouter des huiles volatiles ou des substances qui doivent leur activité à des principes volatils comme la térébenthine, par exemple, on ne doit les mettre qu'à la fin de la préparation et après refroidissement.

Les onguents qui faisaient autrefois l'ornement des anciennes Pharmacopées et qui étaient généralement employés pour le pansement des plaies, sont aujourd'hui délaissés par la nouvelle thérapeutique. Ces médicaments ne possèdent pas la qualité indispensable que l'on réclame maintenant pour les pansements, c'est-à-dire l'asepsie nécessaire aux succès de la chirurgie.

VI. — ONGUENTS-ÉMPLATRES OU EMPLATRES RÉSINEUX

Les onguents-emplâtres ou emplâtres résineux diffèrent des onguents en ce qu'ils renferment une plus grande proportion de cire ou de matières résineuses qui leur donnent une plus grande consistance.

Préparation. — Les emplâtres résineux se préparent exactement comme les onguents; la masse refroidie présente une consistance telle qu'on peut la diviser en magdaléons, c'est-à-dire en petits cylindres de dimensions variables que l'on enveloppe dans un papier parcheminé. On les conserve quelquefois aussi en les coulant dans un pot.

Les onguents-emplâtres les plus employés en pharmacie sont l'*emplâtre de poix de Bourgogne,* l'*emplâtre vésicatoire* dont l'action vésicante est due à la poudre de cantharides incorporée dans la masse emplastique et qui, étendue en couche mince sur le sparadrap diachylon, constitue l'*écusson vésicatoire.*

Le Codex de 1908 a ajouté une formule d'emplâtre caoutchouté simple *qui est celle* que le lecteur trouvera plus loin (v. page 448) au sujet des *sparadraps caoutchoutés.*

VII. — **EMPLATRES PROPREMENT DITS**

Les emplâtres proprement dits sont des médicaments pour l'usage externe, de consistance ferme à la température ordinaire, et formés par un mélange de savon de plomb, de corps gras et de résines, additionné le plus souvent de substances actives réparties dans sa masse.

La présence du savon de plomb (oléate, palmitate, stéarate plombiques, etc.) caractérise les emplâtres proprement dits.

Préparation. — Cette préparation comprend deux phases :
1º La préparation du savon de plomb;
2º L'incorporation des substances médicamenteuses actives.

1º *Préparation du savon de plomb : emplâtre simple.* — L'emplâtre simple est obtenu par la saponification des corps gras au moyen de l'oxyde de plomb (litharge) et de l'eau. Après bien des tentatives pour obtenir un emplâtre dont la consistance emplastique soit ferme sans être cassante et reste invariable, le Codex a adopté un mélange à parties égales d'huile d'olive et d'axonge qui donne un emplâtre simple de bonne consistance. Cette opération est assez délicate ; on opère de la façon suivante :

On prend :

Litharge pulv.	1 000	grammes.
Axonge.	1 000	—
Huile d'olive	1 000	—
Eau	2 000	—

On met l'axonge, l'huile d'olive et l'eau dans une bassine en cuivre dont la capacité soit environ trois fois plus grande que le volume des matières employées ; on fait liquéfier sur un feu modéré, on ajoute la litharge en la faisant passer à travers un tamis et on remue avec une spatule en bois. On maintient l'ébullition, en ayant soin de remplacer de temps en temps par de l'eau chaude celle qui s'évapore. On agite continuellement avec la spatule jusqu'à ce que tout l'oxyde de plomb ait tout à fait disparu et que la masse ait acquis une couleur blanche uniforme et une consistance emplastique, ce dont on s'assure en jetant une petite quantité de l'emplâtre dans l'eau froide et en le pétrissant entre les doigts. On laisse alors refroidir jusqu'à ce que la masse soit maniable, et, tandis que l'emplâtre est encore chaud et mou, on le malaxe pour éliminer l'eau et on le roule en magdaléons (Codex).

Dans cette préparation, les éthers gras composant l'axonge et l'huile sont saponifiés par l'oxyde de plomb : il se forme des sels de plomb insolubles, stéarate, palmitate et oléate de plomb, et de la glycérine qui reste en solution dans l'eau.

Le Codex conseille, à juste titre, de se servir d'une bassine beaucoup plus grande que celle qui serait nécessaire pour contenir les différents produits employés à la confection de l'emplâtre simple.

En effet, dès que la saponification commence, les acides gras mis en liberté décomposent le carbonate de plomb que contient toujours la litharge commerciale avec dégagement d'acide carbonique qui boursoufle la masse.

L'emplâtre simple est d'un blanc légèrement grisâtre ; on remarque que, la préparation une fois terminée, il apparaît dans la bassine avec une couleur plutôt grise, il ne devient blanc qu'après avoir été malaxé pour éliminer l'eau ; cette dernière opération chasse bien la presque totalité du liquide.

mais elle fait incorporer aussi une petite quantité d'eau qui a pour effet de blanchir le produit.

L'emplâtre simple est constitué par un mélange formé en majeure partie d'*oléate de plomb*, avec une proportion moindre de *stéarate* et de *palmitate de plomb*; il renferme aussi une petite quantité de *corps gras non saponifiés* et des *traces de glycérine*. C'est à la présence de cette dernière substance qu'il faut attribuer le liant que possède cet emplâtre et qu'on n'obtient pas avec le produit formé également du mélange des sels de plomb et des acides gras, que l'on peut préparer en précipitant une solution de savon de soude (savon de Marseille) par l'acétate de plomb.

L'emplâtre, obtenu ainsi par double décomposition, est en effet plus cassant et il a l'inconvénient de brunir au bout d'un certain temps.

2° *Incorporation des substances médicamenteuses actives.* — Les substances actives qu'on incorpore à l'emplâtre simple peuvent être des matières minérales solubles ou insolubles dans l'eau, des résines, des oléo-résines, des gommes-résines, des produits volatils, quelquefois des extraits et, le plus souvent, des corps gras divers, de la cire et du savon.

En principe, les substances fusibles et non volatiles sont fondues avec la cire, les corps insolubles sont pulvérisés et mélangés à la masse emplastique dès qu'elle commence à prendre de la consistance par le refroidissement. Les composés solubles sont, au préalable, dissous dans une petite quantité d'eau et ajoutés à l'emplâtre liquéfié; on chauffe ensuite légèrement le mélange en agitant continuellement et jusqu'à ce que l'eau soit évaporée.

L'addition des gommes-résines est assez délicate, on peut les pulvériser et les mélanger à l'emplâtre liquéfié ou encore faire, avec un peu d'eau, une émulsion que l'on évapore jusqu'à consistance de miel épais que l'on mêle à l'emplâtre simple liquéfié. Les extraits sont incorporés directement par trituration dans un mortier chauffé. Quant aux substances volatiles, on les ajoute à la masse emplastique, lorsqu'elle est presque refroidie.

Sous le nom d'*emplâtres brûlés*, on comprend des emplâtres à base de savon de plomb préparés sans l'addition d'eau et obtenus en chauffant les corps gras avec de l'oxyde de plomb. L'eau est indispensable à la saponification des éthers : néanmoins il se forme bien des sels de plomb à acides gras, mais la glycérine ne pouvant être régénérée donne des produits d'altération, comme de l'acroléine, de l'acide carbonique ; de plus une petite quantité des acides gras est aussi décomposée avec formation de carbures d'hydrogène qui réagissent ensuite sur l'oxyde de plomb pour le réduire partiellement avec production de sous-oxydes de plomb et même de plomb métallique.

De ces emplâtres brûlés, l'*emplâtre brun de la mère Thècle* est le seul qui soit encore quelque peu employé jusqu'au jour où une nouvelle préparation thérapeutique fondée sur des données plus scientifiques le fera disparaître de notre Pharmacopée.

VIII. — SAVONS MÉDICINAUX ET MÉDICAMENTEUX

Les savons en général sont des préparations qui résultent de la saponification des matières grasses par les oxydes métalliques. Nous avons dit que les savons à base d'oxyde de plomb, insolubles dans l'eau, servaient à la confection des *emplâtres proprement dits*.

Les savons alcalins, solubles dans l'eau, utilisés en thérapeutique, sont : le *savon amygdalin* et le *savon animal* : ils constituent les *savons médicinaux* du Codex.

Le Codex de 1908 a ajouté le savon noir potassique.

On emploie aussi des savons dits *médicamenteux* formés par un savon servant d'excipient auquel on ajoute diverses substances médicamenteuses.

Nous étudierons donc successivement les *savons médicinaux*, c'est-à-dire le *savon amygdalin* et le *savon animal*, et les savons *médicamenteux*.

A. — SAVONS MÉDICINAUX

1° Savon amygdalin ou médicinal

Préparation. — On prend :

Huile d'amandes douces	2.100 grammes.
Lessive des savonniers	1.000 —

On met l'huile dans un vase en faïence et on ajoute la lessive par parties et lentement, en ayant soin d'agiter pour obtenir un mélange exact. On expose le tout, pendant quelques jours. à la température de 18° à 20° et on agite le mélange de temps en temps avec un agitateur de verre, jusqu'à ce qu'il ait acquis la consistance d'une pâte molle. On les coule dans des moules en faïence, dont on ne le retire qu'après complet refroidissement.

On recommande de ne se servir de ce savon, pour l'usage médical, que lorsqu'il a perdu, par un ou deux mois d'exposition à l'air, l'excès d'alcali qu'il retient après sa préparation.

La saponification de l'huile n'est complète qu'au bout de quelques jours et ce n'est qu'ensuite que le savon prend la consistance qu'il doit avoir.

On a pensé que la seule exposition à l'air libre du savon pendant deux mois était suffisante pour que l'excès d'alcali soit saturé par l'acide carbonique de l'atmosphère. Nous verrons, au contraire, plus loin qu'il arrive souvent que le savon amygdalin du commerce renferme encore de la soude libre.

Composition. — Le savon médicinal est un mélange d'*oléate*, de *palmitate*, et de petites quantités de *stéarate de sodium*, de *glycérine* et de *carbonate de soude*.

Caractères. — Le savon médicinal se présente sous l'aspect d'une pâte ferme, blanc jaunâtre, d'un grain fin et uni, soluble dans l'eau et l'alcool, à l'exception du carbonate de soude insoluble dans ce dernier véhicule.

Essai. — Le savon médicinal, principalement destiné à l'usage interne, ne doit pas renfermer de soude libre; aussi il ne doit pas se colorer en gris quand on le triture avec du calomel, et sa solution aqueuse ne doit pas jaunir par addition de sublimé.

Ce savon contient souvent de l'alcali libre, même après exposition prolongée à l'air, car la saturation de la soude

par les traces d'acide carbonique de l'air est lente à se produire dans l'intérieur des pains de savon (E. GÉRARD et
F. BARRUÉ.)

Afin de saturer l'excès de soude, le commerce ajoute
souvent au savon une petite quantité de corps gras non
saponifiés ou des matières résineuses ; ces dernières, par
leur réaction acide, saturent la soude en excès. Pour déceler
cette fraude, il faut procéder à l'analyse complète du savon,
au dosage des matières grasses non saponifiées, des acides
gras combinés et à la recherche et au dosage des matières
résineuses. Pour ces recherches complexes, nous renvoyons
le lecteur à la *Chimie analytique des matières grasses* de FER-
DINAND JEAN.

Le Codex de 1908 (voir ce volume p. 602) donne quelques
essais à effectuer pour reconnaître l'huile non saponifiée,
l'alcool libre et l'addition de savon animal.

2° SAVON ANIMAL

Préparation. — On prend :

Graisse de veau ou graisse de porc .	500 grammes.	
Lessive des savonniers	250	—
Eau distillée	1.000	—
Chlorure de sodium	100	—

On met la graisse et l'eau dans une capsule de porcelaine
et on chauffe. Après fusion, on ajoute la lessive par parties
en agitant continuellement ; on entretient la chaleur et
l'agitation jusqu'à ce que la saponification soit complète.
On ajoute alors le chlorure de sodium, en favorisant la
dissolution par une très légère agitation. Le savon ras-
semblé à la surface est enlevé et égoutté ; on le fait fondre
à une douce chaleur et on le coule dans des moules où il
se solidifie par refroidissement.

Le nouveau Codex ne donne plus de technique de préparation pour ce savon : non plus que pour le savon médicinal étudié précédemment.

Dans cette préparation, le savon obtenu par la saponification des éthers constituant les matières grasses, est séparé par une solution de sel marin dans lequel il est insoluble et, en raison de la densité de cette solution, il vient se rassembler à la surface. La glycérine, résultant de la décomposition des corps gras, reste dans la liqueur aqueuse et n'entre pas dans la composition du savon.

Composition. — Le savon animal est formé de *stéarate*, de *palmitate* et d'*oléate de sodium* avec des traces de *soude libre*, dont la présence ne peut être la cause de conséquences fâcheuses, puisqu'il est exclusivement réservé à l'usage externe.

Caractères. — Le savon animal est d'un blanc mat, d'une consistance plus ferme que le savon médicinal, il est entièrement soluble dans l'eau et l'alcool ; sa solution est légèrement alcaline au tournesol.

Essais — On trouvera, dans le nouveau Codex (voir ce volume p. 602) quelques essais pour la recherche, dans le savon animal, de l'alcali caustique ou carbonaté, des métaux et, en particulier, du cuivre, du savon d'huiles végétales, ou des huiles végétales non saponifiées.

B. — SAVONS MÉDICAMENTEUX

La *Société de pharmacie de Paris* avait émis le vœu que les savons médicamenteux fussent inscrits au nouveau Codex. Voiry avait soumis à ce sujet un travail dans lequel, à la suite de recherches personnelles, il recommandait un *savon simple*, qui devait servir d'excipient aux savons médicamenteux, lesquels seraient obtenus en ajoutant les divers principes actifs à ce savon.

Le savon, que Voiry préconisait comme excipient, est obtenu par la saponification de l'*huile de coco*. Cette matière grasse est encore connue, dans le commerce, sous le nom de *beurre de coco* ou de *végétaline*; elle provient de l'albumen du cocotier et se présente sous forme de masse parfaitement blanche, de consistance butyreuse, de saveur douce et agréable : elle est neutre et fond à 25º.

Ajoutons de suite que ces savons médicamenteux ne figurent pas dans la nouvelle Pharmacopée : ces préparations médicales méritent néanmoins toute l'attention des praticiens et peuvent rendre de grands services en dermatologie.

La formule du *savon simple* donnée par Voiry est la suivante :

Huile de coco. . . . .   900 grammes.
Lessive de soude à 10º Baumé . . .   600   —

On fait bouillir dans une capsule en porcelaine la lessive **de soude**, on ajoute peu à peu l'huile de coco sans interrompre l'ébullition. Lorsque le mélange a pris l'aspect d'une crême bien liée, on ajoute :

Lessive de soude à 20º Baumé . . .   375 grammes.

La masse maintenue à l'ébullition s'épaissit ; on cesse de chauffer quand une petite quantité, mise sur un corps froid, prend une consistance ferme. On ajoute alors environ 500 grammes d'eau distillée, on porte à l'ébullition et on ajoute 375 grammes de sel marin. Le savon formé vient surnager à la surface, on l'enlève et le lave à deux reprises avec une solution de sel à 20 p. 100. On termine par un lavage rapide à l'eau distillée froide. Le savon mis à égoutter sur un tamis de crin est ensuite soumis à la presse pour enlever l'eau en excès.

Le savon se présente sous forme d'une pâte, qu'il est

nécessaire de porter à l'étuve, très modérément chauffée, pour l'amener à consistance convenable permettant l'incorporation, par trituration, de la substance médicamenteuse. Ce résultat étant obtenu, il suffit de mouler, par compression dans un moule approprié et de porter les pains à l'étuve à 30° ou 35° pour assurer leur complet séchage (Voiry).

Ce savon a l'avantage d'être complètement soluble dans l'eau et de ne renfermer ni glycérine, ni alcali en excès : il est, de plus, d'une exécution facile pour le praticien. On peut, avec cet excipient, préparer tous les savons médicamenteux, quelle que soit la substance active à incorporer.

PHARMACIE APPLIQUÉE

SAVON BORATÉ

Préparation. — On prend :

> Savon simple d'huile de coco . . . 900 grammes.
> Borate de soude . . . . 100 —

On incorpore, par trituration, le borate de soude au savon simple jusqu'à obtention de pâte bien homogène : on divise la masse par fractions de 100 grammes et on moule par compression (Voiry).

Voiry fait remarquer qu'il emploie un savon *boraté* et non pas *boriqué*, la raison en est qu'il est difficile de préparer un savon réellement boriqué, c'est-à-dire dans lequel l'acide borique reste à l'état libre ; en effet, l'acide borique, ajouté à un savon neutre, le décompose, les acides gras sont mis en liberté et l'alcali entre en combinaison avec l'acide borique. Pour cette raison, Voiry estime qu'il est préférable de préparer ce savon avec le borate de soude.

SAVON AU GOUDRON

Préparation. — On prend :

    Savon simple. . . . .   900 grammes.
    Goudron de Norvége.   100   —

On met le goudron dans un mortier, on ajoute peu à peu le savon, on triture jusqu'à complète incorporation. On moule selon le procédé ordinaire (VOIRY).

SAVON PHÉNIQUÉ

Préparation. — On prend :

    Savon simple. . . . .   900 grammes.
    Acide phénique neigeux   50   —
    Alcool à 90°   25   —

On dissout l'acide phénique dans l'alcool, on ajoute peu à peu le savon et on termine l'opération selon la méthode ordinaire (VOIRY).

IX. — COLLODIONS MÉDICINAUX

Les collodions médicinaux sont des préparations ayant pour base le collodion. c'est-à-dire une dissolution de fulmi-coton dans un mélange d'alcool et d'éther. Pour faciliter la dissolution du fulmi-coton dans le mélange éthéro-alcoolique, le Codex de 1908 recommande d'humecter au préalable le coton-poudre avec de l'alcool.

Les collodions servent de véhicule à des principes médicamenteux et sont surtout utilisés en dermatologie.

Préparation. — Les collodions médicinaux se préparent par dissolution : le principe médicamenteux est dissous, soit dans le collodion lui-même, soit dans un peu d'éther ou d'alcool : dans ce dernier cas, la solution est ajoutée ultérieurement au collodion (collodion iodoformé, iodolé, salicylé, thymolé, résorciné et ichthyolé). On peut employer, pour ces préparations, le collodion riciné, renfermant 5 p. 100 d'huile de ricin.

Les collodions médicinaux permettent, en thérapeutique, d'obtenir un vernis qui a l'avantage de maintenir longtemps au contact de la peau les substances médicamenteuses que l'on veut faire agir et en même temps d'empêcher le contact de l'air.

GROUPE V

FORMES PHARMACEUTIQUES COMPLEXES
EMPLOYÉES POUR L'USAGE INTERNE

I.   — POTIONS.
II.   — JULEPS.
III.   — LOOCHS.
IV.   — PILULES.
V.   — BOLS.
VI.   — GRANULES.
VII.   — CAPSULES.
VIII.   — PERLES.
IX.   — GLOBULES.
X.   — CACHETS MÉDICAMENTEUX.
XI.   — MÉDICAMENTS COMPRIMÉS OU TABLOÏDES.

I, II. — **POTIONS. JULEPS**

Les potions sont des préparations magistrales destinées à l'usage interne et que l'on administre aux malades par cuillerées. On ne les prépare que sur ordonnance du médecin et au moment de leur emploi. Le nom de julep est une appellation ancienne, synonyme de potion, et qui est encore donnée à la *potion simple* (julep simple) et à la *potion gommeuse* (julep gommeux) du Codex.

Préparation. — On peut faire entrer, dans cette forme pharmaceutique, presque tous les médicaments ; les potions comprennent, en général, un véhicule liquide, ordinairement aqueux, et un sirop auquel on peut ajouter des substances actives de nature très diverse, comme des sels, des extraits, des poudres insolubles, des essences, etc. Malgré la diversité de composition des potions, il est possible néanmoins de donner quelques règles générales pour leur préparation.

La *véhicule liquide* peut-être : de l'eau distillée, une eau aromatique, un soluté, un macéré, un infusé ou un digesté.

Le *sirop* est tantôt un sirop simple ou aromatique, tantôt un sirop jouissant d'une certaine activité thérapeutique.

La nature du principe actif est encore plus variable ; elle dicte la conduite à tenir pour son addition à la potion. Si c'est une teinture alcoolique, il faut la mélanger au sirop avant d'ajouter l'eau, afin d'éviter la formation d'un précipité grumeleux qui donne un aspect désagréable à la pré-

paration. Les substances insolubles sont finement pulvérisées et triturées avec le sirop, l'eau est ajoutée ensuite graduellement. On a soin, dans ce dernier cas, de recommander au malade d'agiter la bouteille contenant la potion pour
remettre en suspension et répartir uniformément dans le
liquide le produit médicamenteux insoluble. Les extraits
sont dissous à froid, par trituration dans une petite quantité
du véhicule ; on filtre, à moins de contre-indication, on
ajoute la solution au sirop et on verse le restant de l'eau.
Lorsqu'une résine ou une gomme-résine doit entrer dans
la confection d'une potion, on la pulvérise avec un peu de
sucre et on mêle au sirop. Il est quelquefois préférable de
les émulsionner par les procédés que nous avons indiqués
aux *Émulsions* et d'édulcorer ensuite la préparation avec un
sirop. Les matières volatiles ne doivent être ajoutées qu'à la
fin pour éviter leur déperdition.

Le bromoforme et le chloroforme peuvent s'administrer
très facilement sous forme de potions. Il suffit de les dissoudre dans dix fois leur poids d'huile et de faire avec cette
solution huileuse une émulsion avec de la gomme, du
sirop et de l'eau (F. GAY).

Lorsque la gomme doit faire partie d'une potion, comme
dans la potion gommeuse du Codex (julep gommeux), on
triture la gomme pulvérisée avec le sirop, et c'est ensuite seulement qu'on ajoute l'eau ; on évite ainsi les grumeaux qui
se forment toujours si on opère inversement, c'est-à-dire
lorsqu'on triture la gomme avec l'eau.

Nous rappellerons à ce propos l'observation si importante
faite par EM. BOURQUELOT, à savoir que la gomme arabique, en
raison du ferment oxydant qu'elle renferme, est susceptible
d'être la cause des altérations des composés avec lesquels
on l'associe.

Les altérations se manifestent par des colorations de la
préparation ou par des précipitations. Tantôt cette incom-

patibilité est relative, car elle ne modifie pas le ou les principes actifs de la potion, tantôt elle peut être absolue si ces
derniers sont modifiés. EM. BOURQUELOT recommande de ne
jamais associer, par exemple, la gomme aux préparations
opiacées liquides, non plus qu'aux produits antiseptiques à
base de composés phénoliques. On pourra utiliser (voir
p. 141) les solutions de gomme maintenues pendant quelque temps à 100°, dans lesquelles, par conséquent, l'oxydase a été détruite.

La gomme arabique n'est pas la seule gomme jouissant
de ces propriétés, mais aussi la plupart des autres gommes
et même les gommes-résines.

Altérations. — Les potions, formées surtout par des solutions aqueuses et étendues de substances altérables, ne se
conservent pas ; elles doivent, en général, être consommées
dans les vingt-quatre heures. En particulier, les potions qui
contiennent de l'eau de fleur d'oranger sont rapidement
envahies par des algues et des champignons et deviennent
rapidement filantes. VIGIER a proposé, pour prévenir ces
altérations, d'ajouter à la potion du sirop de tolu qui, par
les acides benzoïque et cinnamique et l'essence qu'il contient s'oppose au développement de ces végétaux inférieurs.

III. — **LOOCHS**

Les loochs sont des potions dont le véhicule est une émulsion artificielle (looch huileux), ou une émulsion naturelle rendue plus stable à l'aide d'un mélange gommeux (looch blanc).

Les loochs peuvent être additionnés de substances médicamenteuses diverses, mais il faut se garder d'y associer les sels métalliques des métaux lourds, du tannin, des acides, etc., qui précipiteraient l'albumine végétale des loochs, dont l'émulsion est faite en partie avec des semences émulsives. Le calomel, en particulier, ne doit jamais faire partie du looch blanc du Codex, en raison de l'incompatibilité de ce sel avec l'acide cyanhydrique qui fait partie de cette préparation (Voir *looch blanc*).

Les loochs, en tant que préparation constituée par une émulsion et formant une potion, ne peuvent se conserver, ils s'altèrent rapidement ; leur préparation ne doit être faite qu'au moment du besoin ; ils doivent être consommés dans les vingt-quatre heures.

PHARMACIE APPLIQUÉE

LOOCH BLANC

Amandes douces mondées	30 grammes.
Amandes amères mondées	2 —
Sucre blanc	30 —
Poudre de gomme adragante	0 gr. 50
Eau distillée de fleur d'oranger . . .	10 grammes.
Eau distillée.	120 —

On fait une émulsion avec les amandes, l'eau et la presque totalité du sucre et on passe. D'un autre côté, on triture la gomme adragante avec le reste du sucre ; on délaie la poudre obtenue avec une petite quantité d'émulsion ; on bat vivement et longtemps ; on ajoute peu à peu le reste de l'émulsion et l'eau de fleur d'oranger. Le looch doit peser 150 grammes (Codex).

La saveur fade du looch blanc est corrigée par l'addition des amandes amères qui donnent naissance à une petite quantité d'acide cyanhydrique produit par l'action d'un ferment soluble renfermé dans les amandes, l'*émulsine*, sur l'*amygdaline*, glucoside contenu dans les amandes amères, qui se décompose, dans ces conditions, en acide cyanhydrique, dextrose et aldéhyde benzoïque.

Le Codex recommande de supprimer les amandes amères, lorsque le looch blanc doit être additionné de calomel. Ce sel mercuriel est en effet incompatible avec l'acide cyanhydrique et cette question a donné lieu à de nombreux travaux. Le fait est qu'un looch auquel on ajoute du chlorure mercureux prend immédiatement une couleur grise.

Scheele, Buchner et Rejimbeau, admettaient qu'il se forme du cyanure mercurique, du mercure métallique et de l'acide chlorhydrique libre :

$$Hg^2Cl^2 + 2\ CAzH = Hg(CAz)^2 + Hg + 2\ HCl.$$

Plus tard, Bussy et Buignet donnèrent à cette réaction une autre interprétation ; d'après eux, l'acide cyanhydrique n'entre pas en combinaison, mais décompose le calomel en sublimé et mercure :

$$Hg^2Cl^2 + 2CAzH = HgCl + Hg + 2\ CAzH.$$

G. Patein fait justement remarquer la différence capitale qui existe, au point de vue toxicologique, entre ces deux opinions. D'après la première équation, la décomposition

serait limitée et la quantité de cyanure mercurique formée
serait proportionnelle à la quantité d'acide cyanhydrique
entrant dans la préparation et la toxicité ne serait pas aug-
mentée. Au contraire si on admet l'opinion de Bussy et de
Buignet, l'acide cyanhydrique agissant par sa présence,
peut décomposer toute la dose du calomel et donner une
proportion telle de bichlorure de mercure que le looch
deviendrait très toxique.

Fouquet, se basant sur les données de la thermochimie,
admet qu'il se forme bien du cyanure mercurique et de l'acide
chlorhydrique libre, mais la décomposition du calomel
est limitée jusqu'à ce qu'il se soit formé un état d'équilibre
entre le cyanure de mercure et l'acide chlorhydrique produits.

Cheynet a confirmé l'opinion de Fouquet et il a prouvé
qu'il se forme du cyanure de mercure, en même temps qu'il
y a mise en liberté de mercure et d'acide chlorhydrique
libre ; il a pu même isoler le cyanure de mercure produit
dans la réaction.

La question était donc résolue au point de vue chimique,
mais elle ne l'était pas au point de vue toxicologique.

G. Patein a repris la discussion et, après être arrivé au
même résultat pour les produits engendrés dans la réaction, il a effectué diverses expériences physiologiques sur
des animaux et il a constaté que le pouvoir toxique de solutions étendues d'acide cyanhydrique, avant et après leur
contact avec le calomel, était sensiblement le même.

L'opinion antérieurement émise par Bussy et Buignet,
c'est-à-dire la transformation du calomel en sublimé par la
simple action de présence de l'acide cyanhydrique, doit
donc être définitivement écartée.

IV. — **PILULES**

Les pilules sont des médicaments divisés en petites masses sphériques, destinées à être avalées sans subir de mastication préalable.

Les pilules ont pour but de faciliter l'ingestion des substances médicamenteuses dont la saveur est désagréable ; elles permettent également, comme nous le verrons plus loin, lorsqu'elles sont recouvertes d'un enduit qui les préserve de l'action du suc gastrique et qui se dissout dans l'intestin, de porter des matières actives jusque dans cette dernière partie du tube digestif, où elles peuvent exercer toute leur action thérapeutique.

Le poids des pilules varie de 10 à 30 centigrammes, mais exceptionnellement, quand la substance active est très lourde, les pilules peuvent atteindre chacune 0 gr. 50 à 0 gr. 60, sans que le volume soit trop considérable.

On réserve le nom de *granules* aux pilules plus petites et de *bols* aux pilules plus grosses.

Préparation. — Les substances qui entrent dans la confection des pilules sont très variables, elles peuvent être animales, végétales ou minérales ; elles ne possèdent généralement pas la consistance nécessaire pour être transformées directement en pilules, aussi est-il nécessaire de les faire entrer dans une masse dite pilulaire, qui comprend deux parties :

1º La *matière* ou les *matières médicamenteuses actives ;*

2° *L'excipient* qui constitue le mélange servant à agglutiner les subtances actives.

Dans la préparation des pilules, on doit en principe poser les règles suivantes : il faut obtenir des pilules ayant toutes un poids égal et dans lesquelles les divers produits seront uniformément répartis ; il faut, de plus, qu'elles se dissolvent facilement au contact des liquides de l'organisme. On doit éviter dans les mélanges de créer des incompatibilités souvent faciles, lorsqu'il s'agit de pilules à composition complexe.

1° *Matières médicamenteuses actives.* — Les matières actives devant entrer dans la confection des pilules doivent être au préalable intimement mélangées entre elles, avant d'ajouter l'excipient. Lorsque des principes très actifs doivent faire partie de la préparation, comme des alcaloïdes par exemple, il est nécessaire de les mélanger tout d'abord avec du sucre ordinaire en poudre ou du sucre de lait avant d'y ajouter les autres substances. On peut dire que c'est une exception lorsque certains médicaments, comme l'extrait d'opium, la térébenthine cuite, etc., possèdent la consistance voulue pour être roulés directement en pilules. En effet, le plus souvent les substances sont ou trop molles ou trop fermes, ou quelquefois même sèches et on a alors besoin d'un excipient liquide, mou ou solide, suivant que la base des pilules est plus ou moins sèche ou liquide.

2° *Excipient.* — Les médecins prescrivent rarement l'excipient employé pour exécuter la formule des pilules prescrites ; ils laissent généralement ce soin au pharmacien qui, mettant à profit son expérience, doit choisir un excipient convenable et approprié aux substances devant faire partie de la forme pharmaceutique.

C. Van Raes recommande avec justesse au praticien de

délivrer toujours, pour la même prescription, des pilules de mêmes dimensions et de noter sur le livre d'ordonnances la nature, la quantité de l'excipient employé et le poids de la pilule obtenue.

Les excipients employés sont nombreux, C. van Raes les divise en deux groupes :

1° Excipients destinés à donner la consistance aux substances molles : *excipients solides ;*

2° Excipients destinés à lier les substances pulvérulentes : *excipients mous* ou *liquides.*

Nous instituerons un troisième groupe, celui des *excipients spéciaux.*

Les excipients solides employés sont toujours des matières végétales inertes, incapables de réagir sur les composés actifs fondamentaux de la masse pilulaire ; ce sont par exemple : les poudres de *guimauve,* de *réglisse,* de *sucre de lait,* de *sucre,* de *gomme arabique* ou *adragante,* la *mie de pain,* etc.

Dans quelques cas particuliers, pour transformer les extraits en masse pilulaire (extraits de quinquina, de valériane, de rhubarbe), on peut employer la poudre correspondante, à l'exception toutefois des extraits très actifs comme les extraits d'aconit, de ciguë, de belladone, pour lesquels l'usage de la poudre correspondante ne doit être fait que sur la prescription du médecin.

Pour les excipients solides généraux mentionnés plus haut, il faut faire un choix judicieux, car les uns présentent des avantages, les autres des inconvénients tenant à des causes si diverses que c'est seulement par la pratique et guidé par les principes que nous avons indiqués que l'on arrivera à réaliser le but proposé.

La poudre de guimauve est de tous les excipients celui qui absorbe le plus d'humidité, mais la masse pilulaire que l'on obtient possède une élasticité telle que la division en pilules est difficile, mais elle n'est pas impossible. La poudre de réglisse donne, en général, de bons résultats, mais on peut lui reprocher de donner des pilules qui se fendillent facilement. Avec C. Van Raes, nous avons constaté que les pilules faites avec la gomme arabique deviennent trop dures et que le mélange de gomme arabique et de réglisse ou de gomme arabique et de sucre, donne de meilleurs résultats. Quant à la gomme adragante, elle donne une masse convenable surtout si elle a été mélangée à un peu de glycérine.

Les excipients mous ou liquides comprennent l'eau, la glycérine, le *glucanth* des Anglais, le miel, les sirops simples ou composés, les extraits, etc. ; l'eau, le miel, les sirops ou les extraits doués de propriétés thérapeutiques peu énergiques sont les plus employés.

La glycérine seule présente l'inconvénient de communiquer aux pilules un pouvoir hygroscopique : en Angleterre, on lui substitue le mélange suivant connu sous le nom de *glucanth* :

Gomme adragante	15 grammes.
Glycérine	45 —
Eau	15 —
Sirop simple.	105 —

Certaines substances médicamenteuses, en raison soit de leur nature, soit de leur altérabilité en présence des matières organiques, exigent pour être transformées en masse pilulaire certains *excipients spéciaux* que nous allons passer en revue.

L'alcool sert à ramollir les substances résineuses.

La magnésie, triturée avec les résines, s'unit en présence de l'eau aux acides faibles des corps résineux et cette combinaison favorise leur désagrégation; on l'emploie également pour solidifier le copahu.

Le savon amygdalin permet de faire avec la créosote ou les huiles un mélange intime dont la consistance facilite la confection des pilules.

Le kaolin sert d'excipient aux substances minérales oxydantes ou altérables qui sont facilement décomposées par les matières organiques. CARLES recommande un mélange de deux parties de kaolin, d'une partie de sulfate de soude anhydre et d'une partie d'eau, qui donne avec la matière médicamenteuse une masse plastique qui reste telle pendant six à dix minutes et qui devient très dure après ce temps. Tous les sels essentiellement instables introduits dans la masse, comme les sels d'or, le permanganate de potasse, le nitrate d'argent, etc., se conservent indéfiniment intacts : de plus, les pilules obtenues mises en contact avec une cuillerée d'eau se désagrègent au bout d'une minute.

P. CARLES fait observer que la préparation des pilules avec cet excipient exige certaines précautions : le kaolin et le sulfate de soude doivent être en poudre très fine et intimement mélangés au composé chimique qui entre dans la composition des pilules ; on doit pister rapidement la masse pilulaire, qui ne reste plastique que pendant six à dix minutes environ, et il est prudent de ne pas faire plus de 10 pilules à la fois ; au bout d'un quart d'heure la masse durcit comme la pierre, mais elle conserve sa solubilité et sa facilité de désagrégation.

La farine de froment est un excellent excipient pour la préparation des pilules de créosote, de gaïacol et de goudron. On fait tout d'abord un mélange des diverses substances qui entrent dans la masse pilulaire, on ajoute la farine, puis quelques gouttes de sirop de sucre. On triture le tout et on finit par obtenir une masse qui se laisse facilement rouler ; ces pilules se désagrègent rapidement.

RIEBEN a étudié la valeur comparée des divers excipients pilulaires ; pour cela, il a proposé des pilules contenant chacune 0 gr. 02 d'iodure de potassium et il recherchait le moment où l'iode passait dans les urines. Pour la préparation de ces pilules, il a employé les excipients suivants :

Kaolin et sirop simple ; kaolin et vaseline ; kaolin et lanoline ; kaolin, glycérine et eau ; poudre de réglisse et savon ; poudre de réglisse et sirop simple ; poudre de guimauve et sirop simple ; poudre de guimauve et gomme arabique ; sucre blanc et gomme arabique ; cire, huile d'amandes et amidon.

Les meilleurs résultats, au point de vue de la rapidité de l'absorption, et par suite de l'élimination, ont été fournis par les pilules préparées avec les excipients à base de poudres végétales, parmi lesquelles vient en première ligne la poudre de réglisse et, en deuxième ligne, la poudre de guimauve. Au bout de quinze jours, ces pilules se dissociaient encore rapidement. L'excipient au savon donne aussi de bons résultats au point de vue de la rapidité de l'absorption.

Préparation et division de la masse pilulaire. — Les substances sèches qui doivent entrer dans les pilules sont pulvérisées dans un mortier de fer, de porcelaine, de marbre et plus rarement de verre, on ajoute petit à petit l'excipient, en triturant jusqu'à ce que le mélange soit homogène et forme une masse bien liée qui n'adhère plus au fond du mortier.

Si la division de la masse ne doit pas se faire immédiatement, on la roule en magdaléons que l'on préserve de la dessiccation en les enveloppant dans du papier parchemin, ou en les enfermant dans des pots hermétiquement clos.

Généralement, la division se fait immédiatement après la confection de la masse ; à cette effet, on se sert de l'instrument appelé *pilulier* (fig. 36) qui se compose de deux parties ; 1° d'une tablette en bois dur, garnie vers son quart antérieur d'une plaque en cuivre munie de cannelures coupantes égales et parallèles : en avant de cette partie métallique, se trouve une cavité prenant toute la largeur de l'appareil et destinée à recevoir les pilules divisées.

2° D'une règle portant des poignées à chaque extrémité et garnie sur une de ses faces de cannelures en cuivre dont les dimensions et la disposition sont semblables à celles de la tablette : ces deux cannelures superposées limitent de petits cylindres égaux.

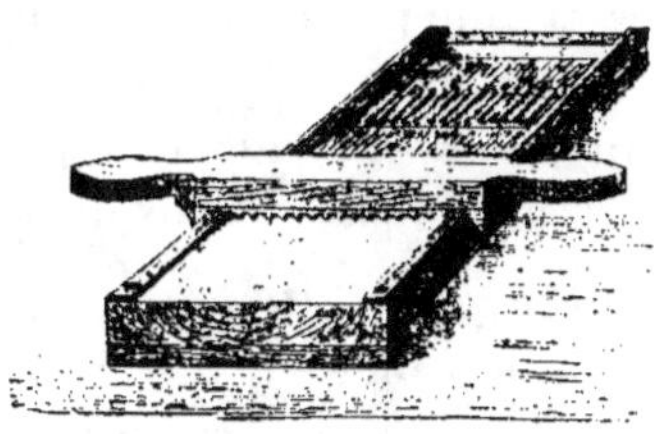

Fig. 36.

Pour diviser les pilules la masse est roulée sur la tablette saupoudrée de lycopode, soit à la main, soit avec le dos de la règle, en un cylindre uniforme et dont la longueur correspond au nombre des pilules à obtenir. On place ce cylindre sur la lame cannelée et on applique la règle à laquelle on imprime un mouvement de va et vient. Les deux cannelures superposées coupent le cylindre en petites masses sphériques, que l'on achève de rouler entre les doigts pour avoir des pilules bien rondes. On peut simplifier cette dernière partie de l'opération en les roulant en bloc dans un appareil appelé

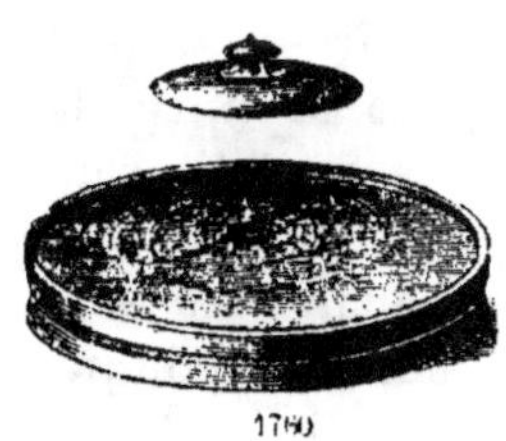

Fig. 37.

disque à pilules [fig. 37], composé d'un morceau de bois dur et bien dressé que l'on fait tourner à la main sur un autre disque en bois plus grand et muni d'un bord. Les pilules circulant entre les deux disques deviennent rapidement sphériques.. Il est prudent de saupoudrer le disque d'un peu de poudre de lycopode pour empêcher les pilules d'adhérer entre elles.

Dans l'industrie, les pilules sont fabriquées mécaniquement dans des appareils se composant :

1° D'un *magdaléonnier* qui, par un système spécial, peut donner des cylindres de grosseur voulue et parfaitement cylindriques.

2° D'une machine à diviser et à rouler les pilules ; on obtient, par un jeu de plaques, dont les dimensions des cannelures varient, des pilules régulièrement sphériques que l'on n'a pas besoin de *disquer*.

Enrobage. — Pour prévenir les altérations des pilules et leur adhérence entre elles, on a l'habitude de les enrober, c'est-à-dire de les recouvrir d'un enduit qui, en principe, ne doit pas s'opposer à leur désagrégation dans l'économie.

Le plus souvent, on les enveloppe d'une feuille très légère d'argent (*argenture*) ; cette opération demande de la part du praticien du soin et une certaine habitude pour obtenir des pilules brillantes. Le meilleur procédé consiste à les humecter d'une petite quantité de sirop, **et à les agiter** dans une boîte sphérique avec des feuilles d'argent. Il faut avoir la précaution de ne pas mettre trop de sirop, car la couche d'argent déposée est trop épaisse et les pilules sont ternes.

On ne doit pas argenter les pilules contenant des substances pouvant être décomposées par le dépôt métallique d'argent.

D'après RIEBEN, les pilules recouvertes d'une couche d'argent se dissocient moins rapidement.

Parfois, on recouvre aussi les pilules d'une couche de gélatine, voici le procédé recommandé par GAROT :

On fait dissoudre à chaud :

Grénétine	12 parties.
Sucre	6 —
Gomme arabique	6 —
Eau	15 —

On plonge dans le mélange les pilules fixées sur des épingles, on les retire en imprimant à ces dernières un mouvement giratoire, jusqu'à ce que l'enduit commence à se refroidir. Pour retirer les épingles, on chauffe légèrement les pilules, la gélatine commençant à fondre on enlève l'épingle et la couche protectrice fondue vient combler l'orifice.

G. de Houck a proposé d'employer la paraffine pour enrober les pilules ; à cet effet, on chauffe les pilules à 80° dans une capsule, puis on les recouvre d'un peu de paraffine en petits copeaux obtenus par raclage au moyen d'un couteau, on couvre la capsule d'un autre vase semblable et on agite. Il ne faut pas plus de 2 ou 3 grammes de paraffine pour enrober 1.000 pilules.

La paraffine fondant entre 56° et 65°, c'est-à-dire à une température supérieure à celle du corps, on pourrait craindre que les pilules, enrobées avec cette substance, traversent les voies digestives sans se dissoudre, il n'en est rien. G. de Houck a constaté que, si l'on met dans la bouche des pilules de Blaud ainsi enrobées, on perçoit nettement la saveur astringente du fer au bout de plusieurs secondes et la pilule ne tarde pas à se désagréger complètement.

On recouvre quelquefois les pilules d'une couche de sucre, cette opération dite *dragéification* ne réussit bien qu'autant que l'on opère sur un poids assez élevé de pilules, elle demande de la part de l'opérateur une certaine habileté et une attention soutenue.

La dragéification s'effectue dans une bassine à laquelle on peut imprimer des mouvements d'oscillation : on y met les pilules et on les humecte avec un mucilage de gomme arabique à parties égales, on fait osciller régulièrement la bassine, on chauffe très doucement pour faire évaporer l'eau de la solution gommeuse et on ajoute successivement du sirop de $D = 1,40$, puis moitié gomme et

moitié sucre, puis 1/4 de gomme et 3/4 de sucre, puis pur
sucre en chauffant toujours doucement et tournant bien
régulièrement. Pour obtenir le lissage des pilules, on les
chauffe légèrement dans une autre bassine avec des charges
successives de sucre fin, on continue les additions de

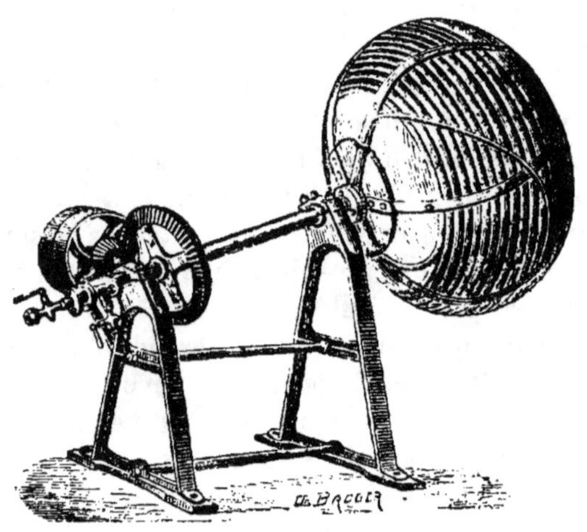

Fig. 38.

sucre à froid, lorsque la dragée commence à sécher. Par ce
frottement continu, le lissage est obtenu et on les sèche
à une température peu élevée.

Dans l'industrie, cette manipulation est faite à l'aide
d'une machine chauffée par la vapeur et oscillant automatiquement. Cette machine (fig. 38) a la forme d'une tulipe
inclinée à 20 ou 25 degrés sur un axe central commandé
par un engrenage et animé d'un mouvement de rotation.
La bassine est entourée extérieurement d'un serpentin
dans lequel on peut faire arriver de la vapeur d'eau. Dans
l'intérieur de la bassine débouche un tuyau communiquant
avec un ventilateur qui amène soit de l'air chaud pour

activer l'évaporation, soit de l'air froid pour refroidir l'appareil quand on a supprimé la vapeur.

Quand on veut dragéifier de petites quantités de pilules, on peut employer le procédé suivant :

Tout d'abord, on humecte les pilules d'une solution éthérée de sandaraque, et on les laisse sécher à l'air. Les pilules recouvertes de ce vernis sont légèrement mouillées d'un mélange de 2 parties de mucilage de gomme arabique et de 4 parties de sirop simple, on les met dans un flacon ou dans un pot contenant un mélange de 7 parties de sucre en poudre et d'une partie d'amidon. On agite pendant quelques secondes, on les place sur un tamis de soie, on sépare par rotation la poudre en excès. Les pilules sont ensuite remises dans un flacon légèrement chauffé auquel on imprime un mouvement de rotation jusqu'à ce qu'elles soient bien sèches (E.-W. Lucas).

On peut aussi recouvrir les pilules d'une couche de substances résineuses, mais ce procédé a l'inconvénient de s'opposer souvent à la désagrégation du médicament dans l'organisme. C'est ainsi qu'on voit employer des solutions éthérées de sandaraque, de mastic ou de baume de tolu qui, imprégnant les pilules, donnent après évaporation, une couche protectrice efficace vis-à-vis de l'action de l'air.

Blancard opère de la façon suivante : il verse dans une capsule de la teinture éthérée de baume de tolu au quart, il y roule les pilules, puis il les place dans un moule en fer-blanc dont la surface est amalgamée. Après une heure environ d'exposition à l'air, il achève la dessication à l'étuve.

Certaines pilules contiennent des principes actifs qui ne doivent agir que sur l'intestin, il faut donc éviter leur dissolution pendant leur passage dans l'estomac. Pour ce faire, on recouvre les pilules d'un enrobage insoluble dans les liquides acides digestifs et soluble ou se décomposant seulement par l'alcalinité du suc intestinal.

La kératine et le salol remplissent ce but : la kératine est une substance protéique formant la masse principale de la corne, des ongles, des cheveux, des poils, etc. : elle est insoluble et inattaquable par les sucs digestifs ; elle est imputrescible.

La kératine que l'on doit employer doit répondre aux exigences suivantes : elle ne doit rien abandonner à l'eau, à l'éther, à l'alcool, aux acides dilués, ni à la solution de pepsine acidulée avec laquelle elle est soumise à la digestion.

Les pilules kératinisées se désagrègent seulement au contact des liquides alcalins de l'intestin ; si plusieurs auteurs ont remarqué que des pilules ainsi préparées étaient en partie dissoutes dans l'estomac, c'est que l'on n'avait pas pris tous les soins qui ont été nettement indiqués par UNNA, qui, le premier, a introduit en thérapeutique les pilules kératinisées.

Selon UNNA, la masse doit toujours renfermer des corps gras et il faut exclure l'usage des poudres végétales qui, à la moindre fissure de la couche de kératine, se gonflent au contact des liquides et font éclater l'enveloppe. UNNA recommande d'employer, pour la préparation de la masse, un mélange de cire et de graisse, fait de la façon suivante :

<pre>
Cire jaune. . . . .   15 grammes.
Graisse de bœuf récente.   85   —
</pre>

On fait fondre et on mélange avec une solution alcoolique de coumarine :

<pre>
Coumarine . . . .   0 gr. 10
Alcool à 90° . . . .   5 grammes.
</pre>

P. RUNGE préfère employer en place de ce mélange, de la graisse de laine et du beurre de cacao. Au lieu de poudre végétale, on prend de préférence de l'hydrate d'alumine, du kaolin ou du charbon pulvérisé et on obtient de

bonnes masses plastiques. Runge recommande de ne pas
mettre trop de poudre dans la masse afin qu'elle ne durcisse
pas trop et que les pilules ne traversent pas l'intestin sans se
dissoudre. Pour éviter cet inconvénient, il recommande
toujours d'ajouter à la masse du savon médicinal pulvérisé
à la dose de 0.5 à 1,5 p. 100 si, naturellement, il n'est pas
incompatible avec les produits qui entrent dans les pilules.

Les pilules, une fois faites, sont recouvertes à cinq ou six
reprises d'une solution de kératine à 1 p. 30 dans l'ammoniaque ; le corps gras de la masse pilulaire empêche toute
action de l'ammoniaque sur les substances médicamenteuses. On opère avec un drageoir dans lequel on imprime
aux pilules un mouvement circulaire jusqu'à ce qu'elles
soient sèches. On les humecte de nouveau avec la solution
de kératine et ainsi de suite. Pour empêcher les pilules
d'adhérer entre elles, on les roule, lorsqu'elles sont sèches,
dans de la poudre de graphite ; précaution indispensable,
autrement l'enveloppe de kératine se trouverait endommagée
et le médicament n'aurait plus l'action désirée (P. Runge).

Le salol est l'éther phénylsalicylique, il est insoluble
dans l'eau, mais il est décomposé par les alcalis en phénol
et acide salicylique. Cette réaction s'opère également dans
l'organisme en présence du suc pancréatique qui est alcalin ; aussi a-t-on proposé l'emploi de ce composé pour
enrober les pilules qui ne doivent agir que sur l'intestin.
Pour recouvrir les pilules du salol, on se sert d'une solution
éthérée dont la formule suivante a été donnée par Yvon :

Salol.	2 grammes.
Tannin.	0 gr. 50
Éther à 56°.	10 grammes.

On vernit les pilules comme on le fait avec la teinture
éthérée de baume de tolu.

Suchomel suppose que les pilules ainsi traitées paraissent

plutôt saupoudrées de salol que revêtues d'un enduit proprement dit; il recommande l'enrobage dans le salol fondu.

Voici le procédé qu'il préconise : On fait fondre au bain-marie, dans une petite capsule de porcelaine, la quantité nécessaire de salol, ce qui ne demande que quelques minutes, car le salol fond à 42°. On plonge alors dans le liquide les pilules préalablement fixées sur la pointe d'une aiguille. L'enduit se dessèche dès que les pilules sont retirées et celles-ci ont l'apparence de produits dragéifiés.

D'après L. DANZEL, le salol, s'il est employé en dissolution éthérée, ne donne pas une couche uniforme et régulière : s'il est simplement liquéfié par la chaleur, il réclame une opération vraiment fastidieuse puisqu'il s'agit d'enrober et de refroidir chaque pilule séparément.

Pour obvier à tous ces inconvénients, l'auteur recommande la formule suivante qui lui a toujours donné d'excellents résultats :

Benzonaphtol.	0 gr. 60
Tannigène	1 gramme.
Salol	2 —
Alcool à 90°.	3 —
Ether.	10 —

On opère, comme pour un enrobage, à l'aide de la boîte sphérique et on laisse sécher. La couche obtenue est très dure, très compacte, inattaquable par les acides faibles; elle est dissoute seulement par les liquides alcalins de l'intestin et sans action nocive sur celui-ci.

PHARMACIE APPLIQUÉE

PILULES DE CRÉOSOTE

Bien des formules ont été proposées pour essayer d'incorporer facilement la créosote dans une masse pilulaire. Le

Codex de 1908 a conservé la formule inscrite au *Supplément du Codex de* 1884 : on ajoute à la créosote de la poudre de savon amydalin desséché à l'étuve, jusqu'à ce que le mélange obtenu prenne la consistance pilulaire.

DIETERICH donne la formule suivante :

         Magnésie calcinée . . . . 1 partie.
         Glycérine . . . . 2 —

On mélange par trituration et on ajoute peu à peu :

         Créosote . . . . 10 parties.

Après quoi, on incorpore dans l'ordre ci-dessous :

         Magnésie calcinée. . . . . 5 parties
         Poudre de suc de réglisse . . . . 5 —
         Poudre de réglisse. . . . . . q. s. (16 à 18 parties).

On pise et on divise la masse en 100 pilules. On saupoudre avec du café torréfié finement pulvérisé ou avec un mélange de poudre de café et de poudre de cannelle.

On obtient ainsi des pilules qui ne laissent pas suinter la créosote, lorsqu'on les presse entre les doigts, et qui pourtant se ramollissent et se désagrègent dans l'eau.

On peut préparer de la même façon les pilules de goudron, en remplaçant la créosote par dix parties de goudron.

PILULES DE CARBONATES FERREUX (SELON LA FORMULE DE VALLET)

Les pilules de carbonate ferreux, selon la formule de VALLET, doivent être préparées en suivant d'une façon absolue toutes les indications données par le Codex et indispensables pour éviter l'oxydation du carbonate ferreux instable, qui, en présence de l'air, se transforme en sesquioxyde de fer.

Ces pilules argentées se conservent assez bien. Il est facile de s'assurer que le protosel de fer ne s'est pas oxydé, car les pilules doivent à l'intérieur présenter la coloration verte caractéristique des sels de fer au maximum.

PILULES D'IODURE DE POTASSIUM

On sait combien il est difficile de préparer des pilules d'iodure de potassium inaltérables. Duyk propose un procédé consistant à éviter l'emploi de tout excipient aqueux qui favorise toujours la déliquescence de la masse : il ajoute à dix parties d'iodure de potassium pulvérisé, trois parties de poudre de benjoin, et à l'aide de l'alcool, il fait une masse pilulaire qu'il divise en pilules. Celles-ci durcissent rapidement tout en conservant la propriété de se dissoudre facilement au contact des liquides de l'estomac ; elles sont inaltérables pendant plusieurs mois, même lorsqu'elles sont exposées à l'humidité : elles se recouvrent généralement. au bout de plusieurs semaines, d'une sorte de pellicule brunâtre, très mince. qui ne possède pas la réaction de l'iode libre.

V. — BOLS

Les bols sont de grosses pilules, de forme sphérique ou quelquefois ovoïde, dont la masse est molle.

On les prépare exactement comme les pilules.

Les bols sont surtout utilisés dans la médecine vétérinaire.

VI. — GRANULES

Les granules sont de petites pilules dont le poids n'excède pas 5 centigrammes. Le Codex comprend principalement, sous ce nom, les pilules renfermant des substances très énergiques qui y sont introduites à des doses minimes variant de 1 dixième de milligramme à 1 milligramme.

1° Préparation de granules au dixième de milligramme de principe actif. — Les granules contenant des principes très toxiques, comme l'aconitine, la digitaline, la strophantine, etc., sont préparés en prenant la poudre officinale au centième de ces divers produits et qui résulte du mélange de 1 gramme de principe actif avec 96 gr. 50 de sucre de lait et 2 gr. 50 de carmin. Ce mélange pulvérulent, dont l'homogénéité est assurée par sa couleur uniforme, est additionné de sucre de lait, de gomme arabique pulvérisée et de mellite simple, dans les proportions suivantes :

```
Poudres officinales au 100ᵉ d'aco-
  nitine, de digitaline, de strophan-
  tine  . . . . . . . . . . . . . . . .  1 gramme.
Sucre de lait pulvérisé  . . . . . .  3    —
Poudre de gomme arabique.  . . .  1    —
Mellite simple . . . . . . . . . .  Q S.
```

On triture longtemps et soigneusement la poudre officinale avec le sucre de lait, quand le mélange présente une couleur uniforme, on ajoute la poudre de gomme, on triture à nouveau et on verse quantité suffisante de mellite simple pour obtenir une masse pilulaire que l'on divise en 100 granules.

2° *Préparation des granules contenant des doses plus élevées de substance active.* — Ces granules se préparent en triturant pendant longtemps et directement le principe médicamenteux avec le sucre de lait et la gomme arabique, on ajoute le mellite et on fait une masse pilulaire bien homogène que l'on divise en granules par les procédés ordinaires.

Dans la confection de ces médicaments, il faut, avant tout, s'assurer par une trituration prolongée que la matière médicamenteuse est uniformément répartie dans le mélange de sucre de lait et de gomme. Chaque granule renferme alors une partie aliquote du médicament.

Quelquefois, dans le commerce, on imbibe des granules, entièrement formés de matières inertes, avec la solution alcoolique de la substance active et ou recouvre d'une couche de sucre. Les granules ainsi préparés ne présentent aucune garantie et il n'est pas rare d'observer, à la suite de leur administration, des accidents d'intoxication résultant de la répartition inégale en principe actif. Aussi, le pharmacien, soucieux de la responsabilité qu'il assume, tiendra-t-il à préparer lui-même ses granules.

VII, VIII, IX. — CAPSULES, CAPSULINES, PERLES, GLOBULES.

Les capsules sont des enveloppes solubles dont on entoure certains médicaments pour en dissimuler l'odeur et la saveur.

Les capsules sont généralement de forme ovalaire ; on donne le nom de perles et de globules à des capsules rondes contenant des médicaments très liquides et volatils ; les capsulines sont de petites capsules.

Préparation des capsules et capsulines. — Mothes a, le premier, essayé le capsulage des médicaments : sa méthode assez simple, consistait à fabriquer de petites ampoules olivaires de gélatine, à les remplir de médicament et à en boucher l'orifice à l'aide d'un opercule collé sur l'ampoule.

Le Codex prépare les capsules de la façon suivante :
On prend :

Gélatine incolore (grénétine).	25 grammes.
Glycérine.	10 —
Sucre.	8 —
Eau distillée . . . . environ	45 —

On fait dissoudre le mélange au bain-marie ; on plonge dans cette solution de petites olives en fer étamé légèrement huilées et fixées sur un plateau au moyen d'une tige mince [fig. 39]. Au bout de quelques instants, on retire le plateau et on lui imprime un mouvement circulaire jusqu'à ce

que la matière gélatineuse soit un peu refroidie : puis le
plateau est placé dans une étuve légèrement chauffée.

Lorsque la capsule est assez sèche, on la retire par un
brusque mouvement de traction, et on coupe, avec des
ciseaux, l'excédent qui termine
l'olive.

Pour procéder au remplissage, on
dispose plusieurs capsules sur des
supports en bois percés de trous ; le
liquide est alors introduit avec une
burette effilée. On ferme ensuite
chaque capsule avec une goutte de

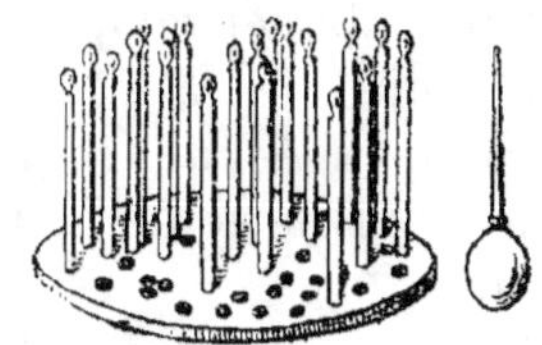

Fig. 39.

la solution gélatineuse chaude ; puis, pour rendre plus unie
la partie supérieure des capsules, on les plonge de nouveau, jusqu'au quart environ de leur longueur, dans la
solution gélatineuse, et on les laisse sécher à l'air ou dans
une étuve légèrement chauffée.

Préparation des perles et globules. — Les perles et globules
sont obtenus dans l'industrie à l'aide d'un appareil spécial
composé d'un *capsulier* et d'une *presse*.

Le capsulier est formé de deux platines isolées, percées
de trous, pouvant s'adapter l'une sur l'autre et représentant
autant d'emporte-pièces que de trous à bords aplatis. La
presse reçoit le capsulier et lui imprime à la fois une pression rapide et un glissement demi-circulaire. On confectionne
d'abord, à l'aide d'un outillage spécial, des plaquettes de
pâte formées par un mélange de gélatine et de glycérine
que l'on dessèche à l'étuve.

Pour obtenir des perles et des globules, on forme avec
la plaquette de pâte une sorte de sac que l'on soude seulement par ses bords et, dans l'intervalle, on verse le produit
à capsuler. On ferme l'orifice et on place le sac sur la première platine du capsulier ; on donne un coup de presse qui

soude intimement les bords, puis on ajoute la seconde platine et, par une nouvelle pression, on obtient, après démoulage, des perles soudées.

Bienfait a fait breveter un perfectionnement dans la préparation des enveloppes pour capsules, capsulines, perles et globules. Ce procédé consiste à fabriquer la masse élastique destinée à produire les enveloppes au moyen du tapioca ou de toute autre matière amylacée soluble dans l'eau.

On prend, pour cela, 2.500 grammes de tapioca et 4.000 grammes d'eau, on laisse macérer le tout pendant quatre à cinq heures, on place ensuite la gelée formée dans une bassine étamée et l'on chauffe en agitant continuellement jusqu'à ce que les grumeaux aient disparu. On prend, d'autre part, sucre de canne 1000 grammes, glycérine 500 grammes et eau 4000 grammes. On laisse macérer jusqu'à dissolution complète, et on ajoute cette solution sucrée à la gelée du tapioca pendant qu'elle est encore chaude. On chauffe quelque temps pour faciliter le mélange, et on passe ensuite avec pression sur un linge peu serré. Le liquide épais est étendu sur des plaques en tôle amalgamée, en couches d'épaisseur variable, on sèche à l'étuve et la masse est prête pour capsulation par pression.

Sahli propose d'employer des capsules de *glutol*, produit composé de gélatine durcie par l'aldéhide formique, pour l'administration des médicaments susceptibles d'irriter la muqueuse stomacale (copahu, créosote, iodures et bromures alcalins, etc.).

Le glutol ou *glutoïde* présente l'avantage de n'être pas attaqué par le suc gastrique et de ne se dissoudre qu'au contact du suc pancréatique.

L. Vaudin, E. Donard et H. Labbé ont extrait du maïs une substance albuminoïde qu'ils appellent *maïsine*, qui n'est attaquée qu'avec lenteur par le suc gastrique tandis qu'elle est rapidement dissoute par le suc pancréatique et intestinal. Cette propriété que possède la maïsine de se dissoudre seulement dans l'intestin a engagé ces auteurs à se servir de cette substance pour la fabrication des capsules rondes par pression, ou perles, contenant des substances médicamenteuses qui doivent être portées jusque dans l'intestin.

La maïsine dissoute dans l'alcool ou l'acide acétique cristallisable donne des solutions homogènes et visqueuses susceptibles de fournir des pellicules non cassantes, résistantes. Les capsules préparées avec la maïsine peuvent conserver tous les produits solides, ou en solution aqueuse, les essences, éthers, etc. Seuls les alcools ou les solutions alcooliques à titre élevé ne peuvent être capsulés. Ces perles sont inaltérables vis-à-vis du temps, de la chaleur sèche, de l'humidité.

En Allemagne, on emploie, sous le nom de capsules de RUMPEL des capsules de gélatine durcie par le formol ; elles ne sont attaquées que par le suc pancréatique qui les dissout rapidement tandis qu'elles restent inattaquées par le suc gastrique.

Le Codex de 1908 mentionne que les capsules au trempé ne doivent pas renfermer moins de 40 p. 100 de leur poids de substance active.

Les capsules d'éther, d'essence de térébenthine, d'essence de santal, de goudron, préparées par pression, doivent contenir respectivement au moins 50, 55, 60 et 30 p. 100 de leur poids de matière médicamenteuse.

X. — CACHETS MÉDICAMENTEUX

Les cachets médicamenteux sont formés de deux feuilles de pain azyme découpées en forme ronde, plates sur leurs bords et concaves dans la partie centrale destinée à recevoir une poudre médicamenteuse.

Pour absorber les cachets, on les ramollit dans un peu d'eau et on les avale par une simple déglutition.

Préparation. — Pour préparer des cachets médicamenteux, on dépose la poudre dans la concavité de l'une des deux feuilles de pain azyme et on la recouvre avec l'autre feuille dont on a préalablement humecté les bords que l'on soude ensuite à l'aide d'un appareil, appelé *cacheteur*, et dont le dispositif varie suivant les fabricants.

Il existe, en général, quatre grandeurs de cachets portant les numéros 0, 1, 2 et 3.

Avantages et inconvénients des cachets. — Les cachets permettent de faire ingérer des médicaments dont la forme pulvérulente et la saveur sont désagréables au malade : ils rendent possible l'administration sous un petit volume d'une dose relativement élevée du médicament. Mais à côté de ces avantages, les cachets ont l'inconvénient de porter à un seul endroit de l'estomac les substances actives dont certaines peuvent, par leur nature, irriter la muqueuse stomacale.

De plus, Brissemoret et Joanin appellent l'attention du

praticien sur les incompatibilités qui peuvent résulter du contact des substances avec la matière du cachet ou de celles qui proviennent de l'altération de certains corps en présence de l'air. Ils rangent en trois groupes les incompatibilités susceptibles de se former :

Le premier groupe renferme les substances déliquescentes qui, en absorbant l'humidité de l'air, forment avec le cachet une pâte plus ou moins fluide, tels sont le phosphate acide de chaux, les phosphates de soude et de potasse, le glycéro-phosphate de soude, le bromure de sodium, le citrate de fer ammoniacal, le tartrate ferrico-potassique, les extraits végétaux secs, les peptones sèches, les extraits animaux desséchés dans le vide.

Le second groupe comprend les corps dont le mélange avec certaines substances donne naissance à un composé de consistance fluide se conduisant avec le cachet comme les corps du premier groupe ; ce sont, en général, les produits qui seuls ne sont pas altérables à l'air, mais qui, mélangés deviennent déliquescents.

Dans le troisième groupe sont rangées les substances décomposées par l'oxygène de l'air et dont les produits de décomposition colorent les cachets (iodures alcalins, aristols, etc.).

XI. — MÉDICAMENTS COMPRIMÉS
OU TABLETTES COMPRIMÉES

Les tablettes comprimées, appelées aussi *tabloïdes*, sont constituées par des substances médicamenteuses agglomérées par compression.

Cette forme pharmaceutique présente l'avantage de fournir des préparations facilement maniables, pouvant être transvasées, mises en boites ou en étuis très rapidement et de présenter une quantité donnée de produit sous un volume restreint.

Préparation. — GEORGES PRUNIER, pharmacien à Paris, qui s'occupe beaucoup de cette nouvelle forme de médicament, a bien voulu me donner à ce sujet des renseignements importants.

C'est vers 1878 qu'il a été fait mention pour la première fois des tablettes comprimées, sous le nom de *Compressed tabloïds*, fabriquées par une maison américaine. A l'origine, ces tablettes ne contenaient que des sels susceptibles de subir, pour ainsi dire, sous l'influence de la compression, une sorte de fusion donnant une masse très cohérente, dans laquelle les particules composantes disparaissaient.

Le procédé de compression s'étant bientôt généralisé dans l'art pharmaceutique, il fallait trouver des excipients variables avec les principes actifs devant constituer les tablettes comprimées. Ces excipients servent d'agglutinatifs.

E. Fédit a vulgarisé cette forme pharmaceutique en France :
il emploie le beurre de cacao qui, sous l'influence de la
forte pression qu'il subit, sert à lier certaines poudres,
comme la poudre de rhubarbe, par exemple. Comme autres
excipients, on a employé, pour agglutiner les sels, des
mucilages de gomme arabique et de gomme adragante.

Ces tablettes comprimées ont l'inconvénient d'être difficilement solubles ; aussi, depuis quelques années, certains
fabricants ont préparé des tablettes comprimées qui, grâce
à une petite quantité de sels effervescents disséminés dans
la masse, se désagrègent facilement et sont beaucoup plus
solubles.

P. Bruère, dans sa thèse de doctorat en pharmacie, a fait
tout récemment une étude très complète des comprimés
de substances médicamenteuses à laquelle nous empruntons
les notions sur cette question que nous allons exposer :

La préparation des comprimés demande généralement
des machines puissantes pour agglomérer la poudre, elle est
encore du domaine industriel et n'est guère répandue dans
la pratique des officines.

Le plus souvent les comprimés s'obtiennent par *compression directe* de la poudre médicamenteuse.

Certaines poudres, avant d'être comprimées, doivent être
transformées en poudres granulées : la granulation favorisant l'agglomération des particules et la formation des
comprimés.

On effectue la granulation à sec, ou la granulation
humide. La granulation à sec s'adresse surtout aux poudres
de faible densité donnant par compression directe des
comprimés trop peu cohérents. Alors la poudre est comprimée une première fois à la machine afin d'obtenir des
comprimés gros comme des jetons de damier. Puis ces
jetons sont écrasés à l'aide d'une manette en bois sur un
crible. La poudre granulée obtenue est comprimée comme

s'il s'agissait d'une compression directe. On prépare ainsi les comprimés de rhubarbe.

Pour certaines poudres végétales, l'addition d'une trace de corps gras (beurre de cacao par exemple) facilite beaucoup la compression en donnant de la cohésion aux comprimés.

Cette granulation à sec, dit P. BRUÈRE, représente la transition naturelle entre la compression directe et la granulation humide.

Pour faire cette granulation humide, on fait avec la poudre et un véhicule approprié, l'eau, un mucilage très dilué de gomme arabique ou de gomme adragante, une pâte que l'on dessèche à l'étuve en ayant soin de laisser finalement un léger degré d'humidité. La pâte desséchée en partie est concassée et tamisée de façon à avoir un granulé. Puis on comprime.

Ces comprimés préparés par granulation humide présentent souvent l'inconvénient de se désagréger difficilement surtout lorsqu'on emploie, comme véhicule, les mucilages de gomme qui durcissent trop les comprimés. Il faut autant que possible donner la préférence au mode d'obtention qui exclut l'usage d'un adjuvant pour obtenir de la cohésion.

De ce qui précède, il résulte, d'après P. BRUÈRE, que l'on peut classer les comprimés d'après leur mode de préparation en trois catégories :

1° Médicaments comprimés, obtenus par compression directe.

2° Médicaments comprimés, obtenus par granulation à sec.

3° Médicaments comprimés, obtenus par granulation humide.

Nous ne pouvons entrer dans le détail des différentes machines industrielles qui permettent d'avoir des comprimés toujours identiques, de même poids et homogènes. Ces comprimés affectent des formes différentes : petites tablettes plus ou moins épaisses, petites lentilles biconvexes, etc.

On prépare surtout des comprimés de bicarbonate de soude, de chlorate de potasse, de borate de soude, de rhubarbe, etc.

Le service de santé de l'armée fait largement appel à la forme « comprimé » pour le ravitaillement en campagne. Ce médicament permet de pouvoir faire des stocks, sous un volume peu considérable, d'antipyrine, de sels de quinine, de chlorydrate de morphine. On peut aussi grâce à ces comprimés, préparer, dans des expéditions lointaines, des solutions relativement bien titrées avec un matériel très rudimentaire.

On peut, en pharmacie, préparer de petites quantités de tablettes comprimées au moyen du *Pazo compresseur* (fig. 40), qui peut se fixer à l'aide de vis sur le rebord d'une table. Cet appareil se compose d'une matrice supérieure et d'une matrice inférieure située au fond d'un dé. La poudre à comprimer est introduite dans un entonnoir fixé sur la partie antérieure de l'appareil. Au moyen d'une vis agissant sur la matrice inférieure, on peut donner à la tablette l'épaisseur voulue.

En abaissant rapidement le levier supérieur, la matrice qu'il porte vient se mettre en contact avec la matrice inférieure, qui a reçu la poudre à comprimer : la tablette est faite et elle est rejetée au dehors. Les deux matrices reprennent automatiquement leurs places respectives et sont prêtes à agir sur une nouvelle quantité de poudre.

PHARMACIE APPLIQUÉE

COMPRIMÉS DE BICARBONATE DE SOUDE

Le bicarbonate de soude est étuvé à 40-50° pendant deux heures environ et on comprime directement le produit pulvérisé.

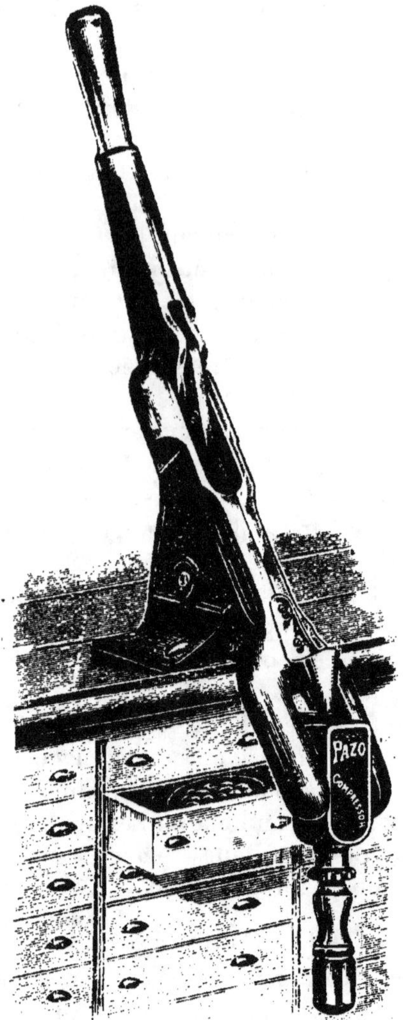

Fig. 40.

On fait des comprimés de 0 gr. 25 et de 1 gramme. Ceux-ci sont d'un blanc mat, opaques, de résistance moyenne, à toucher rugueux, poussiéreux (P. BRUÈRE).

COMPRIMÉ DE RHUBARBE

La poudre de rhubarbe officinale sèche se comprime en deux temps par granulation à sec.

On fait des comprimés de 0 gr. 25 qui sont de couleur jaune d'ocre, opaques, assez résistants. On doit les conserver à l'abri de l'humidité.

GROUPE VI

RÉUNION DE DIVERSES PRÉPARATIONS CARACTÉRISÉES PLUS
SPÉCIALEMENT PAR LEURS USAGES THÉRAPEUTIQUES
QUE PAR LEUR COMPOSITION ET FORMÉES DE SUBS-
TANCES COMPLEXES :

I. — SPARADRAPS ET TAFFETAS.
II. — SPARADRAPS CAOUTCHOUTÉS.
III. — ÉCUSSONS.
IV. — PAPIERS MÉDICINAUX.
V. — COTONS MÉDICINAUX.
VI. — BOUGIES MÉDICAMENTEUSES.
VII. — CRAYONS MÉDICINAUX.
VIII. — SUPPOSITOIRES.
IX. — OVULES.
X. — CATAPLASMES.
XI. — SINAPISMES.
XII. — LOTIONS.
XIII. — COLLYRES.
XIV. — LINIMENTS.
XV. — COLLUTOIRES.
XVI. — GARGARISMES.
XVII. — BAINS MÉDICINAUX.
XVIII. — FUMIGATIONS.
XIX. — CIGARETTES MÉDICINALES.

———

I. — SPARADRAPS

Les sparadraps sont des bandes de tissus de fil, de coton calandré ou non, de soie ou de baudruche, enduites, généralement sur une seule face, d'une couche uniforme de masse emplastique adhésive et souple.

Les sparadraps sur soie ou sur baudruche portent spécialement le nom de *taffetas*.

La masse emplastique est le plus souvent active par elle-même, quelquefois elle sert simplement d'excipient à un principe médicamenteux quelconque. Le choix de cet excipient est d'une importance capitale, car il ne doit pas être susceptible de réagir sur les différents principes actifs qu'on peut y mélanger.

Les sparadraps doivent remplir les conditions suivantes :

La couche médicamenteuse dont ils sont recouverts doit être égale dans toutes ses parties, assez consistante pour que le sparadrap puisse être plié en différents sens, sans que la couche emplastique se froisse ou se détache.

Préparation. — Les sparadraps se préparent au moyen :

1º D'un pinceau ;
2º Du couteau ;
3º Du sparadrapier.

1º La couche emplastique peut être déposée sur la bande de tissu ou de baudruche, tendue entre des châssis, au moyen d'un pinceau imbibé de la substance fondue. On

passe d'abord une première couche, on laisse sécher et on
continue de mettre successivement plusieurs couches jusqu'à ce que le tissu soit suffisamment chargé, on prépare
surtout de cette manière les *taffetas adhésifs;* pour quelques-uns, on recouvre d'abord le tissu de soie ou la mem-

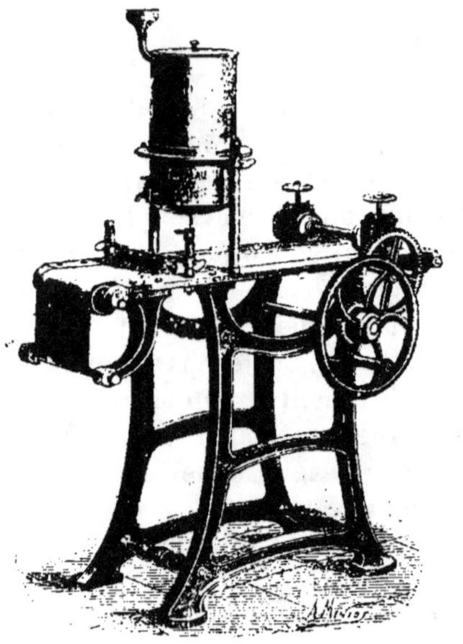

Fig. 41.

brane de baudruche d'une première couche d'une solution
adhésive et, après dessiccation, d'une couche de la solution
médicamenteuse dans un véhicule volatil.

2° Les sparadraps proprement dits s'obtiennent en déposant, sur le tissu bien tendu, une ou plusieurs couches
d'emplâtre fondu qu'on étale régulièrement au moyen d'un
couteau.

3° Le sparadrapier est un instrument dans lequel la

matière fondue est versée entre des lames métalliques fixes qui laissent glisser au-dessous d'elles la toile que l'on tire régulièrement.

Nous reproduisons, dans la figure 41, un sparadrapier mécanique industriel, dont le débit est ininterrompu, et qui permet une assez grande production. Dans cette machine, le tissu est entraîné par deux galets agissant sur ses lisières ; la matière emplastique se déverse d'un réservoir entouré d'un bain-marie, afin d'entretenir une certaine fluidité ; le couteau du sparadrapier est réglable à toutes épaisseurs.

Conservation. — Les sparadraps doivent être renouvelés assez souvent ; on recommande de les conserver enroulés et mis debout ; dans ces conditions les différentes surfaces du sparadrap ont moins de tendance à se coller entre elles.

II. — SPARADRAPS CAOUTCHOUTÉS

Les sparadraps caoutchoutés, employés depuis quelque temps en Amérique, sont maintenant entrés dans notre thérapeutique dermatologique.

Voiry, rapporteur de la quatrième sous-commission du projet de revision du Codex présenté par la Société de pharmacie de Paris, avait émis le vœu que ces préparations figurent dans notre nouvelle Pharmacopée.

Ces sparadraps ont l'avantage d'être souples, élastiques, adhésifs et de bonne conservation.

Préparation. — Les *topiques mousseline* de Numa furent le point de départ des sparadraps caoutchoutés; mais les formules de ces médicaments n'ont jamais été bien connues, elles étaient vraisemblablement constituées par un mélange de lanoline, de caoutchouc, de résine et de principe actif (Debuchy).

En l'absence de formules précises, Voiry a cherché quel était le mélange emplastique qui pourrait donner les meilleurs résultats.

Après de nombreux essais, il s'est arrêté à la formule suivante :

EMPLATRE CAOUTCHOUTÉ SIMPLE

Résine Dammar (Kauri)	20 grammes.
Huile de vaseline	8	—
Cire blanche.	32	—
Graisse de laine.	24	—
Caoutchouc non vulcanisé.	4	—
Benzine.	80	—
Alcool à 95°	50	—
Essence de térébenthine.	4	—

On dissout le caoutchouc dans la benzine, puis la résine dans un mélange d'alcool et d'essence de térébenthine. On fait fondre au bain-marie la cire, la graisse de laine et l'huile de vaseline, on ajoute la solution de caoutchouc et on laisse refroidir. On ajoute alors la solution résineuse ; quand le mélange est opéré, on remet le tout au bain-marie sans dépasser la température de 50°; on agite continuellement jusqu'à évaporation des liquides volatils et on coule dans un pot.

Cet emplâtre caoutchouté simple sert à VOIRY pour obtenir les divers *sparadraps caoutchoutés médicamenteux* dont voici les formules qu'il proposait dans son rapport :

1° SPARADRAP CAOUTCHOUTÉ SIMPLE

Pour l'obtenir, on étend l'emplâtre simple sur des bandes de calicot d'après la méthode ordinaire.

2° SPARADRAP CAOUTCHOUTÉ A L'ACIDE BORIQUE

Emplâtre caoutchouté simple . . . . 87 gr. 5
Huile de vaseline . . . . 2 gr. 5
Acide borique porphyrisé . . . . 10 grammes.
Alcool. 5   —

On fait avec l'huile de vaseline, l'acide borique et l'alcool, une masse homogène; on ajoute l'emplâtre simple, on chauffe au bain-marie à 50°, en agitant jusqu'à disparition de l'alcool ajouté.

On étend sur des bandes de calicot la masse légèrement ramollie par la chaleur.

3° SPARADRAP CAOUTCHOUTÉ A L'OXYDE DE ZINC

Emplâtre simple caoutchouté . . . . 66 grammes.
Vaseline liquide 24   —
Oxyde de zinc pulvérisé. 10   —

On fait avec l'oxyde de zinc et l'huile de vaseline une pâte homogène que l'on place, dans une capsule, au bain-marie chauffé à 50°.

On ajoute l'emplâtre caoutchouté simple et on agite pour avoir une incorporation parfaite.

Quand la masse emplastique est bien ramollie, on l'étend sur des bandes de toile.

4° SPARADRAP CAOUTCHOUTÉ SALOLÉ

Salol	10 grammes.
Vaseline liquide	2 —
Emplâtre caoutchouté simple	88 —

On fait dissoudre le salol dans la quantité d'alcool strictement nécessaire, on ajoute la vaseline liquide, on porte au bain-marie à 50°, on ajoute l'emplâtre simple et on agite pour répartir exactement la solution salolée dans la masse.

Pour préparer le sparadrap salolé, il suffit de ramollir, à la chaleur du bain-marie à 50°, cette masse emplastique et de l'étendre sur toile d'après les procédés ordinaires.

On prépare de même le sparadrap à l'acide salicylique.

5° SPARADRAP CAOUTCHOUTÉ A L'ICHTHYOL

Ichtyol	10 grammes.
Emplâtre caoutchouté simple	90 —

On porte au bain-marie à 50° l'emplâtre caoutchouté, on ajoute l'ichthyol et on agite jusqu'à répartition exacte du médicament dans la masse.

La préparation du sparadrap ne présente aucune difficulté particulière.

SCHNEIGANS et CORNEILLE préconisent, pour la préparation des sparadraps caoutchoutés, un excipient formé par un mélange de résine DAMMAR, de cire blanche, de suif benzoïné et de lanoline, dissous dans de la benzine. On ajoute à l'excipient, dans la proportion de 20 p. 100 environ, soit de l'acide borique, de l'acide salicylique, de l'ichtyol ou de l'oxyde de zinc, additionné de glycérine. Déjà, DEBUCHY avait conseillé de remplacer l'axonge benzoïnée par l'huile de vaseline qui lui paraissait préférable.

III. — ÉCUSSONS

Les écussons, appelés souvent à tort *emplâtres*, sont des formes pharmaceutiques constituées par des substances médicamenteuses, de consistance emplastique, étendues sur des tissus de coton ou de toile, sur de la peau ou même sur des sparadraps. Ils sont destinés à être appliqués sur une partie quelconque de la surface du corps.

Préparation des écussons. — On prépare les écussons avec des emplâtres, des onguents-emplâtres ou des matières

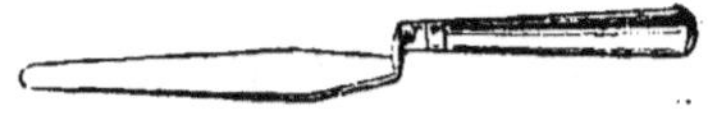

Fig. 42.

résineuses. Tout d'abord on dessine, sur une feuille de papier blanc, la forme que doit présenter l'écusson et on découpe avec des ciseaux la partie intérieure ainsi circonscrite. Le moule obtenu est fixé sur de la toile, de la peau blanche ou du sparadrap et on recouvre l'espace à remplir avec de la substance médicamenteuse qui doit constituer l'écusson. On l'étend uniformément au moyen du couteau à sparadrap (fig. 42) ou encore avec le pouce légèrement humecté d'eau. Pour rendre bien lisse la surface de l'écusson, on passe à plusieurs reprises et en appuyant légèrement le couteau chauffé à une douce chaleur. Lorsque la préparation doit être recouverte d'une poudre, on la ramollit un peu à la chaleur, ou on l'humecte d'un peu d'alcool et on saupoudre régulièrement. On repasse le couteau à sparadrap qui fixe la matière pulvérulente. L'écusson terminé, on enlève le moule en papier.

Quelquefois sur l'avis du médecin, l'écusson vésicatoire, par exemple, doit être camphré : dès lors, on dissout le camphre dans l'éther, on recouvre la forme pharmaceutique de la solution éthérée et on la laisse sécher.

Pour assurer la fixité de l'écusson lors de son application, on l'entoure souvent d'une marge adhésive formée par de l'emplâtre diachylon gommé que l'on étend au pouce et qui forme comme un cadre à la préparation.

IV. — PAPIERS MÉDICINAUX

On donne le nom de papiers médicinaux à des produits formés d'une feuille de papier, imprégnée d'une solution médicamenteuse ou enduite sur l'une de ses faces d'une masse emplastique. De là, deux sortes distinctes de papiers médicinaux :

1° Les *papiers pour fumigations ou pour solutions;*

2° Les *papiers emplastiques.*

1° PAPIERS POUR FUMIGATIONS OU POUR SOLUTIONS

a) Les papiers pour *fumigations* se préparent en faisant dissoudre dans l'eau soit du nitrate de potasse, soit de l'arséniate de soude, et faisant absorber la solution par du papier à filtrer. On fait sécher et on divise le papier en parties égales que l'on roule ensuite en cigarettes.

On peut remplacer, suivant les indications thérapeutiques, la substance saline par des **décoctions** de plantes actives, en ajoutant toujours un peu de nitrate de potasse pour rendre le papier plus combustible.

Ces papiers, enflammés, répandent dans l'atmosphère des gaz ou des vapeurs que l'on utilise en thérapeutique.

b) Le nouveau Codex a donné (voir ce volume, p. 447) une formule pour préparer un papier au chlorure mercurique par imprégnation d'une solution titrée et colorée en bleu de sublimé. Chacune des feuilles obtenues, d'une dimension de 5 centimètres sur 10 centimètres, donne, par immersion dans un litre d'eau, une solution bleu renfermant 0 gr. 25 de sublimé.

2° PAPIERS EMPLASTIQUES

Les papiers emplastiques s'obtiennent en déposant seulement, sur l'un des deux côtés d'une feuille de papier blanc collé, une masse emplastique fondue que l'on étale soit à l'aide d'un large couteau-spatule, soit avec le sparadrapier. On prépare de cette façon le papier épispastique aux cantharides, le papier goudronné et le papier à cautères, chaque bande de papier étant subdivisée en rectangles de 10 centimètres sur 6 centimètres. On peut ranger aussi parmi les papiers médicinaux, le *papier moutarde* ; mais nous réservons son étude pour celle des *Sinapismes*.

V. — COTONS MÉDICINAUX

Les cotons médicinaux sont des masses de coton cardé imprégnées de substances médicamenteuses.

Nous ne faisons entrer dans cette classe de médicaments que le *coton iodé* et le *coton picrique*, les autres préparations de cette nature, aseptiques ou antiseptiques, sont étudiées avec les pansements aseptiques et antiseptiques.

1º COTON IODÉ

Il est utile, pour l'étude de cette préparation, de rappeler tout d'abord quelles étaient les indications du Codex de 1884 pour son obtention :

On prend :

> Coton cardé lavé et séché à l'étuve. 25 grammes.
> Iode finement pulvérisé. . . . . . 2 —

On divise aussi uniformément que possible la poudre d'iode dans le coton qui est introduit dans un flacon à l'émeri de la capacité d'un litre et à large ouverture. On maintient le flacon ouvert dans de l'eau presque bouillante durant quelques minutes, puis on ferme et on assujettit le bouchon. Le flacon est soumis pendant deux heures au moins à une température voisine de 100º : l'iode vaporisé se condense sur la cellulose. On ne doit pas ouvrir le flacon avant qu'il soit refroidi ; tout l'iode, environ 8 p. 100, reste fixé sur le coton.

A juste titre, ce procédé de préparation de l'ancien Codex a été critiqué par Em. Bourquelot comme étant particulièrement défectueux.

Dans la formule précédente, on ne trouve aucune précision au sujet de la température de dessiccation du coton. Très vraisemblablement, il s'agissait d'une dessiccation à 100^0; or il est reconnu que le coton fixe d'autant plus difficilement l'iode qu'il a été soumis à une température plus élevée. La Commission du Codex de 1908 a, dès lors, prescrit de dessécher le coton à 30^0 pour lui enlever l'humidité ordinaire. D'autre part, le fait de maintenir le flacon ouvert dans l'eau presque bouillante pendant quelques minutes, une fois l'addition de l'iode faite, n'est pas rationnel, une certaine proportion du métalloïde se volatilisant pendant le temps que le flacon reste ouvert.

Aussi le nouveau Codex (voir p. 178) a-t-il adopté la formule proposée par Em. Bourquelot. En principe, cette préparation consiste à dessécher à 40^0 du coton cardé écru et à mettre celui-ci dans un flacon à large ouverture bouché à l'émeri, à plonger ce flacon pendant quelques minutes dans l'eau bouillante pour chasser l'air; puis, à chauffer, à la température de cette eau bouillante pendant deux heures, dans le flacon, le coton imprégné d'iode uniformément.

Soulard (*Bulletin de la Société de pharmacie de Bordeaux*, 1895), se conformant aux prescriptions de l'ancien Codex, a préparé une série d'échantillons de coton iodé à des températures différentes comprises entre 60^0 et 120^0, et en employant le coton cardé sec. Voici les observations qu'il a faites : « Comme aspect les cotons préparés à 100^0 et au-dessous se ressemblent entièrement ; ils sont de couleur brunâtre avec reflets violacés, la ténacité du coton iodé ne diffère pas sensiblement de celle du coton employé. Exposés à l'air ou traités par l'hyposulfite de soude ou un dissolvant d'iode, les cotons se décolorent complètement.

« Au contraire, pour les produits obtenus à 115° et au-dessus, la ténacité du coton est fortement diminuée, la couleur est noirâtre ; l'exposition à l'air, l'hyposulfite alcalin ou les dissolvants de l'iode ne peuvent plus décolorer entièrement ces cotons. Dans ce cas, l'action de l'iode sur le coton est différente. »

SOULARD a, de plus, dosé l'iode fixé par le coton et il a remarqué que la proportion d'iode libre décroît à dater du moment où cette modification se produit. Il a répété ces mêmes expériences avec le coton cardé n'ayant pas subi la dessiccation ; dans ces conditions, la fixation d'iode est plus rapide et le temps de préparation est réduit de près de moitié. Emploie-t-on le coton hydrophile, la fixation de l'iode exige trois à quatre fois plus de temps ; de plus, à 100°, après trois heures de chauffe, le produit obtenu était déjà friable et ne se décolorait plus entièrement : à 110°, le coton était absolument noir et se réduisait en poudre entre les doigts ; le coton hydrophile doit donc être rejeté pour la préparation du coton iodé, il faut lui substituer le coton cardé très blanc, non desséché et opérer à une température comprise entre 90° et 100°.

SOULARD a montré aussi que l'iode ne se fixe pas seulement à la façon d'une substance colorante, mais qu'une partie du métalloïde se combine à la matière organique du coton.

Ces différentes conclusions ont été confirmées par A. LAMBERT, qui attribue aux matières grasses et résineuses imprégnant le coton écru, la cause de la non-combinaison de l'iode avec la cellulose, alors que la matière organique du coton hydrophile est directement accessible à l'action de l'iode pour donner des composés de substitution iodés avec formation d'acide iodhydrique.

Il existe donc, dans le coton iodé, de l'iode à l'état de

combinaison et par suite sans valeur thérapeutique et de l'iode, dit actif, à l'état libre.

Les résultats de Soulard ont été entièrement confirmés par les expériences faites dans le laboratoire de Em. Bourquelot qui a étudié, en outre, quelle était la proportion minima d'iode libre devant se trouver dans le coton iodé bien préparé. Il découle des recherches du savant pharmacologiste et de son élève Herissey que si on effectue la préparation à 100°, le flacon étant *tout entier* exposé à cette température, on obtient des cotons dont la teneur en iode actif est comprise entre 4 et 5 p. 100. C'est la dose minima qui a été adoptée par le Codex de 1908.

Lorsque ce coton est conservé dans des flacons bien bouchés, la proportion primitive de métalloïde ne change pas.

Conservation. — Le coton iodé doit être conservé dans un flacon hermétiquement bouché et, autant que possible, à l'abri de la lumière.

Essai du coton iodé. Procédé de Soulard. — On tare un vase à précipité d'une contenance de 150 centimètres cubes à 200 centimètres cubes dans lequel on introduit rapidement 1 gramme environ du coton iodé à essayer, et, on recouvre le vase d'une plaque de verre pour éviter toute perte d'iode par volatilisation. On pèse à nouveau le récipient et on obtient le poids exact du coton. On ajoute 10 centimètres cubes de solution décinormale d'hyposulfite de soude, étendus au préalable à 100 centimètres cubes avec de l'eau distillée. On imbibe le coton en le plongeant complètement dans la liqueur aqueuse, on agite et après décoloration, on jette le tout sur un entonnoir dont la douille est garnie d'un tampon de coton hydrophile. Dans 50 centimètres cubes du filtrat, additionné de quelques gouttes d'empois d'amidon, on verse goutte à goutte une solution décinormale d'iode jusqu'à apparition de la coloration bleue.

Soit n le nombre de centimètres cubes d'iode décinormal employés ; les 50 centimètres de liquide contenant 5 centimètres cubes d'hyposulfite de soude décinormal, l'iode contenu dans le coton soumis à l'essai correspond donc à : $(5 - n)$ 2 ou $10 - 2 n$ centimètres cubes cubes de solution décinormale, soit un poids de 0 gr. 0127 $(10 - 2 n)$ d'iode.

Ce procédé de dosage est à peu près celui qui a été adopté par le nouveau Codex.

Soulard n'a pu retrouver dans les différents cotons qu'il a lui-même préparés plus de 5 p. 100 d'iode au lieu de 8 p. 100 qu'indique le Codex : la différence représente la quantité d'iode combinée à la matière organique du coton. Ces résultats sont analogues à ceux de Em. Bourquelot, indiqués plus haut, aussi le chiffre minima de 4 p. 100 d'iode exigé est-il justifié.

2° Coton picriqué

Depuis quelque temps, Delpech, Petit et Pierre Vigier ont introduit, en thérapeutique, le coton picriqué pour le traitement des brûlures.

Debuchy a cherché quel était le meilleur dissolvant de l'acide picrique pour la préparation de ce coton, il s'est arrêté à l'alcool méthylique qui en dissout 16 p. 100 de son poids. Il donne la formule suivante pour l'obtention du coton picriqué :

Coton hydrophile aseptique. . . .	1.000	grammes.
Alcool méthylique pur	2.500	—
Cire pure stérilisée.	20	—
Acide picrique	150	—

Le coton est immergé dans la solution alcoolique d'acide picrique et de cire : on exprime et on sèche à l'air libre.

VI. — BOUGIES MÉDICAMENTEUSES

On se sert en chirurgie de petits cylindres flexibles et élastiques, généralement en caoutchouc, et appelés *bougies;* ils sont destinés à être introduits dans le canal de l'urèthre : ils font partie de l'arsenal chirurgical. C'est l'industrie qui fabrique ordinairement ces instruments.

Au point de vue de la pratique pharmaceutique, nous nous occuperons seulement des *bougies* dites *médicamenteuses,* qui constituent une véritable forme pharmaceutique et que la thérapeutique utilise pour porter et maintenir dans le canal de l'urèthre des principes médicamenteux. Elles sont formées d'une pâte molle que l'on transforme en cylindres, dont la longueur varie entre 15 et 30 centimètres et dont le diamètre est compris entre 2 et 3 millimètres.

Préparation. — Les bougies s'obtiennent, en général, de deux manières différentes :

1° Au moyen d'une masse de consistance pilulaire molle formée de :

Gomme pulvérisée	5 grammes.
Sucre de lait	20 —
Miel blanc	4 gramme
Glycérine à 30°	1 gr. 50

On ajoute à ce mélange la substance active qui peut être de l'iodoforme, de la résorcine, du tannin, de l'alun, etc., et on roule en magdaléons de longueur et de diamètre déterminés.

On peut aussi introduire cette masse pilulaire dans le *moule-presse* de SÉGAUD (fig. 43), composé d'un cylindre et d'un piston muni d'un volant. Le cylindre communique avec un ajutage de la grosseur de la bougie que l'on veut obtenir. En faisant tourner le volant, on obtient un magda-

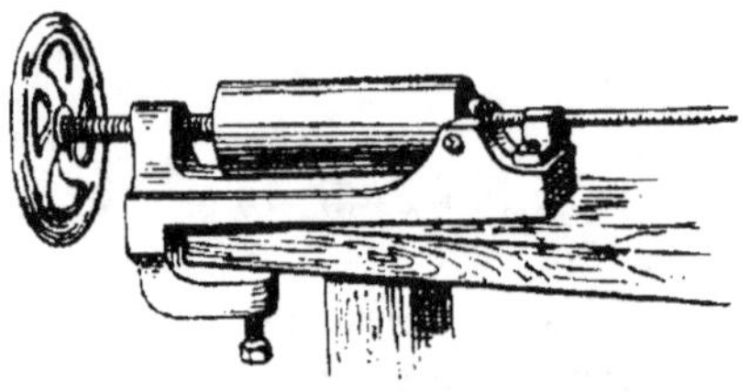

léon de longueur illimitée que l'on sectionne en fragments de la longueur désirée.

2° Au moyen de la glycérine solidifiée par la gélatine.

On a donné différentes formules qui varient avec la nature du principe médicamenteux.

Voici les plus pratiques :

Bougies à l'iodoforme. — On dissout dans une capsule tarée 6 grammes de gélatine dans 20 grammes d'eau et 3 grammes de glycérine. On évapore jusqu'à ce que le tout ne pèse plus que 20 grammes : on ajoute 11 grammes d'iodoforme et on coule dans des moules en bronze chauffés, analogues aux moules à crayons. Ces bougies contiennent à peu près un tiers de leur poids d'iodoforme (*Journal de Pharmacie d'Anvers*).

Bougies à l'alun. — On fait macérer pendant un quart d'heure cinq parties de gélatine dans trente-cinq parties d'eau, puis on ajoute de la glycérine ; on chauffe jusqu'à ce que la gélatine soit dissoute et que le liquide soit évaporé à 40 parties. Il faut avoir soin de faire la dissolution et l'évaporation à une température inférieure à celle de l'ébullition pour ne pas diminuer le pouvoir solidifiant de la gélatine. A la masse chaude, on ajoute une solution chaude de huit parties d'alun dans vingt-cinq parties d'eau.

Par cette addition, la gélatine se coagule, mais en continuant à chauffer, la masse redevient liquide. On évapore jusqu'à soixante-quatre parties et on coule.

Ces bougies contiennent 12,5 p. 100 d'alun (*Pharmaceutical Journal*).

P. MOUNIER a donné la formule suivante qui donne d'excellents résultats lorsqu'on veut à la fois de la résistance et une grande souplesse :

Beurre de cacao.	25 grammes.
Cire blanche	15 —
Lanoline anhydre (graisse de laine)	10 —
Masse de glycérine solidifiée pour ovules	50 à 60 grammes.

On fait fondre ensemble à une double chaleur. On ajoute le médicament convenablement divisé et dosé.

On remue fortement jusqu'à ce que le tout soit presque refroidi et on coule dans des moules cylindriques en papier, lorsque la masse a acquis la consistance de miel ou de térébenthine.

Il est très important de ne pas couler la masse trop fluide, si on ne veut pas avoir l'inconvénient d'une séparation des composants.

En tenant compte de cette précaution, on obtient des bougies d'une texture homogène, très souples et en même temps très résistantes.

Elles se désagrègent complètement dans l'eau à 37°, en cinq à dix minutes, et se conservent presque indéfiniment en lieu sec.

Conservation. — Les bougies se conservent, comme les crayons, dans de longs tubes en verre bien secs et dont les bouchons sont paraffinés, ou encore, dans des tubes contenant de la poudre de lycopode.

VII. — CRAYONS MÉDICAMENTEUX

Les crayons sont des préparations obtenues sous la forme de petits cylindres, soit par la fusion d'un sel ou d'un mélange de sels qu'on coule dans une lingotière, soit en incorporant la substance active dans une pâte molle coulée dans un moule cylindrique où elle se solidifie ; quelquefois, la consistance de cette pâte est telle qu'on peut la rouler et la diviser en cylindres se durcissant par le refroidissement. On peut diviser les crayons en :

1° Crayons résultant de la fusion des substances minérales employées comme caustiques :

2° Crayons formés de substances médicamenteuses diverses incorporées dans une pâte ; ils constituent les *crayons uréthraux* et les *crayons intra-utérins*, utilisés en thérapeutique pour introduire et maintenir des principes médicamenteux dans le canal de l'urèthre ou dans le col de l'utérus.

1° *Préparation des crayons résultant de la fusion des substances minérales.* — On emploie surtout en thérapeutique les crayons d'azotate d'argent, de sulfate de cuivre ou d'azotate d'argent additionné d'azotate de potasse (*crayons d'azotate d'argent mitigé*). Les substances minérales sont pulvérisées et fondues dans un creuset en argent ou en porcelaine, et on coule le produit de la fusion dans une lingotière ; la masse se solidifie par refroidissement.

2° *Préparation des crayons formés de substances médicamenteuses diverses incorporées dans une pâte (crayons uréthraux* et *intra-utérins*). — Les principes actifs qui entrent dans la composition de ces crayons sont de nature très variable ; ce sont, en général, des substances antiseptiques (iodoforme, salol, résorcine, acide salicylique), du tannin, de la cocaïne, etc. On a donné de nombreuses formules et des modes de préparation plus ou moins pratiques de la pâte qui doit servir de support à ces divers médicaments. Nous allons seulement citer ceux qui semblent donner les meilleurs résultats.

Le Codex prescrit généralement de faire avec la matière active, de la gomme arabique, de l'eau et de la glycérine une masse de consistance pilulaire que l'on roule et que l'on divise en cylindres de dimensions différentes, selon les indications du médecin.

On a proposé comme base des crayons, la glycérine solidifiée par la gélatine, mélange employé à la confection des suppositoires. Ce véhicule peut servir au besoin pour les crayons intra-utérins ; mais sa consistance trop molle est un obstacle à leur introduction dans le canal de l'urèthre. Marc de Toledo préfère la formule suivante qui donne des crayons plus rigides : on fait une masse pilulaire ordinaire assez ferme avec de la gomme arabique pulvérisée et du miel, dans laquelle on incorpore la matière médicamenteuse active, on roule en magdaléons du poids de 1 gramme, auxquels on donne une longueur moyenne de 3 à 4 centimètres ; une des extrémités de chaque crayon est étirée en pointe. On fait fondre, d'une part, à une douce chaleur, dans un tube à essai, un mélange à parties égales de beurre de cacao et de cire, dont on remplit presque complètement le tube et, au moyen d'une longue aiguille, on pique successivement chacun de ces crayons qu'on trempe dans le bain de matière grasse ; on les retire et on les laisse refroidir sur un marbre. On obtient ainsi des crayons d'une consistance ferme et d'un usage facile.

SOULARD (*Bulletin de la Société de pharmacie de Bordeaux*, 1898) attire l'attention des pharmaciens sur les qualités que doivent présenter les crayons uréthraux pour leur emploi thérapeutique. Ces préparations doivent être suffisamment souples pour franchir facilement les courbures du canal, elles doivent se ramollir et *non fondre* à la température du corps, car l'urèthre est incapable de retenir les produits de la fusion qui s'écoulent au dehors, sans avoir le temps d'exercer leur action thérapeutique.

Le crayon se ramollissant seulement peut ainsi rester dans le canal jusqu'à la miction suivante.

SOULARD, se basant sur ces considérations, a cherché la formule d'un excipient remplissant les conditions précédentes et permettant l'incorporation des différents médicaments susceptibles d'être prescrits.

Il s'est arrêté à la formule suivante actuellement employée à l'hôpital Saint-André de Bordeaux :

Beurre de cacao	2 parties.
Lanoline.	1 —
Cire blanche	1 —

On fait fondre ensemble ces trois substances au bain-marie et on coule dans un moule. Cette masse est conservée pour l'usage.

Au moment de l'emploi, on incorpore la substance active de la même façon que pour les suppositoires au beurre de cacao et on fait des crayons de 3 millimètres environ de diamètre et d'une longueur variable suivant les prescriptions médicales.

Pour couler les crayons, SOULARD recommande la méthode suivante d'une exécution très facile, qui permet de faire en peu de temps un grand nombre de crayons d'une régularité parfaite. Le matériel nécessaire est peu coûteux et facile à se procurer.

« On prend tout d'abord une tige de fer *D E* (fig. 44) de 3 millimètres de diamètre et de 20 centimètres de longueur. On peut y faire souder en *T* à l'extrémité une autre petite tige permettant de saisir plus facilement l'instrument. On choisit ensuite un tube de verre (très facile à trouver dans le commerce) dans lequel la tige précédente puisse entrer à frottement doux. A l'aide d'une lime, on la divise en portions *A B* de 20 centimètres environ. Un autre petit tube *C* rodé à son extrémité supérieure se réunit au tube. *A B* au moyen d'un petit raccord en caoutchouc. Pour faire les crayons, on plonge l'extrémité *B* du tube de verre dans la masse fondue au bain-marie et rendue homogène.

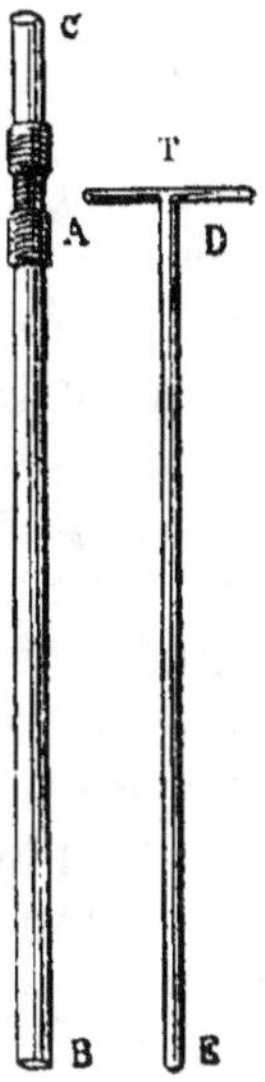

« On aspire avec la bouche par l'extrémité *C* jusqu'à ce que le liquide monte en *A*.

« Le tube *A B* est remplacé successivement par les autres tubes que l'on a préparés.

Fig. 44.

« Au bout de deux minutes à peine, *avant que la masse soit entièrement refroidie*, on pousse la tige *D E* dans le tube *A B* à la manière d'un piston, le crayon sort par l'extrémité *B* sous forme d'un cylindre régulier. que l'on reçoit sur une plaque de verre ou de marbre.

« Pour la préparation d'une grande quantité de crayons, huit ou dix tubes de verre suffisent amplement, les tubes qui viennent d'être vidés pouvant être remplis de nouveau sans nettoyage préalable. »

Les crayons ainsi préparés peuvent être livrés immédiatement, mais ils n'acquièrent leur consistance définitive qu'au bout d'un jour, de même d'ailleurs que toutes les préparations à base de beurre de cacao.

La préparation des crayons de permanganate de potasse,

en raison de la décomposition de ce sel en présence des matières organiques, présente quelque difficulté. LEMAIRE a essayé les divers excipients qui ont été préconisés, à savoir : vaseline et paraffine, kaolin et eau, sulfate de soude sec et eau, etc., il n'est pas parvenu à obtenir des crayons de bonne conservation, suffisamment rigides et dans lesquels le permanganate de potasse ne subissait aucune réduction.

Il a employé le phosphate disodique des pharmacies non effleuri, cristallisant avec 12 molécules d'eau, comme excipient du permanganate de potasse ; ce sel fond à 36°. Voici comment il recommande d'opérer :

On met, dans une capsule de porcelaine, la quantité voulue de phosphate de soude et on place celle-ci dans de l'eau chaude. Lorsque le sel est fondu, on verse, en agitant, la proportion de permanganate de potasse prescrite par le médecin, puis on coule dans une lingotière vaselinée.

Lorsque les crayons sont solidifiés, on les retire par une légère pression exercée à leur extrémité, et on les enferme dans un flacon hermétiquement bouché, ou bien, ce qui est préférable, on place chacun d'eux séparément dans un tube de verre bouché au liège.

Par ce procédé, M. LEMAIRE a obtenu des crayons qui, au bout de sept mois, avaient conservé leur rigidité, qui se désagrégeaient facilement à la température de 36°, qui étaient très solubles dans l'eau et dans lesquels le titrage du permanganate ne s'était pas modifié.

Conservation des crayons. — Les crayons médicamenteux se conservent facilement dans des tubes en verre bien secs et bouchés avec des bouchons paraffinés. On peut aussi les enfermer dans des tubes contenant de la poudre de lycopode ; la forme pharmaceutique conserve toute sa souplesse et son élasticité.

VIII. — SUPPOSITOIRES

Les suppositoires sont des médicaments de consistance solide, auxquels on donne une forme conique, destinés à être introduits dans le rectum.

Le poids des suppositoires est de 3 grammes pour un adulte et de 2 grammes pour un enfant.

Préparation. — Les suppositoires sont formés de deux parties : 1° l'*excipient ;* 2° la ou les *substances actives.*

1° L'excipient, qui constitue le support du médicament, doit fondre à la température du corps, il est généralement constitué par du beurre de cacao, par un mélange de gélatine et de glycérine, par de l'agar-agar, quelquefois par de la stéarine ou un mélange d'acide stéarique et de savon.

2° Les substances actives qui peuvent être incorporées à la masse du suppositoire sont tantôt des matières minérales, tantôt une poudre végétale, un extrait, etc.

D'après Lewin et F. Eschbaum, un suppositoire doit présenter les qualités suivantes :

1° Le principe actif doit être uniformément réparti dans la masse du suppositoire ;

2° L'excipient doit pouvoir abandonner facilement le principe actif qui lui est incorporé ;

3° Les suppositoires doivent être aseptiques ;

4° Ils doivent pouvoir être introduits facilement dans le rectum.

Nous allons passer successivement en revue la préparation des suppositoires à base de beurre de cacao. de glycérine solidifiée, d'agar-agar, d'acide stéarique et de stéarine et les suppositoires creux.

A. *Suppositoires de beurre de cacao.* — Le beurre de cacao est fondu à une douce chaleur : lorsque la masse est suffisamment refroidie et qu'elle a acquis la consistance d'une crème épaisse, on y ajoute les substances médicamenteuses pulvérisées et on triture jusqu'à mélange intime.

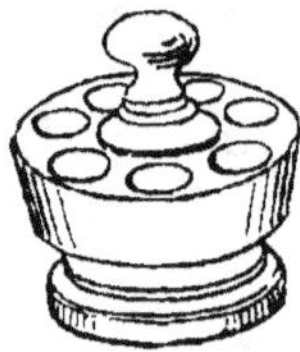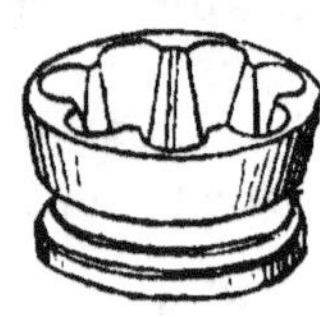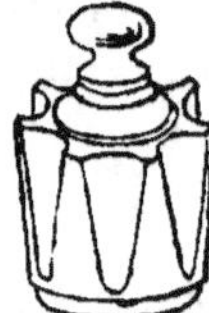

Fig. 45.

On coule dans des moules en papier en forme de cônes allongés.

Lorsqu'il s'agit d'introduire un extrait dans le corps gras, on le délaie dans une petite quantité de glycérine, on ajoute le beurre de cacao et on chauffe légèrement, on agite pour avoir un mélange exact et on coule la masse.

Si l'extrait peut être pulvérisé, on triture intimement la poudre obtenue avec un peu de beurre de cacao et, lorsque la masse est homogène, on l'ajoute au beurre de cacao préalablement fondu. On chauffe le tout très légèrement en agitant continuellement et on coule dans les moules.

Certains auteurs préfèrent diviser l'extrait en petites pilules que l'on incorpore dans le suppositoire avant sa solidification complète.

En raison de la difficulté de mélanger des extraits à la masse des suppositoires, P. PETIT a cherché un intermédiaire pouvant favoriser le mélange des extraits au beurre de cacao. Son choix s'est fixé sur le savon animal ; on procède de la manière suivante :

On dissout l'extrait dans une petite quantité d'eau que l'on additionne d'un poids de savon animal égal à celui de l'extrait, on évapore sur un feu très doux jusqu'à consistance sirupeuse. On y ajoute alors le beurre de cacao que l'on fait fondre en agitant avec soin et sans élever la température au-dessus de son point de fusion, et on coule rapidement dès le commencement de la fusion.

Pour faciliter l'incorporation des liquides aqueux à la masse à base de beurre de cacao, S. TAYLOR préconise d'opérer de la façon suivante, à la condition que la solution aqueuse médicamenteuse puisse être chauffée sans décomposition :

On fait bouillir cette solution avec 1 à 2 p. 100 de stéarate de soude, on laisse refroidir, on mélange avec le beurre de cacao et on agite jusqu'à formation d'une masse homogène. On coule dans les moules le mélange encore demi-fluide.

Pour les suppositoires dans lesquels entrent des substances difficilement miscibles telles que l'ichtyol, solution d'extrait, DIEUDONNÉ donne la formule suivante :

```
Paraffine  . . . . . . . . . . . . . . .    1 gramme.
Lanoline.  . . . . . . . . . . . . . . .    9    —
Beurre de cacao.  . . . . . . . . . . .    20    —
```

Cette masse fond à 35° et donne un mélange homogène avec les substances les plus diverses. On doit avoir soin d'imbiber les moules avec une solution alcoolique de savon pour empêcher l'adhérence.

Au lieu de couler la masse des suppositoires dans des moules en papier, on la coule souvent aussi dans des moules en bronze, ou en fonte, formés de deux parties distinctes s'ajustant l'une sur l'autre et qui présentent des creux, lesquels, après superposition, ménagent des espaces vides représentant la forme des suppositoires (voir fig. 45 et 46).

La masse des suppositoires étant fondue, on coule dans le moule légèrement huilé qui est ensuite plongé dans l'eau froide pour hâter son refroidissement.

Après solidification complète, on sépare les deux parties du moule et les suppositoires se détachent facilement.

Pour favoriser la solidification des suppositoires au beurre

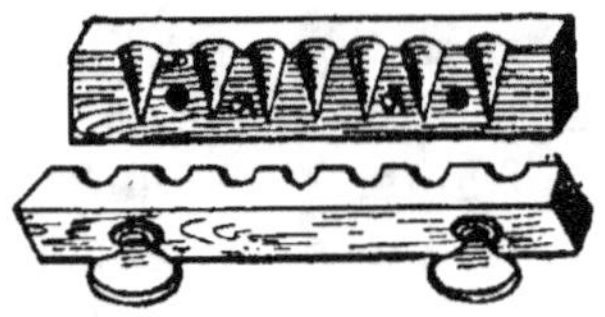

Fig. 46.

de cacao, difficile en été, Roujon conseille d'entourer les moules en papier d'un peu de coton hydrophile sur lequel on pulvérise du chlorure de méthyle. Ou encore, on dispose les cornets de papier dans du sulfate de soude anhydre, on coule la masse des suppositoires et on verse de l'eau sur le sufate anhydre pour l'amener à l'état pateux. L'abaissement de température est tel que la solidification des suppositoires a lieu en dix minutes.

En général, le beurre de cacao se prête mal à une division uniforme des principes actifs dans les différents suppositoires, et souvent le dernier préparé est plus riche en matières médicamenteuses que le premier.

Lewin et F. Eschbaum font remarquer que cette méthode de préparation ne réalise pas les conditions, énumérées plus haut, que doivent présenter les suppositoires et, pour leur part, ils recommandent les préparations faites avec la glycérine solidifiée.

B. *Suppositoires à la glycérine solidifiée.* — Les supposi-

toires à la glycérine solidifiée présentent sur les précédents
de nombreux avantages. La gélatine glycérinée a la propriété de se dissoudre facilement au contact des liquides de
la muqueuse rectale ; en outre, elle permet d'y associer
facilement les substances les plus diverses, comme des
extraits, des sels, du tannin, etc.

J.-V. Péquart préconise le *modus operandi* suivant :

    Gélatine blanche . . . . 30 grammes.
    Eau distillée 45   —

On laisse en contact pendant deux ou trois heures et on
ajoute :

    Glycérine pure à 30· . . . . 165 grammes.

Le produit actif est ajouté à la glycérine qui possède un
pouvoir dissolvant étendu vis-à-vis des différentes substances minérales et organiques ; dans le cas où la substance
médicamenteuse est insoluble, on la pulvérise avant de
l'ajouter à la glycérine.

On fait fondre le tout au bain-marie, et, quand la masse
est homogène, on laisse refroidir à demi et on coule.

J.-V. Péquart recommande d'opérer toujours au bain-
marie, car la gélatine trop chauffée refuse de se solidifier.

Les suppositoires à la glycérine solidifiée se conservent
dans du lycopode.

Crinon a cherché à savoir quelle était la sorte de gélatine
qui convenait le mieux à la confection des suppositoires. Il
résulte de ses recherches que l'on doit faire usage de la *gélatine* Coignet *extra* qu'on trouve dans le commerce en plaques
de 2 millimètres environ d'épaisseur et qu'on emploie généralement en bactériologie pour l'obtention des gélatines
nutritives. Cette gélatine donne des préparations plus transparentes que la grénétine, et, de plus, la préparation de la
pâte est beaucoup plus facile qu'avec la grénétine.

Crinon recommande de laver rapidement les plaques de gélatine avec un peu d'eau froide en les frottant avec les doigts de manière à enlever la poussière déposée à leur surface.

La formule qu'il emploie est la suivante :

Gélatine Coignet lavée. . . . . 10 grammes.
Eau. 20   —
Glycérine à 30° 50   —

Lorsque la gélatine a absorbé le double de son poids d'eau, on ajoute la glycérine qu'on a eu la précaution de chauffer préalablement à une douce chaleur. la gélatine gonflée par l'eau se dissout rapidement. On passe à travers un linge fin. Cette pâte sert à fabriquer tous les suppositoires ; il suffit pour cela de la faire fondre à une chaleur modérée et de couler dans des moules légèrement huilés avec de l'huile de vaseline. Après refroidissement dans un endroit frais. le démoulage s'effectue facilement.

L'addition des principes médicamenteux à la masse des suppositoires se fait en les dissolvant dans une petite quantité d'eau que l'on mêle à la pâte avant de couler. Si le médicament est insoluble, on l'incorpore, par trituration, à la pâte fondue à une douce chaleur.

Les suppositoires à la glycérine solidifiée, d'après la formule de Crinon, sont fusibles en quelques minutes dans l'eau à 35° et, à sec, ils fondent à 43°.

C. *Suppositoires d'agar-agar.* — Lewin et F. Eschbaum reprochent aux suppositoires à base de gélatine solidifiée de n'être pas aseptiques, ils préfèrent les suppositoires à l'*agar-agar*.

L'agar-agar est une algue desséchée fournie par le *Gelidium spiriforme* et employée en bactériologie comme milieu de culture.

Elle contient une substance gélatineuse à laquelle Payen

a donné le nom de *gélose*. On la trouve dans le commerce en filaments étroits, cornés et cassants, ou en poudre. Un mélange d'une partie de poudre d'agar-agar et de vingt-neuf parties d'eau, soumis pendant quelques minutes à l'action de la chaleur, donne une masse plastique, gélatineuse qui peut être facilement transformée en suppositoires, après avoir été coulée dans des moules.

Lewin et Eschbaum ajoutent 10 centigrammes de bicarbonate de potasse par 10 grammes de poudre d'agar-agar commerciale, pour saturer la légère acidité du produit et ils aseptisent la macération aqueuse, enfermée dans un flacon résistant dont le bouchon est solidement ficelé, en le chauffant pendant dix minutes dans l'eau bouillante. La masse gélatineuse peut ensuite être coulée dans des moules à suppositoires ; on démoule après refroidissement.

L'addition des substances médicamenteuses s'effectue comme pour les suppositoires à la gélatine solidifiée.

Notons que l'agar-agar doit être préféré à la gélatine solidifiée pour la préparation des suppositoires de tannin, celui-ci formant avec la gélatine un composé insoluble.

D. *Suppositoires d'acide stéarique et de stéarine.* — Les suppositoires d'acide stéarique et de stéarine permettent de faire entrer dans leur composition une grande quantité de glycérine souvent donnée en thérapeutique comme médicament laxatif.

J. Remingston emploie la formule suivante :

Carbonate de soude . . . .   40 grammes.
Acide stéarique   80   —
Glycérine . . . . 1.080   —

On dissout le carbonate de soude dans la glycérine, on ajoute l'acide stéarique, on chauffe au bain-marie jusqu'à ce que l'effervescence ait cessé et on coule dans un moule.

Chaque suppositoire contient environ 90 p. 100 de glycérine ; il est indispensable de les mettre à l'abri de l'air et de l'humidité. A cet effet, on les enveloppe d'une feuille d'étain ou on les plonge rapidement dans de la paraffine fondue ou, mieux encore, on les enferme dans des tubes en verre de grandeur voulue.

W. HACKENBERGER recommande, pour obtenir des suppositoires à 90 p. 100 de glycérine, la formule ci-dessous :

        Carbonate de soude desséché . . . . . . 4 parties.
        Savon amygdalin . . . . 2 —
        Glycérine . . . . 90 —

On triture ensemble et ensuite on chauffe au bain-marie jusqu'à cessation de mousse et on ajoute :

        Stéarine . . . . 4 parties.

On chauffe de nouveau, on passe à travers un linge fin et on coule dans des moules.

E. *Suppositoires creux.* — Les suppositoires creux sont des suppositoires de beurre de cacao creusés d'une cavité dans laquelle on peut introduire les substances actives.

Le beurre de cacao, additionné de 20 p. 100 de cire blanche, est coulé bien chaud et aussi rapidement que possible, les trous du moule sont entièrement remplis. Quand la couche coagulée contre les parois paraît avoir l'épaisseur voulue, on retourne le moule et on laisse écouler la matière encore liquide. Les suppositoires étant suffisamment durcis on démoule en frappant le dessous du moule avec un corps assez lourd, à très petits coups secs et rapprochés. La pièce interne (fig. 45) se détachera aussitôt avec la plus grande facilité. Le suppositoire creux, préparé avec le moule circulaire en bronze, pèse 3 grammes, son épaisseur est régulière et sa résistance est suffisante (SEGAUD). Pour introduire la matière active, on la triture avec un peu de beurre de cacao râpé, on l'enroule en un petit cylindre que l'on introduit dans la cavité du suppositoire creux, et on soude un couvercle de beurre de cacao, soit par compression, soit en l'appuyant à sa surface à l'aide d'une spatule légèrement chauffée.

IX. — OVULES

Les ovules sont des médicaments de consistance gélatineuse, assez ferme, de forme olivaire et employés comme pansements vaginaux.

Préparation. — Les ovules sont obtenus avec la glycérine solidifiée soit par la gélatine, soit par l'agar-agar ; on peut ensuite y ajouter différentes substances médicâmenteuses. Leur préparation se rapproche de celle des suppositoires confectionnés avec les mêmes matières ; mais la masse pour les ovules doit être plus molle et plus facilement soluble ou fusible dans l'eau.

A. *Ovules à la glycérine solidifiée par la gélatine.* — J.-V. Péquart emploie pour la préparation des ovules la

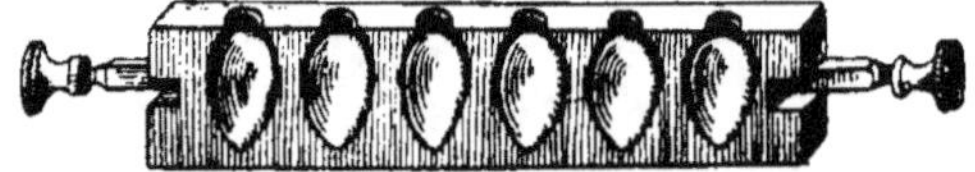

Fig. 47.

même formule et le même mode opératoire que ceux qui ont été indiqués pour les suppositoires. L'addition du principe actif s'effectue dans les mêmes conditions. Le mélange fondu au bain-marie est coulé dans des moules à peu près analogues à ceux des suppositoires, avec cette seule différence que la cavité ménagée a une forme ellipsoïde spéciale (fig. 47). Les moules sont, au préalable, légèrement huilés avec de l'huile de vaseline.

Il existe généralement, deux sortes de moules de grandeurs différentes : l'un donnant des ovules pesant environ 15 à 16 grammes, l'autre plus petit sert à faire des ovules de 8 à 10 grammes.

Crinon modifie légèrement, pour la confection des ovules. sa formule des suppositoires à la glycérine solidifiée. Il prend :

Gélatine Coignet lavée. . . . .   10 grammes.
Eau   30   —
Glycérine.   60   —

La préparation des ovules et l'incorporation des médicaments actifs s'effectuent de la même façon que pour les suppositoires.

Cette formule a été acceptée par le nouveau Codex. L. Grimbert fait observer que notre Pharmacopée, ne pouvant désigner une marque commerciale déterminée, porte simplement « gélatine lavée et séchée » et il donne quelques explications sur le choix de la gélatine. L'expérience a montré que la *grénétine* ou *blanc-manger* est une gélatine incolore qui ne donne pas des ovules suffisamment cohérents et qui ont une tendance à se fendre quand on les démoule. Il faut donner la préférence à la *gélatine Coignet extra* moins blanche et se présentant en plaques de 2 millimètres d'épaisseur. On doit laver ces plaques comme Crinon l'indique à propos de la préparation des suppositoires à base de gélatine solidifiée (voir page 474).

La préparation des ovules au tannin présente une certaine difficulté en raison de l'incompatibilité existant entre ce produit et la gélatine. Grâce au tour de main conseillé par Crinon, on obtient des résultats satisfaisants : on fait absorber à froid la solution de tannin par la gélatine, puis on chauffe modérément la glycérine et on ajoute la gélatine, on obtient ainsi un mélange transparent fusible à 35°. S'est-il formé

une combinaison soluble de tannin avec un excès de gélatine? Cela importe peu puisque l'on obtient un produit
transparent présentant les réactions du tannin. Le Codex
s'est inspiré de ce tour de main indiqué par CRINON pour sa
formule des ovules au tannin (voir Codex 1908, p. 443).

B. *Ovules à la glycérine solidifiée par l'agar-agar.* —
E. LOMULLER prétend avec raison que les suppositoires à la
glycérine solidifiée par la gélatine ont l'inconvénient d'être
plus ou moins collants, d'adhérer souvent au moule et,
quand la masse n'est pas suffisamment homogène, de
donner des produits opaques de couleur grisâtre.

Ce praticien a eu recours à l'agar-agar pour la préparation des ovules.

Les proportions employées sont les suivantes :

> Agar-agar en petits fragments . . .   10 grammes.
> Eau distillée. 200   —

On fait une pâte molle à l'aide de la chaleur et en
remuant continuellement. on ajoute ensuite :

> Glycérine . . . . 200 grammes.

On mêle intimement. S'il y a lieu, on ajoute à ce moment
les substances médicamenteuses et on coule.

Ces ovules sont translucides, moins élastiques que ceux
de gélatine, et ils se détachent plus facilement du moule.

X. XI. — CATAPLASMES. SINAPISMES

Les cataplasmes sont des médicaments dont la consistance est celle d'une pâte molle, ils sont destinés à être appliqués sur une partie quelconque de la surface du corps.

Préparation. — On prépare les cataplasmes en délayant, avec de l'eau ou une solution médicamenteuse, des substances végétales amylacées ou mucilagineuses de façon à obtenir une bouillie claire ; on chauffe ensuite en agitant continuellement jusqu'à ce que la masse ait pris une consistance de pâte molle.

Pour les cataplasmes à base de matières amylacées (fécule de pommes de terre, poudre de riz, d'amidon), il est préférable de délayer la substance pulvérisée dans le double de son poids d'eau et d'ajouter peu à peu, en remuant, le reste de l'eau portée à l'ébullition. On fait bouillir quelques instants en agitant la masse.

Pour son application, le cataplasme est enfermé dans un morceau de tarlatane. On ajoute souvent au cataplasme des substances actives comme des poudres médicamenteuses, des extraits, des teintures, etc., que l'on étale ou que l'on verse à la surface de la préparation.

Le *Sinapisme* est un cataplasme préparé avec de la farine de moutarde récente, délayée dans de l'eau à peine tiède pour obtenir une pâte molle.

Nous avons vu (poudre de moutarde, voir p. 105) que,

sous l'influence de l'eau, la myrosine, ferment soluble, décompose le myronate de potassium en donnant du sulfate de potassium, du glucose et de l'essence de moutarde. Cette essence, formée surtout par de l'isosulfocyanure d'allyle, agit comme rubéfiant lors de l'application du cataplasme. Il est indispensable de préparer ce cataplasme avec de l'eau froide ou à peine tiède, afin de ne pas détruire le ferment soluble nécessaire à la formation du produit révulsif.

Rigollot a imaginé de fixer la farine de moutarde sur une feuille de papier qu'il suffit, avant son application, de tremper quelques instants dans un peu d'eau tiède. Cette préparation porte le nom de *papier moutarde* ou simplement de *sinapismes en feuilles*. Pour l'obtenir, on débarrasse d'abord la farine de moutarde de l'huile fixe qu'elle renferme en la soumettant à une forte pression, puis en la lavant avec du sulfure de carbone ou de l'éther de pétrole. On étend sur des bandes de papier, à l'aide d'une brosse spéciale, ou d'un appareil construit à la façon d'un sparadrapier, une couche de dissolution de caoutchouc à 4 ou 5 p. 100 dans un mélange à parties égales de sulfure de carbone et d'essence de pétrole, puis on y tamise aussitôt après deux couches successives, mises à une heure d'intervalle, de la farine de moutarde privée de son huile. On fait passer les feuilles entre deux rouleaux suffisamment rapprochés qui fixent la poudre et on les dessèche dans une étuve chauffée entre 30° et 40°. Les feuilles de papier sont ensuite découpées en petits rectangles; Rigollot les enferme dans des boîtes chauffées qui sont fermées immédiatement par une bande de papier encollé.

Ce papier moutarde, obtenu avec la farine privée d'huile, se conserve bien; de plus, grâce à la petite épaisseur de la substance active déposée, on n'obtient qu'une rubéfaction et jamais de vésication.

Dans la médecine militaire, on emploie souvent l'*essence*

de moutarde en solution dans l'alcool ou dans l'huile.

Bisserié a démontré que ce médicament était précieux pour les approvisionnements de réserve et que son action thérapeutique était plus sûre et plus rapide. Il se sert de solutions d'essence de moutarde au dixième et au douzième dans l'alcool à 90°; ces solutions sont étendues, au moyen d'un pinceau de charpie, sur la partie à rubéfier qui est ensuite recouverte d'une feuille de papier huilé ou paraffiné, ou de taffetas gommé. Au travers du papier huilé, le médecin surveille l'apparition de la révulsion qui se produit rapidement : elle commence après quelques secondes et elle est complète en moins d'une minute.

Dans la plupart des cas, une solution au douzième est suffisante pour obtenir les effets d'un sinapisme ordinaire.

XII. — LOTIONS

Les lotions sont des préparations liquides destinées à laver ou à frictionner légèrement la surface du corps. Elles sont formées généralement par des solutions aqueuses de divers principes actifs.

XIII. — COLLYRES

Les collyres sont des médicaments destinées à agir sur les yeux ou les paupières.

On distingue :

1° Les collyres secs ;
2° Les collyres mous ;
3° Les collyres aqueux ;
4° Les collyres huileux.

1° *Collyres secs.* — Les collyres secs sont constitués par des substances minérales transformées en crayons, ou par des poudres qui doivent présenter une extrème ténuité, et, à cet égard, il est indispensable de pulvériser au porphyre les composés minéraux en particulier, de façon à avoir un médicament en poudre impalpable que l'on insuffle dans les yeux.

2° *Collyres moux.* — Les collyres mous ne sont autre chose que des pommades ophtalmiques dans lesquelles les matières insolubles, faisant partie de la préparation, doivent être pulvérisées et incorporées au corps gras au moyen du porphyre. Les pommades ophtalmiques sont appliquées en lubréfiant le bord interne ou externe de la paupière.

3° *Collyres aqueux.* — Formés par des solutés, des infusés, des macérés, etc., ou par des solutions aqueuses de divers principes médicamenteux, comme des sels minéraux ou organiques, des alcaloïdes, etc. Ces solutions sont destinées à être instillées par gouttes dans l'œil ou à baigner les yeux en se servant d'un petit vase en porcelaine, appelé *œillère*, qui peut s'adapter sur le globe oculaire.

4° *Collyres huileux.* — Nouvellement introduits en thérapeutique par PANAS et SCRINI.

PANAS a eu l'idée d'employer l'huile d'olive ou l'huile d'arachide, comme dissolvants des principes actifs dans la thérapeutique oculaire, au lieu des solutions aqueuses qui sont facilement envahies par les microorganismes et qui, pour être instillées dans l'œil, demandent que les paupières soient largement ouvertes. Les collyres huileux, au contraire, même laissés à l'air, ne subissent aucune altération ; les spores, qui peuvent être renfermées dans ces solutions restent inertes et ces préparations conservent toute leur action pharmaco-dynamique.

Les collyres le plus souvent employés sont généralement ceux d'atropine, d'ésérine, de pilocarpine et de cocaïne. Comme les sels de ces alcaloïdes sont très peu solubles dans l'huile, on a recours aux bases mêmes qui le sont et dont PANAS a fait des solutions à 1 p. 100 pour l'atropine et l'ésérine, à 1 p. 200 pour la pilocarpine et à 2 p. 100 pour la cocaïne. En ce qui concerne l'huile, il a donné la préférence à l'huile d'olive et à l'huile d'arachide préalablement débarrassées des acides gras libres par lavages à l'alcool à 95°, puis stérilisées par le chauffage à 120°. On laisse refroidir jusqu'à 60° environ et on ajoute l'alcaloïde qui se dissout facilement.

Pour l'ésérine, en particulier, on opère d'une façon différente : on dissout l'alcaloïde dans un peu d'éther et la liqueur éthérée est ajoutée à l'huile, dont la température ne devra pas dépasser 45° ; on évite ainsi la transformation de l'ésérine en rubrésérine par une température plus élevée.

Ce collyre huileux conserve indéfiniment sa coloration

jaune ambrée, alors que le collyre aqueux prend rapidement une coloration rouge par formation de rubrésérine.

Pour assurer l'asepticité complète de ces collyres. PANAS
recommande de se servir, dans l'application, d'une petite
spatule en verre, rainée et bien mousse à son extrémité,
qu'il suffit de plonger dans la solution huileuse et de passer
le long de la fente palpébrale entr'ouverte. Cette spatule est
essuyée et flambée chaque fois que l'on veut s'en servir.

XIV. — **LINIMENTS**

Les liniments sont des préparations de consistance molle ou liquide, employées en onctions ou en frictions sur la peau ; ils sont généralement formés par une huile médicinale ou une solution alcoolique à laquelle on ajoute, par simple dissolution ou par mélange, différentes substances médicamenteuses.

Préparation. — Le mode de préparation des liniments varie avec la nature de chacun d'eux : nous étudierons particulièrement, à cet égard, le *liniment oléo-calcaire* et le *liniment de* Rosen.

1º Liniment oléo-calcaire

Huile d'olive	100 grammes.
Eau de chaux	100 —

On mélange et on agite dans un flacon bouché (Codex).

On obtient un produit d'aspect crémeux composé en partie par un savon calcaire formé par l'action de la chaux sur l'huile d'amandes douces. La petite quantité de savon ainsi produite suffit pour émulsionner l'huile non saponifiée.

2º Liniment de Rosen

Voici quelle était la composition de ce liniment suivant l'ancien Codex :

Beurre de muscades	5 grammes.
Huile volatile de girofle	5 —
Alcoolé d'essence de genièvre ou esprit de genièvre	90 —

On mélange dans un mortier le beurre de muscade avec
l'huile volatile de girofle ; on ajoute ensuite l'esprit de
genièvre.

Cette préparation n'est pas homogène, elle se sépare et le
beurre de muscade se dépose ; il est donc nécessaire d'agiter avant d'en faire usage.

D'après F. GAY, le dépôt doit être blanc et occuper au
repos le fond de la bouteille avec une épaisseur à peu près
égale au tiers de la hauteur totale ; la liqueur surnageante
est de couleur jaune.

GAY fait remarquer que l'on trouve quelquefois des liniments dans lesquels le beurre de muscade surnage, l'expérience démontre que la précipitation n'est possible que
dans une liqueur alcoolique dont le degré est supérieur à
60°, tandis que, si la richesse alcoolique n'est plus que de
55°, le beurre surnage.

Observe-t-on un dépôt surnageant, c'est que le médicament a été préparé avec un alcool affaibli, au lieu d'alcool à
90°. Cette substitution implique la suppression de l'essence
de genièvre qui ne peut se dissoudre dans l'alcool faible.

P. VIGIER a proposé d'ajouter à la préparation un ou deux
grammes d'huile de ricin qui permet d'obtenir plus facilement un mélange homogène.

Le nouveau Codex s'est rangé à la proposition de P. VIGIER
et, en outre, il a remplacé, dans la formule de l'ancien
Codex, l'esprit de genièvre par un mélange de 2 grammes
d'essence et de 86 grammes d'alcool à 95°.

Suivant GAY, le liniment de ROSEN, dans lequel le beurre
de muscade serait émulsionné avec des agents émulsifs
applicables en liqueur alcoolique, comme la teinture de
quillaya et le savon, présenterait plus de garantie dans son
application et serait d'un aspect plus agréable. La formule
pourrait être la suivante :

Beurre de muscades.	5 grammes.
Essence de girofle.	5 —
Teinture de quillaya	10 —
Teinture d'essence de genièvre	80 —

On piste le beurre de muscade dans un mortier de marbre en ayant soin de l'étaler sur les parois. On ajoute peu à peu l'essence de girofle en triturant jusqu'à mélange exact sans grumeaux, puis la teinture de quillaya jusqu'à émulsion homogène. L'esprit de genièvre est additionné en dernier lieu et en agitant. On obtient ainsi une émulsion blanc jaunâtre qui ne commence à se séparer qu'au bout de deux ou trois jours ; la moindre agitation rétablit l'homogénéité primitive.

XV. — COLLUTOIRES

Les *collutoires* sont des médicaments de consistance de miel épais et destinés à être appliqués sur les gencives ou les parties internes de la bouche.

Préparation. — Les collutoires sont généralement formés de miel rosat auquel on ajoute d'autres substances médicamenteuses qui s'y dissolvent ou y restent seulement à l'état de mélange.

Les trois collutoires les plus souvent prescrits sont obtenus en triturant 20 grammes de miel rosat avec 5 grammes de borate de soude, d'alun ou de carbonate de potasse.

Dans ces différentes préparations, la dissolution n'est pas complète; Julliard recommande d'ajouter une très petite quantité d'eau aux sels avant de les mélanger au miel rosat, la dissolution se fait plus facilement et plus vite.

A. Lambert propose de remplacer le miel rosat par la glycérine qui, sous l'influence de la chaleur, dissout le borax et l'alun. Pour le chlorate de potasse, insoluble dans la glycérine, il préfère le mettre sous forme de collutoire avec du miel ordinaire.

XVI. — GARGARISMES

A vrai dire, les gargarismes ne sont pas des formes pharmaceutiques spéciales, la thérapeutique réserve cette dénomination à des solutions qui sont destinées à être mises en contact avec l'arrière-bouche ou la gorge et qui sont rejetées, après un contact peu prolongé.

La préparation des gargarismes se réduit à celle des différents médicaments obtenus par solution simple, macération, infusion, etc. Ces solutions sont édulcorées, le plus souvent, avec du miel blanc, un sirop ou un mellite.

XVII. — BAINS MÉDICINAUX

Les bains médicinaux sont des solutions aqueuses dans lesquelles on plonge le corps ou une de ses parties.

Préparation. — Les solutions pour bains peuvent être obtenues par solution simple de substances solubles de nature diverse ou par macération, infusion, décoction de matières médicamenteuses végétales.

Au point de vue pharmaceutique, nous ne mentionnerons que le *bain de sublimé* que le Codex de 1884 préparait en prenant :

```
Bichlorure de mercure. . . . . . .    20 grammes.
Chlorure d'ammonium. . . . . . . .    20     —
Eau distillée. . . . . . . . . . .   200     —
```

Le nouveau Codex a conservé la même formule en ajoutant seulement une solution de carmin d'indigo qui colore le mélange en bleu pour éviter toute erreur.

On fait dissoudre ; le liquide est enfermé dans un flacon de couleur et on a le soin d'étiqueter : « Solution pour bains. Usage externe. » Le bain au sublimé doit être pris dans une baignoire en bois, ou en métal recouvert d'émail.

XVIII. — FUMIGATIONS

Les fumigations ne sont pas, à proprement parler, des formes pharmaceutiques ; elles constituent un traitement thérapeutique effectué au moyen de gaz ou de vapeurs que l'on répand dans l'atmosphère ou que l'on dirige sur quelques parties du corps. On désigne aussi, sous ce nom, la production de certains gaz destinés à purifier l'air ou à désinfecter des espaces clos.

On réserve le nom d'*inhalations* aux fumigations dont les gaz ou les vapeurs produits doivent être introduits dans les voies respiratoires.

Toutes les substances susceptibles de donner naissance, par volatilisation ou par décomposition, à des gaz ou à des vapeurs peuvent servir de base aux fumigations.

Certains *papiers médicinaux* (voir page 454), comme le papier arsenical, le papier nitré, constituent des fumigations : leur combustion donne lieu à un dégagement de composés gazeux que l'on fait respirer au malade. La thérapeutique utilise de la même façon les produits de la combustion des cigarettes médicinales.

Les *fumigations à l'anhydride sulfureux* sont employées pour la désinfection des locaux ; on les obtient en faisant brûler du soufre concassé dans une pièce bien close, que l'on ne doit ouvrir qu'une demi-heure après l'opération terminée. Les *fumigations de chlore* destinées aux mêmes usages que les précédentes s'obtiennent en décomposant par l'acide sulfurique dilué, et à l'aide d'une douce chaleur, un mélange de chlorure de sodium et de bioxyde de manganèse pulvérisés.

La désinfection des locaux par les vapeurs d'aldéhyde formique constitue une véritable fumigation. Aussi allons-nous traiter rapidement cette question, étant donné que le pharmacien est à notre avis, tout désigné pour présider à cette opération et la contrôler.

ADDENDUM

Désinfection des locaux par les vapeurs d'aldéhyde formique. La loi du 15 février 1902, relative à la protection de la santé publique, rend obligatoire pour les médecins la déclaration des maladies contagieuses. Un décret du 1903 désigne les maladies soumises aux déclarations et les répartit en deux listes : la première comprenant les maladies pour lesquelles la déclaration est obligatoire et la seconde celles dont la déclaration est facultative.

La loi de 1902 oblige les municipalités de plus de 20.000 habitants à assurer le service de la désinfection dans les villes qu'elles administrent. Les cités de moins de 20.000 âmes doivent réclamer l'aide du service départemental de désinfection organisé à cet effet.

Pour la désinfection faite sous le contrôle des villes, les procédés employés doivent être approuvés par le ministre de l'Intérieur après avis du Comité consultatif d'hygiène public de France. Aucun appareil ne peut être employé à la désinfection s'il n'a été autorisé par un certificat de vérification au point de vue de l'efficacité des opérations à effectuer, certificat délivré par le ministre de l'Intérieur.

Nous ne nous occuperons que de la désinfection, par les vapeurs d'aldéhyde, des locaux qui peuvent être hermétiquement clos, soit que le pharmacien soit simplement chargé du contrôle de l'opération par les municipalités ou que, possédant un appareil, il ait été demandé par un de ses clients pour procéder à une désinfection d'une chambre de malade, par exemple.

Jusqu'ici le formol est le seul agent qui puisse être employé avec efficacité dans la désinfection des locaux et sans détérioration des meubles ou objets qui y sont contenus.

L'aldéhyde formique est, en effet, un germicide puissant grâce à la propriété qu'il possède de se combiner aux substances protéiques et, c'est justement, en raison de cette combinaison faite avec les matières albuminoïdes du protoplasma des microbes qu'il remplit son rôle germicide.

En pratique, la production des vapeurs de formol est faite au moyen de nombreux appareils portant des noms différents donnés par leur fabricant; tous ces appareils doivent avoir été l'objet du certificat de vérification, dont nous parlons plus haut, relatif à leur efficacité.

Certains de ces ustensiles vaporisent la solution commerciale de formol à 40 p. 100, mélangée ou non avec de la vapeur d'eau (appareils de Trillat, Lingner, Marot, Lequeux, etc.) : d'autres utilisent le trioxyméthylène, produit de polymérisation de l'aldéhyde formique, qui est décomposé, sous l'influence de la chaleur, en donnant des vapeurs de formol.

Ces appareils à vaporisation de vapeurs d'aldéhyde formique suivant leur système tantôt sont installés directement dans le local à désinfecter dont on ferme les portes hermétiquement pendant l'opération, tantôt ils sont mis au contraire, à l'extérieur et, dans ce cas, ils sont munis d'un tube à dégagement des vapeurs antiseptiques, lequel est introduit dans le local à désinfecter à travers un trou pratiqué dans la porte.

Voici dans quels termes la direction de l'Assistance et de l'hygiène publics au ministère de l'Intérieur a précisé les conditions qui doivent être remplies pour que la désinfection donne des résultats satisfaisants :

1° Les objets susceptibles d'être désinfectés par le formol doivent être disposés de telle manière que leurs surfaces soient largement exposées partout à son action.

Le lit et les meubles adossés aux murs sont écartés de ceux-ci, les tiroirs des armoires complètement tirés.

2° Toutes les précautions doivent être prises pour que l'espace à désinfecter demeure hermétiquement clos pendant la durée de l'opération. Si l'on ne peut fermer le local, en obturer convenablement les ouvertures, fentes, lézardes, tous les mal-joints en un mot, il faut renoncer à la désinfection par l'aldéhyde et recourir aux lavages (ces lavages se font avec des solutions désinfectantes de crésylol, d'eau de Javel, etc.).

Tous les mal-joints des portes et fenêtres sont calfeutrés avec des bandes d'ouate ou de papier qu'on brûlera ensuite.

Les fêlures des vitres et les fissures des portes, planchers, etc., sont bouchées avec des bandes de papier ou du mastic de vitrier, de même que les trous de serrure, à l'exception de celui de la porte d'entrée.

Les bouches de calorifère, les orifices servant à la ventilation, les trous pratiqués dans la cheminée pour le passage des gaz fournis par les appareils de chauffage, les poêles, etc., toutes les ouvertures quelconques dans les murailles (tuyaux acoustiques, orifices de passage de fils de sonneries électriques, etc.) doivent être recherchées et soigneusement bouchées.

Quand le poêle ne peut pas être retiré de la cheminée, on ferme les ouvertures, portes des fourneaux, joints, avec des bandes de papier gommé, d'ouate ou du mastic. Toutes ces opérations, prescrites en vue de rendre l'herméticité du local aussi parfaite que possible, doivent être exécutées avec le plus grand soin.

28.

Avant de quitter la chambre, les désinfecteurs se dépouillent de leurs vêtements de travail et les étalent sur un support. Ils se lavent les mains, la figure, la barbe, avec une solution faible de crésylol (solution de crésylol sodique à 1 p. 100), ou de sublimé au millième, puis sortent de la chambre. Ils ferment la porte et la calfeutrent soigneusement du dehors et bouchent le trou de serrure avec une bourre d'ouate.

Les opérations de désinfection sont ensuite effectuées à l'aide de l'un des appareils autorisés pour la désinfection par gaz antiseptique.

Les conditions du fonctionnement de l'appareil formogène, la dose à employer, la durée de l'opération, doivent être rigoureusement telles que l'autorisation officielle les énumère.

Lorsque le temps de contact indiqué sur le certificat d'autorisation sera écoulé, les portes et les fenêtres seront rapidement ouvertes de manière à aérer activement.

Nous ajouterons que si l'on veut abréger le temps nécessaire à l'aération complète pour ne pas être incommodé par les vapeurs irritantes de formol, il suffit d'évaporer dans la pièce de l'ammoniaque dont les vapeurs se combinent avec celles de l'aldéhyde formique pour donner de l'hexaméthylènetétranine. Ce composé se condense en une poudre blanche qu'on enlève avec un torchon humide et une simple aération ultérieure de deux heures permet de réoccuper le local.

XIX. — CIGARETTES MÉDICINALES

Les cigarettes médicinales sont destinées à produire des fumigations, c'est-à-dire un dégagement de gaz et de vapeurs sous l'influence de la combustion. Elles s'obtiennent en incisant des feuilles médicinales sèches que l'on introduit à l'aide d'un moule spécial, dans des enveloppes de papier à cigarettes.

On prépare surtout des cigarettes médicinales avec des feuilles de belladone, de jusquiame et de stramoine. Chacune d'elles doit contenir un gramme de feuilles.

En thérapeutique, ces feuilles se fument en aspirant lentement la fumée qui agit sur les voies respiratoires.

GROUPE VII

I. — PANSEMENTS ASEPTIQUES ET ANTISEPTIQUES

I. — PANSEMENTS ASEPTIQUES ET ANTISEPTIQUES

Nous avons suffisamment indiqué au chapitre des « Procédés généraux de la stérilisation » ce que l'on entendait par *asepsie* et *antisepsie*, et nous avons expliqué les diverses raisons pour lesquelles la pratique chirurgicale préférait l'asepsie à l'antisepsie. Nous ne reviendrons donc pas sur ces considérations générales.

Nous étudierons successivement les *objets de pansements aseptiques* et les *objets de pansements antiseptiques*.

I. — OBJETS DE PANSEMENTS ASEPTIQUES

Les objets de pansements aseptiques comprennent :

1° *Les fils à ligatures.*
    A. Catguts.
    B. Soies.
    C. Crins.
    D. Fils d'argent.

2° *Les drains.*

3° *Les laminaires.*

4° *Les pansements aseptiques proprement dits.*
    A. Ouate hydrophile aseptique.
    B. Gazes aseptiques.
    C. Compresses aseptiques.
    D. Éponges aseptiques.

1° Fils a ligatures

A. — *Catguts.*

Le catgut est la corde à boyau obtenue industriellement par la préparation des intestins grêles des moutons. C'est tout simplement la corde harmonique des luthiers, la corde à violon.

A l'état brut, le catgut est essentiellement septique et, tel qu'il sort des boyauderies, il renferme des germes pathogènes parmi lesquels le *Micrococcus tetragenus*, des *Staphylocoques* et souvent des *bactéries* et des *spores charbonneuses*, lorsqu'il a été fabriqué avec l'intestin d'animaux charbonneux.

La stérilisation du catgut est une opération difficile ; d'après Zaiatschowsky, le catgut contiendrait particulièrement deux bactéries spéciales et qui résistent non seulement à l'action des hautes températures, mais encore à celle des diverses substances chimiques employées à la stérilisation.

La méthode de Reverdin, qui, pour obtenir l'asepsie du catgut, consiste à le porter à une température de 140°, donne une stérilisation incomplète et présente un inconvénient sérieux, c'est celui de rendre le catgut cassant.

C'est à Répin que revient l'honneur d'avoir donné une méthode plus sûre de stérilisation du catgut en se servant de vapeurs d'alcool absolu sous pression. Les spores pathogènes les plus résistantes, comme celles du vibrion septique, du tétanos, du charbon, sont tuées en quarante à quarante-cinq minutes par la vapeur d'alcool surchauffée.

D'autre part, afin que le chirurgien soit immédiatement renseigné sur l'asepticité du catgut qu'il va employer, Répin livre le catgut renfermé dans des tubes scellés à la lampe et remplis d'un bouillon de culture stérilisé ; la limpidité du bouillon de culture prouve que le catgut ne renferme plus aucun germe septique.

Il est un point important, avant de procéder à la stérilisation du catgut, c'es d'opérer le dégraissage des cordes à violon qui sont toujours imprégnées d'une matière grasse mise par le boyaudier pour faciliter la conservation des cordes et les empêcher de se dessécher.

Ce dégraissage peut s'effectuer de deux façons différentes :

1° On met les cordes en contact pendant vingt-quatre heures dans de l'éther ; au bout de ce temps, on remplace le dissolvant par une nouvelle quantité d'éther propre. Après une nouvelle macération de vingt-quatre heures, les cordes sont encore lavées avec de l'éther pur et sec.

2° On soumet les cordes à violon à un épuisement continu à l'éther au moyen du lixiviateur de Soxhlet qui, grâce à son dispositif, n'exige qu'une quantité peu élevée du dissolvant volatil.

Les cordes à violon, une fois dégraissées, ont changé de couleur, elles sont plus blanches et, en outre, elles sont plus souples.

Barthe et Soulard (*Bullet. Soc. pharm. du Sud-Est*, 1897) font remarquer que le catgut de Répin est rendu très cassant par ce fait qu'il est conservé dans un bouillon de culture : mais, convaincus de la valeur réelle de cette méthode, ils l'ont appliquée à la stérilisation du catgut en la rendant pratique. Voici comment Barthe et Soulard opèrent :

« Le catgut brut, jaunâtre, légèrement graisseux, est traité par lixiviation à l'éther chaud et souvent renouvelé, afin de dissoudre la matière grasse du catgut ; lorsque ce dernier a subi cette opération, il est à peu près blanc. On l'enroule ensuite par coupures de 2 m. 50 à 3 mètres sur des tubes de verre de 0 m. 07 de longueur sur 0 m. 012 de diamètre, bordés à chaque extrémité, pour éviter toute coupure des doigts. L'enroulement de la corde à boyau est tel qu'il suffit de tirer l'extrémité non nouée pour que le reste du catgut se déroule aisément.

« Il devient alors très important de débarrasser les bobines de catgut de toute trace d'humidité : la dessiccation est opérée lentement dans une étuve où circule un courant d'air chauffé à 85°-95°. La température ne doit jamais atteindre d'emblée 100°.

« Les bobines sont alors introduites dans des tubes cylindriques en verre soufflé de 0 m. 10 de hauteur, de 0 m. 025 de diamètre, et bouchés avec un tampon d'ouate hydrophile ; elles sont soumises à la stérilisation dans la vapeur d'alcool anhydre à 120° pendant une heure. Cette opération, la plus importante, se fait de la façon suivante : comme le fait RÉPIN, on se sert de deux autoclaves ordinaires, l'un d'eux, plus petit, pouvant être renfermé dans le plus grand, et contenant, avec les tubes de catgut à stériliser, de l'alcool anhydre. Le grand autoclave extérieur renfermant de l'eau est chauffé à la température de 120° pendant une heure. Dans ces conditions, le catgut subit l'action de la vapeur d'alcool absolu, portée à 120°, dans un espace clos où la pression est de 4 atmosphères environ. Après cette opération et léger refrodissement de l'appareil, les tubes sont recouverts de capuchons de caoutchouc, préalablement stérilisés. sans qu'il ait été nécessaire de les déboucher, et sans qu'ils aient pu recevoir à aucun moment le contact d'un germe ou d'une poussière extérieure. Par-dessus le capuchon, passe une petite bande de sûreté dont les extrémités sont collées le long des parois du tube. Le numéro du catgut est aussi indiqué sur une petite étiquette ovalaire. »

Le catgut ainsi conservé et stérilisé garde toute sa solidité et sa souplesse ; son asepsie est vérifiée, après chaque opération, par des ensemencements de bouillons de culture

BARTHE et SOULARD ont adopté plus récemment un nouveau

modèle de récipient pour la conservation du catgut, d'un maniement plus facile et d'une fermeture encore plus complète. Ce récipient consiste en une « boîte en verre » cylindrique avec goulot plus étroit, fermée par un couvercle également en verre de même diamètre que celui de la boîte ; entre le goulot et le couvercle existe donc un certain espace annulaire qui est rempli d'ouate hydrophile, de façon que le couvercle entre à frottement résistant sur le goulot. Une bande de sûreté est collée, après stérilisation, le long de la rainure.

Le catgut, stérilisé dans les vapeurs d'alcool absolu et conservé dans l'alcool anhydre, manque de souplesse et il est peu propre à la confection des nœuds et souvent, après un séjour prolongé dans le liquide, il devient cassant. Aussi les fabricants se sont-ils ingéniés à rendre au catgut, une fois la stérilisation faite, une certaine quantité d'eau pour qu'il puisse récupérer ses qualités de souplesse et de solidité. Différents dispositifs sont utilisés pour ramener l'alcool absolu, dans lequel le fil est conservé, au titre de 90° par addition d'eau sans ouvrir le récipient où le catgut est enfermé. C'est ainsi que Robert et Leseurre stérilisent le catgut d'abord dégraissé dans des tubes scellés, où ils introduisent préalablement une petite ampoule fermée contenant la quantité d'eau nécessaire pour ramener l'alcool absolu à 90°. Cette ampoule, dont l'extrémité est très mince, peut être brisée par un simple choc, et les débris de verre sont arrêtés par un petit panier. Le tube contenant le catgut porte en son milieu un bourrelet annulaire ; pour ouvrir le tube, il suffit de tirer en sens contraire les deux moitiés du tube qui se séparent sans éclat au niveau du bourrelet.

J. Triollet a préconisé la stérilisation du catgut dégraissé par chauffage à l'autoclave, pendant quarante minutes, dans la vapeur d'acétone, plus facile à obtenir anhydre que l'alcool. Dans son dispositif tout spécial, il assouplit ensuite le catgut en faisant arriver une quantité d'eau déterminée.

D'autres auteurs opèrent la stérilisation du catgut tantôt par les vapeurs de chloroforme (GUERBET), tantôt par ébullition dans le cumène qui bout entre 168 et 170° (KRÖNIG).

On emploie, surtout à l'étranger, du catgut stérilisé par les procédés chimiques, mais ce procédé de stérilisation n'offre pas les mêmes garanties d'asepsie que l'aseptisation par la chaleur et, en particulier, par l'action des vapeurs d'alcool portés à 120°.

Nous citons seulement le *Catgut Claudius*, adopté par certains chirurgiens allemands et anglais ; le fil est stérilisé par une solution aqueuse d'iode dans l'iodure de potassium, dans les conditions suivantes :

Le catgut *brut*, mis sur bobines, est placé dans une solution composé de :

Iodure de potassium	1	gramme.
Iode sublimé	1	—
Eau distillée	100	—

et on laisse séjourner pendant huit jours.

Au moment de son emploi, on plonge le catgut dans un liquide stérile quelconque, ou dans une solution aseptique de phénol à 3 p. 100 pour enlever l'excès d'iode.

Pour avoir un fil moins cassant, FUCHS conseille de conserver ce catgut *iodé*, à l'état sec, dans des boîtes stérilisées et, lorsqu'on veut l'utiliser, de le faire macérer pendant quelque temps dans de l'eau stérilisée pour lui rendre la souplesse.

DEBUCHY a adopté un procédé d'aseptisation du catgut en utilisant à la fois les moyens physiques combinés à l'action microbicide des antiseptiques :

Les cordes à violon, dégraissées par le sulfure de carbone, sont plongées dans une solution d'azotate d'argent à 2 p. 100, où on les laisse séjourner pendant quinze jours ;

les cordes deviennent d'une couleur brun foncé. Le catgut
est ensuite lavé avec une solution aqueuse stérilisée de chlorure de sodium jusqu'à disparition de toutes traces d'argent.
c'est-à-dire jusqu'à ce que l'on n'obtienne plus de précipitation en présence de la solution chlorurée.

Ceci fait, on soumet le fil à la tyndallisation, c'est-à-dire
qu'on le porte à l'autoclave à une température tout au plus
de 80°, pendant une heure chaque jour durant une semaine.

On peut aussi remplacer cette tyndallisation par un séjour
de deux jours dans une solution alcoolique d'essence de
cannelle à 25 p. 100, suivi de lavages à l'alcool à plusieurs
reprises. Enfin, le fil est conservé dans l'huile phéniquée et
stérilisée, dans l'alcool absolu, ou encore dans l'alcool
naphtolé.

Le fil de catgut ainsi traité est résistant et bien aseptique.
Ajoutons, en terminant, que le nouveau Codex de 1908 prescrit la stérilisation du catgut à 120° dans l'alcool absolu
(voir Codex 1908, p. 132).

B. — *Soies.*

La soie, employée comme fils à ligatures, est le fil à coudre
en soie, dit *retors* ; elle est tressée ronde ou plate, de grosseur différente, c'est-à-dire grosse, moyenne, petite, ce qui
correspond à des numéros variables suivant les fournis-
seurs.

Pour stériliser les fils de soie, F. Terrier recommande de
les enrouler autour de bobines en métal ou en verre de
dimensions diverses, ou encore, on les dispose sur des
cadres soit métalliques, soit en verre de 10 centimètres de
longueur sur un centimètre de largeur, de façon que tous
les tours du fil soient libres dans une certaine étendue et,
par conséquent, soient plus facilement pénétrés par la vapeur
sous pression. Les bobines ou les cadres (voir fig. 48) sont

enfermés dans un tube à essai de diamètre un peu plus grand, puis le tube est obturé par un petit tampon d'ouate. On le place à l'autoclave, maintenu pendant une demi-heure à la température de 120°. Les tubes stérilisés, retirés de l'autoclave, sont recouverts à leur extrémité, déjà obturée par l'ouate, d'un capuchon de caoutchouc (fig. 49). Barthe et Soulard stérilisent les soies d'après le procédé qu'ils ont adopté pour le catgut ou, plus simplement, dans la vapeur

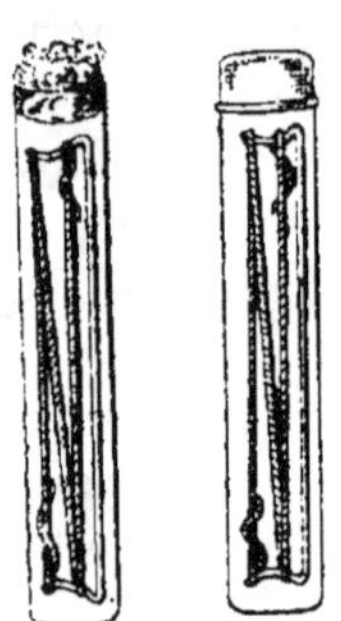

Fig. 48.   Fig 49.

d'eau à 120°. Les fils sont conservés dans les mêmes récipients et sans liquide.

En règle générale les soies, débarrassées des matières grasses et de leur apprêt par un traitement à la soude diluée à 2 p. 100, et ensuite par des lavages à l'eau bouillie, peuvent être stérilisées à l'autoclave, même à des températures élevées qui ne les détériorent pas. Cette stérilisation pourra se faire soit en tube scellé, soit en flacon hermétiquement clos, au sein de l'eau distillée, ou même à sec, et on les conserve dans une solution de sublimé à 1 p. 100, ou dans une solution aqueuse de phénol 25 p. 1.000, préalablement stérilisée.

C. — *Crins de Florence.*

Les crins de Florence, qui servent surtout en chirurgie à pratiquer des sutures cutanées, sont obtenus en étirant la glande sétifère des vers à soie. Ils sont de grosseurs différentes : on les distingue en gros, moyens et petits. On les met en paquets sans les enrouler, on les dégraisse à l'éther et on les stérilise à l'autoclave, à 120°. Il faut avoir soin de ne pas les soumettre à une trop forte pression et, par conséquent, à une trop haute température, car les crins deviennent cassants.

Barthe et **Soulard** colorent, au préalable, les crins de Florence avant de les stériliser. Les couleurs varient avec leur grosseur ; les plus forts sont colorés au moyen du vert d'aniline ; les moyens, en rouge, avec le rouge d'aniline, et les fins, en bleu, avec le bleu de méthylène. On les plonge dans de longs tubes renfermant une solution d'eau phéniquée à 5 p. 100, ils sont portés à l'autoclave à 120° pendant une demi-heure. Un bouchon de liège ou de caoutchouc, préalablement stérilisé, ferme chaque tube qui est recouvert de baudruche.

On construit, pour la stérilisation des crins de Florence, des tubes en verre à fond rond munis d'une fermeture-cannette à levier. Les crins de Florence dégraissés sont mis dans le tube en ayant soin de rabattre seulement le bouchon sur l'ouverture sans aucune pression, laissant en partie le tube ouvert. On porte à l'autoclave. La stérilisation terminée, l'autoclave est ouvert et on ferme rapidement le tube en appuyant de haut en bas sur le levier de la garniture.

D. — Fils d'argent.

La stérilisation des fils d'argent s'obtient facilement par une ébullition prolongée dans de l'eau distillée, ou mieux en les chauffant à l'autoclave entre 130° et 140°, pendant une heure.

On conserve ensuite les fils d'argent dans des flacons remplis d'eau stérilisée et bouchés à l'émeri.

2° Drains

Les drains sont des tubes en métal (aluminium, argent, etc.) en verre, en caoutchouc durci, en caoutchouc vulcanisé, de diamètres différents servant au drainage des plaies.

Pour les rendre stériles, on les chauffe à l'autoclave, pendant vingt à trente minutes, à la température de 130° à 140° et on les conserve dans des flacons remplis d'eau stérilisée et bouchés à l'émeri.

BARTHE et SOULARD stérilisent les drains comme les crins de Florence, c'est-à-dire qu'ils les placent dans de longs tubes remplis d'eau phéniquée à 5 p. 100 et chauffés pendant une heure à 120° à l'autoclave.

3° LAMINAIRES

La laminaire, constituée par le pédicule d'une algue, le *Laminaria digitata*, sextuple de volume lorsque, après avoir été desséchée, on la trempe dans l'eau. Elle est employée en chirurgie comme agent dilatateur.

BARTHE et SOULARD stérilisent les laminaires dans la vapeur d'alcool anhydre à 120° et les conservent dans de petits tubes à essai bouchés avec un tampon d'ouate recouvert d'une baudruche. Ils se sont assurés que l'action de la vapeur d'alcool ne diminue en rien la propriété que possède la laminaire de se dilater au contact des liquides aqueux ou organiques.

4° PANSEMENTS ASEPTIQUES PROPREMENT DITS

A. — *Ouate hydrophile aseptique*.

L'ouate ou le coton aseptique est fait presque exclusivement avec la ouate ou le coton hydrophile, c'est-à-dire avec du coton dégraissé. Nous allons indiquer tout d'abord comment on obtient le coton hydrophile et, ensuite, nous décrirons les procédés employés pour le stériliser.

Préparation du coton ou de l'ouate hydrophile. — Le coton est chauffé à l'ébullition, pendant dix à douze heures, dans une solution aqueuse de soude renfermant de 0.5 à 1 p. 100

d'alcali. En chauffant sous une pression de deux et demi à trois atmosphères, on arrive au même résultat en deux heures. On lave d'abord le coton à l'eau et, au bout de quelques jours, on le turbine et on le plonge dans une solution décantée de chlorure de chaux (6 kilogrammes de chlorure pour 100 kilogrammes de coton). On l'enlève au bout de six heures, on le met pendant une heure dans de l'acide sulfurique étendu, après quoi, on lave soigneusement à l'eau et on turbine. Pour enlever les dernières traces de chlore, on plonge le coton blanchi dans un bain de savon; on le lave ensuite avec de l'eau renfermant un peu d'acide sulfurique, puis avec de l'eau ordinaire et enfin on turbine, on le fait sécher et on le carde (EM. BOURQUELOT).

Dans le dernier traitement à l'eau acidulée par de l'acide sulfurique, celui-ci décompose le savon et une petite quantité d'acide gras très finement divisé se dépose sur la cellulose, c'est ce qui donne au coton hydrophile la propriété de produire une certaine sensation de craquement lorsqu'on le froisse entre les doigts (A. LINK et H. VOSKINKEL).

Le procédé relaté par EM. BOURQUELOT est celui qui est employé dans l'industrie.

Caractères du coton hydrophile. — Le coton hydrophile doit être blanc, inodore, homogène et formé de fibres longues; si on le traite par l'eau, la liqueur aqueuse ne doit pas précipiter par l'azotate d'argent, ni par l'oxalate d'ammoniaque, ni par le chlorure de baryum. Le coton hydrophile ne doit pas donner à l'incinération plus de 0,3 p. 100 de cendres (EM. BOURQUELOT).

Un bon coton hydrophile s'enfonce immédiatement dans l'eau. Un poids donné de coton, trempé dans l'eau, retient après expression le double de son poids de liquide.

F. GAY détermine de la façon suivante le pouvoir absorbant du coton : on découpe une plaque de coton pesant

5 grammes : on l'imbibe en la plongeant, sans la presser, dans l'eau distillée ; après cinq minutes de macération, on la retire en la pliant sur elle-même et sans l'exprimer, on l'égoutte sur les doigts ouverts en la faisant lentement passer d'une main sur l'autre ; lorsqu'elle ne laisse plus écouler d'eau, on pèse et on divise le poids par 5. Le nombre obtenu exprime le rapport du poids du coton sec au poids du coton imbibé : il constituera le pouvoir d'absorption de l'ouate. Ce coefficient ne doit pas être inférieur à 18.

D'après F. GAY, tout coton à coefficient inférieur peut être considéré comme insuffisant au point de vue chirurgical.

Pour examiner sa tenacité, on saisit une mèche de coton entre le pouce et l'index des deux mains, celles-ci étant appliquées l'une contre l'autre, à poings fermés ; on opère une traction lente et progressive, les deux poings s'arc-boutant à la base l'un contre l'autre ; la mèche doit éprouver une résistance assez forte à la rupture.

La fibre de coton doit être longue : c'est-à-dire qu'en étirant une mèche, la longueur de filament continu et étiré doit être au moins de 2 à 3 centimètres. Une mèche de coton, allumée par son extrémité, doit s'enflammer instantanément sur toute la surface. On l'éteint aussitôt : la surface brûlée doit apparaître toute blanche. Les cotons insuffisamment dégraissés ne s'enflamment que progressivement et leur surface noircit.

Stérilisation du coton hydrophile. — Pour rendre aseptique le coton hydrophile, on le soumet dans l'autoclave à l'action de la vapeur d'eau sous pression. On a généralement l'habitude de placer le coton dans des boîtes métalliques, percées de trous, pour faciliter la pénétration de la vapeur dans l'intérieur du pansement. En chauffant à 120°-130°, la stérilisation faite dans ces conditions est complète.

L'ouate, stérilisée dans l'autoclave de CHAMBERLAND, est

humide, il est préférable de réaliser l'asepsie dans l'appareil de Sorel que nous avons décrit (v. p. 37), qui a l'avantage de sécher le pansement à l'abri de toute contamination.

Le coton aseptique est conservé dans du papier parchemin. Barthe et Soulard se contentent de stériliser le coton hydrophile dans l'autoclave ordinaire à la température de 120° et conservent le produit aseptique dans des boîtes en verre munies d'une bande de sûreté. Ces auteurs sont arrivés à ce que l'ouate ne renferme que 5 p. 100 d'eau en moyenne, en laissant échapper à la fin de la stérilisation, à l'extérieur, la vapeur d'eau surchauffée.

B. — *Gazes aseptiques.*

La gaze est un tissu léger et transparent, en coton, dans lequel les fils de la trame et de la chaîne sont nettement séparés les uns des autres.

La gaze employée pour rideaux ou vêtements porte le nom de *singalette*, de *blanc-chiffon*, elle est toujours recouverte d'un apprêt ; celle qui sert aux pansements doit être sans apprêt, blanche, dégraissée par un traitement à la lessive de soude étendue. La meilleure est celle qui compte 15 fils sur 15 par centimètre carré.

La gaze dégraissée, dite *hydrophile*, trempée dans l'eau doit retenir en moyenne un quart de son poids d'eau.

La stérilisation de la gaze s'effectue par les mêmes procédés que ceux qui sont employés pour le coton hydrophile.

On la conserve en l'enveloppant dans du papier parcheminé.

On sait combien il est difficile d'avoir sous la main de la gaze aseptique. Le rouleau aseptique, une fois ouvert, reste accessible aux poussières et aux autres impuretés, et, quand on en coupe une partie pour un pansement, le reste ne peut lus être considéré comme aseptique. D'un autre côté, on n'a pas toujours à sa disposition des appareils de stérilisation prêts à fonctionner à chaque moment.

On peut, d'après HELLAT, éviter tous ces inconvénients en stérilisant la gaze au-dessus de la flamme d'une lampe à alcool ou d'un bec de gaz. Pour cela, on trempe préalablement la bande de gaze dans l'eau. on la saisit avec deux pinces entre lesquelles on la tend et on passe chacune de ses surfaces au-dessus de la flamme. La vapeur d'eau qui se développe dans ces conditions suffit pour tuer les microbes se trouvant à la surface de la gaze.

A notre avis. la gaze, traitée par le procédé de HELLAT, ne peut offrir les mêmes garanties d'asepsie que celle qui a été stérilisée à l'autoclave à 120° ; néanmoins, elle peut être utilisée dans certains cas urgents.

La gaze, pour les emplois chirurgicaux, est délivrée en bandes de 5 et de 10 mètres de longueur sur 5, 10, 15, 20, 25 centimètres de largeur, et en bandes de 1 mètre et de 5 mètres de longueur sur 70 et 80 centimètres de largeur.

La chirurgie a souvent besoin, surtout pour les pansements gynécologiques, de bandes de gaze, pliées en accordéon, c'est-à-dire qu'elles sont disposées en zigzags à la manière d'un soufflet d'accordéon et mises dans le flacon où elles sont stérilisées. Cette disposition permet au chirurgien, après avoir saisi le *chef* du pansement, de prendre la quantité voulue de gaze qui se déroule alors facilement et de couper ensuite avec des ciseaux flambés ; ce qui reste du tissu, étant laissé dans le flacon, peut être utilisé ultérieurement sans avoir été contaminé.

C. — *Compresses aseptiques.*

Les compresses sont des morceaux carrés, en toile ou en coton, de dimensions variables et utilisés comme pansements.

On réalise la stérilisation et on les conserve comme le coton et la gaze aseptique.

D. — Eponges aseptiques.

Les *éponges*, destinées à l'usage chirurgical, avant d'être stérilisées doivent subir certaines préparations : elles sont d'abord battues avec un maillet pour les débarrasser des corps étrangers qu'elles peuvent contenir, comme du sable, des fragments de roche ou des matières animales ; elles sont ensuite passées à l'eau acidulée par un 20ᵉ d'acide chlorhydrique pour dissoudre les substances calcaires renfermées dans les mailles du tissu et que le battage n'a pu enlever. L'excès d'acide est éliminé par un lavage à l'eau. Puis, on les blanchit en les plongeant dans une solution de permanganate de potasse à 1 p. 100 ; lorsqu'elles ont pris une couleur brun foncé, on les lave à grande eau et on les traite par une solution de sulfite de soude à 1 p. 100, pendant dix minutes environ et, ensuite, on ajoute de l'acide chlorhydrique à 5 p. 100. On laisse en contact jusqu'à ce que les éponges soient blanchies. On lave à grande eau, on les exprime dans un linge et on procède à leur stérilisation.

La stérilisation des éponges est une opération très délicate, car il est difficile d'obtenir une asepsie complète, sans détruire la matière organique dont elles sont composées, ou sans modifier leur pouvoir absorbant. La stérilisation par la chaleur sèche, et même par la chaleur humide à 120° n'est guère applicable en l'espèce.

Nous avons eu l'occasion, pour la stérilisation des éponges, de mettre en pratique le *chauffage discontinu de* Tyndall, préconisé par Billroth et G. Poupinel. A cet effet, les éponges étaient placées dans des bocaux à large ouverture obturés par une plaque d'ouate recouverte d'un large cristallisoir. Le tout était chauffé à la température de 65°

maintenue pendant une heure par jour ; on renouvelait cette action de la chaleur durant six à sept jours consé-

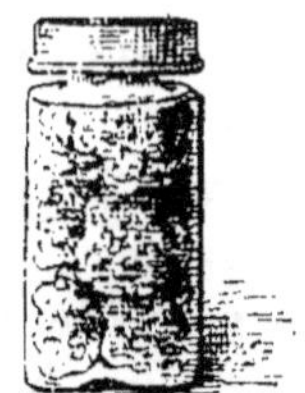

cutifs. Cette méthode d'asepsie appliquée aux éponges ne donne pas toujours des résultats satisfaisants : les éponges se colorent, elles perdent en partie leur pouvoir absorbant et, inconvénient plus grave, elles ne sont pas absolument aseptiques.

Fig. 50.

La difficulté d'obtenir une stérilisation complète sans altérer les éponges a fait abandonner, en partie, leur emploi en chirurgie.

Procédés de vérification de l'état aseptique des pansements.

Le meilleur procédé de vérification de l'état aseptique des pansements est de prélever un échantillon du pansement (catgut, soie, crin, gaze, etc.), et de l'immerger dans un bouillon de culture stérile que l'on place ensuite dans une étuve à incubation. Il est indispensable de faire ce prélèvement avec toutes les précautions nécessaires pour éviter une contamination extérieure : on doit se servir de pinces et de ciseaux flambés. Si, après vingt-quatre heures de séjour à l'étuve, le tube de culture ne s'est pas troublé, on peut être certain que l'asepsie est rigoureuse.

Pour s'assurer que la température nécessaire à la destruction des microorganismes a bien été atteinte, HOCHENEGG colore, avant la stérilisation, les linges et les pièces de pansement, avec une substance qui, brune à la température ordinaire, devient rouge à la température de 100°, coloration qu'elle conserve ensuite. On a ainsi la garantie certaine que les pansements ont été stérilisés au moins à 100°. La matière colorante employée se compose d'un mélange de :

Acétate d'alumine dissous. . . . . . . 150 grammes.
Eau simple 150   —
Pâte d'alizarine à 20 p. 100   5   —

LATHAM employait dans le service de chirurgie de F. TER-
RIER le mélange suivant :

Acide phtalique . . . .   25 grammes.
  —   picrique. . . . .   0 gr. 50
Hélianthine . . . .   0 gr. 05

Ce produit complexe, légèrement coloré en jaune à l'état
pulvérulent, devient au contraire d'un rouge cinabre quand
il est entré en fusion, c'est-à-dire lorsqu'il a été porté à la
température de 129°.

Un tube en verre, scellé à la lampe et contenant le
mélange précédent, est placé au milieu des pansements à
stériliser et si on constate que le produit est fondu et a pris
une couleur rouge, c'est que la température de 129° au
moins a été atteinte pendant la stérilisation.

Nous croyons qu'il n'est pas absolument indispensable
de chercher à obtenir une température aussi élevée au sein
des divers pansements. Si on chauffe à 110°, 115° ou 117° pendant trois quarts d'heure, surtout lorsqu'il s'agit de la chaleur humide, on peut être certain d'avoir des pansements
stériles. Après expérimentation, nous recommandons,
comme contrôle de la température, l'un des trois mélanges
suivants :

1° **Benzonaphtol** . . . .   100 grammes.
   Fuchsine . . . .   0 gr. 40

Mélange sec et pulvérisé de couleur rosée et devenant
rouge vineux après fusion à 110°.

2° **Acétanilide** . . . .   100 grammes.
   Vert brillant.   1   —

Mélange sec et pulvérisé de couleur azurée faible et devenant vert foncé après fusion à 115°.

3° Terpine . . . . 100 grammes.
Violet de méthyle . . . . 1 —

Mélange sec et pulvérisé à peine teinté en blanc légèrement violacé et devenant bleu violacé foncé après fusion à 117°.

Ces divers mélanges sont mis dans de petits tubes en verres de 6 millimètres de diamètre et de 4 à 5 centimètres de long que l'on scelle ensuite aux deux extrémités.

II. — OBJETS DE PANSEMENTS ANTISEPTIQUES

Les objets de pansements antiseptiques comprennent :

1° *Les gazes antiseptiques.*
  A. Gaze boriquée.
  B. — iodoformée.
  C. — phéniquée.
  D. — au sublimé.
  E. — au salol.

2° *Les ouates ou cotons antiseptiques.*
  A. Ouate ou coton boriqué.
  B. — — iodoformé.
  C. — — phéniqué.
  D. — — au sublimé.
  E. — — au salol.

1° GAZES ANTISEPTIQUES

Les gazes antiseptiques sont des tissus de coton très légers qu'on imprègne de substances antiseptiques. La gaze employée devra répondre à certaines conditions qui ont été données par le Codex de 1884.

« La gaze mousseline destinée à la fabrication des pansements antiseptiques sera la variété connue sous le nom de *blanc de chiffon*, tissée sur une largeur de 0 m. 70. Elle sera blanche, non apprêtée et surtout non amidonnée ; elle devra en outre, suivant l'usage auquel on la consacre, répondre à la parité, soit de onze fils en chaîne sur quinze fils en trame au centimètre carré. Après *purification*, le mètre linéaire, sur la largeur de 0 m. 70 et sous tension normale, devra peser de 20 à 22 grammes dans le premier cas, et de 30 à 32 grammes dans le second. »

Purification de la gaze. Procédé du Codex de 1884. — On immerge la gaze dans l'eau à 80°, on agite de temps à autre et on exprime. On la laisse ensuite en contact, pendant vingt-quatre heures, avec de l'eau froide. On la retire, on l'exprime et on la plonge dans une solution d'hypochlorite de soude de $D = 1,015$. Au bout d'une demi-heure, la gaze est retirée, lavée à grande eau jusqu'à ce que celle-ci ne décolore plus le papier tournesol. On exprime, nouvelle immersion dans l'eau chlorhydrique à 1 pour 20 d'eau ; au bout d'une demi-heure, le tissu est retiré et lavé à grande eau jusqu'à disparition d'acidité. Après expression, on fait sécher.

Rothe recommande, en outre, de stériliser préalablement à l'autoclave la gaze destinée aux pansements antiseptiques.

Méthodes générales de préparation des gazes antiseptiques. — Pour réparer une gaze médicamenteuse, lorsque le produit antiseptique est soluble dans l'alcool, on fait, d'une part, une solution alcoolique de substance active et de térébenthine fine à la chaleur du bain-marie. D'autre part, on prend de la gaze hydrophile que l'on découpe en bandes d'un mètre ou deux, on la plie en plusieurs doubles que l'on immerge dans la solution alcoolique. Lorsque la gaze est régulièrement mouillée, on exprime légèrement. La masse humide doit retenir une proportion telle de solution qu'après dessication, c'est-à-dire après évaporation des produits volatils, elle doit renfermer une quantité de substance antiseptique donnée.

Si le produit antiseptique est soluble dans l'éther, l'imbibition doit être faite dans une cuvette émaillée munie d'un couvercle et portant sur un des côtés de la longueur une fente longitudinale. On dissout la substance active dans l'éther, on y ajoute généralement un peu d'huile de ricin ou de résine, qui servira à agglutiner le produit antiseptique et à le retenir sur le tissu. La solution éthérée est placée dans la cuvette, on y plonge la gaze enroulée sur un cylindre de bois. Quand l'imbibition est complète, on fait passer par la fente l'extrémité libre de la gaze que l'on étire lentement. On la coupe en morceaux de 1 à 2 mètres que l'on étend sur des cordes ou des baguettes de bois.

Le dessiccation des gazes, préparées par l'intermédiaire soit de l'alcool, soit de l'éther, doit se faire dans une pièce dont les fenêtres sont munies de vitres jaunes pour éviter la décomposition des produits antiseptiques sous l'action de la lumière. Il faut avoir soin de ne pas approcher de flamme au contact de la gaze à dessécher.

Conservation. — Les gazes antiseptiques se conservent en paquets de 1, 5 et 10 mètres que l'on enveloppe dans un papier parchemin.

A. — *Gaze boriquée.*

Préparation. — On prend :

Acide borique pulvérisé	1.000	grammes.
Térébenthine fine	100	—
Alcool à 90°	18.900	—
Gaze préparée	Q. S.	—

On fait dissoudre l'acide et la térébenthine dans l'alcool au bain-marie, on laisse refroidir. On dispose la gaze, coupée en bandes de 1 mètre ou 2 mètres et pliée en plusieurs doubles, sur une grille placée au fond d'une cuve émaillée et à robinet, on verse la solution alcoolique pour immerger le tissu.

La gaze étant régulièrement mouillée, on soutire le liquide en excès et on exprime légèrement.

1 kilogramme de gaze doit, après expression, retenir 2 kil. 200 de liquide : la masse humide doit donc peser environ 3 kil. 200.

On étend le tissu et on le sèche à l'étuve ou mieux dans une chambre chauffée à 35°-39°. Chaque bande est ensuite enroulée et conservée dans du papier parchemin (Codex de 1884).

Titre de la gaze. — La gaze boriquée contient environ 10 p. 100 de son poids d'acide borique.

Essai. Dosage de l'acide borique (Procédé de L. Barthe). — On prélève un échantillon de gaze de 5 grammes environ : on a soin de ne pas déchiqueter le pansement dans cette opération, pour ne pas perdre d'acide borique. On épuise, à plusieurs reprises et à la température ordinaire, avec 500 centimètres cubes d'eau glycérinée au vingtième. D'après L. Barthe, l'eau glycérinée est, à la température ordinaire, le dissolvant de l'acide borique qui donne les meilleurs résultats pour l'analyse. On pratique ensuite un dosage volumétrique en se servant de la phtaléine du phénol comme indicateur, et d'une solution décinormale de potasse. Un centimètre cube de cette dernière solution correspond à 0,0062 d'acide borique.

B. — *Gaze iodoformée.*

Préparation. — On prend :

Éther à 56°	1.350 grammes
Alcool à 90°	396 —

Huile de ricin   4   —
Iodoforme   110   —
Gaze préparée, bien privée d'amidon 1.000   —

On dissout l'iodoforme dans le mélange éthéro-alcoolique et on ajoute l'huile de ricin. Le poids de la gaze indiqué dans la formule est imprégné de la totalité de la solution en suivant le procédé relaté pour la préparation de la gaze boriquée.

La dessiccation s'effectue dans une chambre largement ventilée et dans des conditions propres à éloigner tout danger de combustion de l'éther (Codex de 1884).

Le nouveau Codex de 1908 ne donne aucune indication pour la préparation de la gaze iodoformée, faite surtout dans l'industrie.

Titre de la gaze. — La gaze iodoformée contient environ 10 p. 100 de son poids d'iodoforme. On peut préparer aussi des gazes iodoformées au titre de 5, 15 et 20 p. 100 d'iodoforme.

Essai. Dosage de l'iodoforme. — 1° PROCÉDÉ RICHEMOND MODIFIÉ par F. GAY. — Le principe de cette méthode repose sur la décomposition de l'iodoforme par la potasse alcoolique en formiate de potasse et iodure de potassium que l'on dose volumétriquement. Mais, lors de cette décomposition, il se fait toujours une certaine quantité d'éther iodhydrique et, par suite, une certaine quantité d'iode échappe au dosage. Pour obvier à cet inconvénient, F. GAY effectue le titrage de la façon suivante : on prélève un échantillon moyen de la gaze pesant de 3 à 5 grammes, on l'enroule sur lui-même et on l'introduit, avec de l'alcool à 90°, dans un ballon muni d'un réfrigérant à reflux, disposé sur un bain-marie. On ajoute une solution alcoolique de potasse, contenant un poids de ce corps égal à la quantité d'iodoforme que doit renfermer la prise d'essai. On chauffe au bain-marie et on maintient l'ébullition jusqu'à ce que la gaze et l'alcool soient entièrement décolorés. Les liqueurs alcooliques, réunies dans un ballon jaugé de 250 centimètres cubes et additionnées des eaux de lavage de l'appareil ainsi que de la gaze, sont portées avec de l'eau au volume total de 250 centimètres cubes. On filtre la liqueur ainsi obtenue : on en prélève 10 centimètres cubes, qu'on neutralise par l'acide acétique et qu'on titre avec une solution décinormale d'azotate d'argent, en se servant du chromate jaune de potasse comme indicateur.

Chaque centimètre cube de solution décime d'argent correspond à 0 gr. 01309 d'iodoforme.

2° PROCÉDÉ SCHACHERL. — Cette méthode est basée sur la décomposition de l'iodoforme en iodure alcalin par une solution de sodium dans l'alcool absolu. On emploie un flacon pouvant être bouché hermétiquement et supporter la pression.

On prélève un échantillon de gaze de 2 grammes que l'on introduit dans le flacon, on y ajoute une solution refroidie de 0 gr. 50 de sodium dans 25 à 30 centimètres cubes d'alcool absolu. Le flacon bouché est chauffé pendant une demi-heure au bain-marie. Après refroidissement, on décante, on lave et on réunit les liquides que l'on évapore pour chasser l'alcool.

Le résidu refroidi est acidulé par l'acide azotique étendu, on filtre dans une fiole de 200 centimètres cubes ; on ajoute 30 centimètres cubes de solution décime d'argent : on complète les 200 centimètres cubes, on mélange et on filtre. On prélève 100 centimètres cubes de liquide auquel on ajoute environ 2 centimètres cubes d'une solution saturée d'alun de fer ammoniacal, après quoi on dose l'excès d'argent avec une solution normale décime de sulfo-cyanure d'ammonium. L'apparition d'une teinte brune persistante indique la fin de la réaction.

En multipliant par 2 le nombre de centimètres cubes de sulfo-cyanure nécessaires pour obtenir cette teinte, et en soustrayant le produit de 30 centimètres cubes de la liqueur argentique ajoutée, on obtient la quantité de solution d'argent employée pour transformer tout l'iode de l'iodure en iodure d'argent.

Un centimètre cube de liqueur décime d'argent représente 0 gr. 01309 d'iodoforme.

Le nouveau Codex de 1908 donne, pour l'essai de la gaze iodoformée, la méthode proposée par M. FRANÇOIS (voir Codex 1908, p. 317).

Altérations. Falsifications. Conservation. — La gaze iodoformée, abandonnée sans protection à l'abri de la lumière, se décolore dans les parties qui se trouvent le plus immédiatement en contact avec l'atmosphère. ASTRUC a montré que le produit antiseptique ne change pas sensiblement de titre, si on a soin de le conserver dans du papier d'étain ou du papier paraffiné, pour éviter toute déperdition par volatilisation de l'iodoforme et de le placer à l'abri de la lumière. Le pharmacien peut donc faire des approvisionnements de gaz iodoformée pour un temps très long, pourvu qu'il se soit assuré, à la réception, du titre et des bonnes conditions de conservation du pansement.

On a signalé, dans le commerce, des gazes iodoformées qui ne renferment que des traces d'iodoforme et dont la couleur était rehaussée par addition de matières colorantes jaunes diverses, comme l'auramine, la curcumine, etc. Cette fraude sera facilement décelée par le dosage de l'iodoforme au moyen de l'une des méthodes précédentes.

C. — *Gaze phéniquée*.

Préparation. — On prend :

        Phénol cristallisé . . . .   1.500 grammes
        Alcool à 90°. . . . .   13.000   —
        Térébenthine fine   500   —
        Gaze préparée . . . .   Q. S.

Cette gaze se prépare exactement comme la gaze boriquée, en ayant soin de s'assurer que 1 kilogramme de gaze, après immersion dans la solution alcoolique. retienne bien 1 kil. 650 de liquide (Codex de 1884).

Titre de la gaze. — La gaze phéniquée contient environ 10 p. 100 de son poids de phénol.

E. DEBUCHY a justement fait observer que la térébenthine donne de la raideur à la gaze et il propose d'employer, plutôt, comme fixateur. la glycérine ; la gaze conserve alors sa souplesse.

D'après P. YVON, pendant la préparation de la gaze phénolée, le phénol disparaît en proportion considérable pendant l'évaporation du dissolvant et la dessication de la gaze. Cette perte peut varier entre 28 et 36 p. 100 pour la gaze phénolée à 10 p. 100.

Suivant le Codex de 1908, on emploie surtout des gazes phénolées dont la teneur en phénol est de 2 à 5 p. 100 en poids.

Essai. Dosage du phénol. — *Procédé* SEUBERT-BECKURST-KOPPESCHAAR. — 2 grammes de pansement sont mis à macérer, pendant dix minutes, dans 100 centimètres cubes d'eau chaude. On prélève 25 centimètres cubes de la solution que l'on met dans un flacon à l'émeri. avec 50 centimètres cubes d'une solution de bromure de potassium à 5 gr. 939 par litre et 50 centimètres cubes d'une solution de bromate de potassium à 1 gr. 666 par litre et de 5 centimètres cubes d'acide sulfurique concentré. On agite, tout le brome du mélange de bromure et le bromate est mis en liberté, un précipité de phénol tribomé se forme. Après dix à quinze minutes, on ajoute en excès une solution d'iodure de potassium et l'iode mis en liberté par le brome, non combiné au phénol, est titré avec une solution décinormale d'hyposulfite de soude. En retranchant autant de fois 0,00156 qu'on a employé de centimètres cubes de la solution d'hyposulfite, on obtient la proportion d'acide phénique contenue dans les 25 centimètres cubes de solution phéniquée. Le résultat multiplié par 4 donne la quantité de phénol imprégnant les 2 grammes de gaze mis en expérience.

Le procédé de dosage prescrit par le Codex de 1908 (voir p. 318) est une modification apportée par P. Yvon à la méthode de Telle.

D. — Gaze au sublimé.

Préparation. — On prend :

Bichlorure de mercure.	10 grammes
Alcool à 90°	14.490 —
Térébenthine fine	500 —
Gaze préparée	Q. S.

La gaze au sublimé se prépare comme la gaze boriquée. 1 kilogramme de gaze doit, après immersion et expression, retenir 1 kil. 500 de liquide (Codex de 1884).

Titre de la gaze. — La gaze contient environ le millième de son poids de bichlorure de mercure.

Essai. Dosage du sublimé par le procédé cyano-argentimétrique de Deniges. — On prélève un échantillon de gaze au sublimé pesant de 1 à 2 grammes, on ajoute 2 centimètres cubes d'acide chlorhydrique et on porte à l'ébullition, puis on projette par petites parties 0 gr. 50 de chlorate de potasse en cristaux, en chauffant après chaque addition. On met de l'eau chaude dans le ballon où l'on opère, on décante le contenu dans un vase à saturation de 100 centimètres cubes, on lave le ballon et on complète les 100 centimètres cubes. On prélève 25 à 30 centimètres cubes dans lesquels on dose le mercure par le procédé de DENIGÈS, dit méthode cyano-argentimétrique, d'une application facile et rapide. Pour la technique de ce dosage volumétrique, nous renvoyons le lecteur au *Précis de chimie analytique* de DENIGÈS.

Le Codex de 1908 mentionne un procédé de dosage basé sur la précipitation du sublimé en sulfure de mercure par l'hydrogène sulfuré, et la transformation de ce sulfure en iodure par une solution titrée d'iode (voir Codex 1908, p. 317).

Altération. Conservation. — La gaze au sublimé ne peut se conserver longtemps ; en quelques mois, le sel mercurique se transforme en calomel (BECKURST). Il faut donc n'en préparer que de petites quantités à la fois et la conserver dans des flacons jaunes et à l'abri de la lumière.

E. — *Gaze au salol.*

Préparation. — On prend :

Salol	1.000 grammes
Alcool à 90°	13.500 —
Térébenthine fine	500 —
Gaze préparée	Q. S.

Cette gaze se prépare comme la gaze boriquée.

Un kilogramme de gaze, après immersion dans la solution alcoolique, doit retenir 1 kil. 650 de liquide (Codex de 1884).

Titre de la gaze. — La gaze salolée renferme environ 10 p. 100 de son poids de salol.

Essai. Dosage du salol par le procédé de L. BARTHE. — Cette méthode de dosage est basée sur la saponification du salol ou salicylate de phényle en présence d'une quantité d'alcali mise en excès et exactement connue. La réaction achevée, on ajoute un volume semblable de solution acide du même titre ; le mélange est acide. Le nombre de centimètres cubes de la liqueur alcaline nécessaire pour produire la saturation mesure la proportion d'acide salicylique produit dans la saponification et, par suite, la quantité de salol cherchée.

Pour effectuer le dosage du salol dans la gaze salolée, on prélève 4 grammes du pansement que l'on met dans un flacon résistant avec 100 centimètres cubes de solution décinormale de potasse, on fixe le bouchon avec une ficelle et on chauffe le tout pendant trois heures au bain-marie bouillant. 25 centimètres cubes du liquide refroidi sont additionnés de 25 centimètres cubes d'acide sulfurique décinormal et de quelques gouttes de teinture de rose trémière à 2 p. 100. On ajoute ensuite au mélange la liqueur alcaline décinormale jusqu'au virage vert.

La quantité de solution alcaline employée à la saturation, multipliée par 0 gr. 0214, donne la proportion de salol renfermée dans 1 gramme du pansement.

2° OUATES ANTISEPTIQUES

Les ouates antiseptiques sont des masses de coton hydrophile imprégnées d'une substance antiseptique.

Les principales ouates antiseptiques utilisées en thérapeutique sont :

1º La ouate ou coton boriqué.
2º   —   —   iodoformé.
3º   —   —   phéniqué.
4º   —   —   au sublimé.
5º   —   —   au salol.

Préparation des ouates antiseptiques. — On les prépare par les mêmes procédés que ceux que nous venons d'indiquer pour les gaz antiseptiques ; on doit se servir de coton blanc et hydrophile.

Essai. — L'essai des cotons antiseptiques se fait de la même façon que celui des gazes antiseptiques.

GROUPE VIII

PRÉPARATIONS PHYSIOLOGIQUES COMPRENANT :

I. — Les médicaments opothérapiques.
II. — Les médicaments sérothérapiques.

I. — MÉDICAMENTS OPOTHÉRAPIQUES

La médication opothérapique est de date toute récente. Elle utilise les différents organes d'animaux, les sucs ou extraits de ces organes.

C'est Brown-Séquard qui, le premier, en 1889, eut l'idée d'employer en thérapeutique le suc testiculaire de cobayes ou de lapins. Cette méthode fut le point de départ de nombreuses recherches faites par une pléiade de savants, parmi lesquels il faut mettre au premier rang les physiologistes français qui établirent que les tissus glandulaires exercent, en plus des fonctions générales d'élimination ou d'excrétion qui constituent la *sécrétion externe*, un autre rôle indispensable à l'économie, rôle qui vient affirmer l'existence d'une *sécrétion interne*, modifiant la composition du sang et influençant la nutrition générale. On a pu ensuite mettre en évidence que cette action modificatrice particulière n'était pas seulement spéciale aux glandes, mais pouvait être attribuée à bien d'autres tissus de l'organisme; en un mot, suivant Brown-Séquard, la sécrétion interne serait une fonction générale commune à tous les tissus.

La clinique, de son côté, a montré que si une glande vient à être supprimée ou à être le siège d'une altération quelconque, il se manifeste des troubles pathologiques auxquels on peut, jusqu'à un certain point, remédier par l'absorption d'un organe ou d'un extrait d'organe similaire provenant d'un animal sain et venant suppléer, par les produits qu'il élabore, la fonction interne détruite de la glande. Tel est le principe de l'opothérapie.

D'après les travaux les plus récents, il semble qu'il existe une dépendance étroite de certaines glandes de l'économie, les unes avec les autres. Des glandes paraissent avoir des actions synergiques, tandis que d'autres paraissent être nettement antagonistes.

L. RÉNON et A. DELILLE ont mis en pratique ces idées et, après des tâtonnements, sont arrivés à modifier heureusement par une médication associée (thyro-ovarienne ou ovaro-hypophysaire) des affections qui avaient résisté à l'emploi d'une médication simple, thyroïde seule, ovaire seul.

Dès les premiers temps de l'application de la méthode de BROWN-SÉQUARD, cette médication portait le nom d'*organothérapie* ; LANDOUZY a proposé de remplacer cette appellation par celle d'*opothérapie* (de ὁπός, suc, et θεραπεια, cure), dénomination maintenant généralement adoptée.

P. MAUBRAC et G. MAURANGE, dans une revue très complète sur la question parue dans la *Revue des sciences pures et appliquées de* 1896, disent que « l'idée de traiter les maladies par l'ingestion de certains organes ou tissus animaux est déjà ancienne. Il s'agissait là d'une thérapeutique instinctive, sans autre base scientifique que des observations très confuses transmises par la tradition. C'est ainsi que les toreros mangeaient les testicules des tauraux sacrifiés pour se donner des muscles et du sang-froid ; que les chasseurs, pour augmenter leur résistance à la fatigue, recherchaient les organes mâles des sangliers ; que les personnes affectées de toux opiniâtre étaient traitées par le sirop de mou (poumon) de veau ; que les anémiques se régénéraient en buvant aux abattoirs le sang encore chaud des animaux. On pourrait multiplier ces exemples et montrer combien l'âme populaire avait foi en des remèdes dont quelques faits heureux lui avaient révélé la puissance. »

La science n'avait donc pas jusqu'à ces derniers temps, mis à profit ces premières observations et nous devons avouer que, malgré les recherches les plus suivies, la chimie n'a pas encore pu isoler les principes actifs des organes et, à part la *thyréoantitoxine* de FROENKEL et l'*iodothyrine* de BAUMANN, extraites de la glande thyroïde, nous en sommes encore, en opothérapie, suivant l'heureuse expression de P. MAUBRAC et G. MAURANGE, à la *tisane* et point encore à l'*alcaloïde*. Il semble que les meilleurs résultats obtenus en thérapeutique l'ont été par l'administration des organes entiers ou de tissus frais. De fait, d'après E. CHOAY, tout agent physique ou chimique, même peu violent, détermine l'émiettement des propriétés des organes, les principes qu'on parvient à isoler ne possèdent que partiellement les propriétés des extraits complets, de telle sorte que l'activité opothérapique ne peut pas être actuellement rattachée à une seule fonction chimique ; enfin les extraits non dissociés se montrant toujours les plus actifs, il convient de recourir exclusivement aux extraits totaux.

Nous allons voir maintenant quelles sont les différentes formes pharmaceutiques que l'on emploie pour rendre acceptables aux malades les différentes préparations opothérapiques.

MÉTHODE GÉNÉRALE DE PRÉPARATION DES MÉDICAMENTS OPOTHÉRAPIQUES

1º *Choix des tissus et organes.* — Depuis la communication de BROWN-SÉQUARD à la Société de Biologie, la thérapeutique a utilisé un certain nombre d'organes ou tissus animaux, comme les testicules, les ovaires, la prostate, la glande thyroïde, le thymus, les capsules surrénales, les glandes mammaires, les glandes parotidiennes, le foie, la rate. le poumon, le pancréas, la substance cérébrale, la la moelle osseuse, etc. Ces organes ou ces glandes doivent provenir d'animaux sains et adultes appartenant aux espèces bovine, ovine et porcine ; c'est ainsi qu'on prendra les ovaires de brebis, la glande thyroïde du mouton, la moelle osseuse ou la rate du bœuf, le thymus et les capsules surrénales du veau, le foie et le rein du porc, le corps pituitaire ou hypophyse des bovidés, etc. Les organes génitaux doivent venir surtout d'animaux adultes et en pleine activité sexuelle.

Il est préférable que les organes ou tissus soient prélevés par les vétérinaires préposés à l'examen des animaux destinés à la boucherie et dont les connaissances assurent un choix judicieux.

2° Précautions à prendre pour les manipulations préliminaires. — F. GAY a résumé les précautions générales indispensables pour la préparation des médicaments opothérapiques : tout d'abord, les organes et les tissus seront utilisés dans le plus bref délai possible après le prélèvement qui doit être effectué dès que l'animal a été abattu. On les prive des aponévroses, des graisses, des kystes, etc., qu'ils peuvent renfermer, on les lave à l'eau distillée et on les réduit en pulpe. Pour toutes ces opérations, F. GAY recommande de les faire avec les mains, nettoyées au savon et aseptisées par une immersion dans le sublimé et enfin par un rinçage à l'eau bouillie. Les tissus sont coupés avec des ciseaux flambés, ou encore réduits en pulpe dans un hache-viande préalablement stérilisé dans le four PASTEUR.

Les capsules, mortiers, pilons, seront rendus aseptiques par un flambage à l'alcool et tous les appareils en verre et en particulier les flacons, obturés par un tampon d'ouate, seront stérilisés également au four à flamber.

3° Médicaments opothérapiques classés d'après leur mode

d'administration. — Les médicaments opothérapiques se divisent en deux classes.

1° Médicaments destinés aux injections sous-cutanées ;

2° Médicaments destinés à être absorbés par la voie stomacale.

Avant d'entrer dans l'étude de ces différents médicaments. nous devons dire qu'il existe un principe fondamental dont on ne doit pas se départir dans la préparation des médicaments opothérapiques : c'est qu'il ne faut jamais dépasser une température de 50° environ pour ne pas coaguler les substances protéiques, ni détruire les ferments solubles auxquels les organes peuvent devoir leur activité thérapeutique. Pour la même raison, il faut éviter l'emploi des réactifs trop énergiques.

I. — MÉDICAMENTS DESTINÉS AUX INJECTIONS SOUS-CUTANÉES
EXTRAITS OU SOLUTIONS

Ces médicaments sont formés par des macérations faites à une température comprise entre 35° et 40°, en traitant les tissus divisés, soit par de l'eau distillée ordinaire ou salée, soit par de la glycérine. C'est la méthode de préparation de l'*extrait orchitique* de Brown-Séquard.

Les solutions aqueuses, encore appelées extraits aqueux. sont obtenues en broyant les tissus ou organes frais avec du sable stérilisé et mettant le mélange à macérer pendant vingt-quatre heures dans de l'eau distillée bouillie. Au bout de ce temps, on exprime, on filtre à travers un papier à filtrer, lavé à l'eau bouillante, et on reçoit le produit dans des flacons stérilisés. On peut aussi obtenir des solutions ou extraits salés, en épuisant l'organe par de l'eau contenant 10 p. 100 de chlorure de sodium qui favorise la dissolution des globulines. Les liquides salés ont l'avantage d'être beaucoup plus clairs, plus limpides et plus faciles à filtrer.

Les solutions glycérinées ou extraits glycérinés peuvent être préparés en prenant comme exemple le *modus operandi* indiqué par la Pharmacopée britannique pour l'obtention de la solution glycérinée de corps thyroïde : les tissus sont pulpés et mis à macérer pendant vingt-quatre heures dans de la glycérine renfermant 1 2 p. 100 de phénol. On passe le macéré à travers une toile et on dilue de façon à ce que 6 centimètres cubes de solution représentent la glande thyroïde entière composée de ses deux lobes.

L'emploi de la glycérine présente de grands avantages : l'épuisement est très complet, les liqueurs sont peu altérables et restent limpides.

Les solutions aqueuses ou glycérinées doivent ensuite être soumises à la stérilisation. Cette stérilisation peut se faire en filtrant les solutions dans l'appareil de Kitasato (v. p. 40) que l'on a soin, avant son emploi, de stériliser lui-même à l'autoclave.

L'asepticité des solutions peut-être encore réalisée au moyen des procédés de Brow-Séquard et d'Arsonval, qui consistent à stériliser par filtration à la bougie d'alumine, sous pression d'acide carbonique, les extraits aqueux ou glycérinés, préalablement filtrés au papier. L'appareil dont on se sert se compose de l'autoclave à acide carbonique de d'Arsonval et de son stérilisateur-filtre. L'autoclave (fig. 51) est formé d'un récipient en cuivre *R*, à parois suffisamment épaisses pour supporter une pression de 120 atmosphères. le récipient est fermé par un couvercle en cuivre fixé par des écrous *bb*. Ce couvercle porte un manomètre *M* et un robinet d'échappement à pointe d'acier *V*, permettant de laisser échapper le gaz quand on veut cesser la pression. Les flacons contenant les solutions d'organes sont placés sur des diaphragmes dans le récipient en cuivre ; puis, on ferme et on raccorde l'appareil à un réservoir d'acide carbonique liquide. On laisse arriver graduellement l'acide carbonique et on soumet à une pression de 30 atmosphères environ. Si on veut augmenter la pression, il suffit de mettre l'autoclave dans un bain-marie de 42° environ ; on élève ainsi la pression de 30 atmosphères à 90 atmosphères.

Avec cet autoclave, on peut stériliser chimiquement c'est-à-dire par l'intermédiaire de l'acide carbonique, les solutions qu'il est inutile de filtrer, Il est préférable, pour les liquides destinés aux injections hypodermiques, d'associer la stérilisation chimique et la stérilisation physique par le stérilisateur-filtre à acide carbonique de D'ARSONVAL. Ce dernier appareil est une combinaison de l'autoclave et de la bougie filtrante. Dans un tube métallique F (fig. 52) se trouve une bougie d'alumine b qui communique avec l'extérieur et permet l'écoulement du liquide filtré quand la vis à pointe d'acier V' ouvre le tube a.

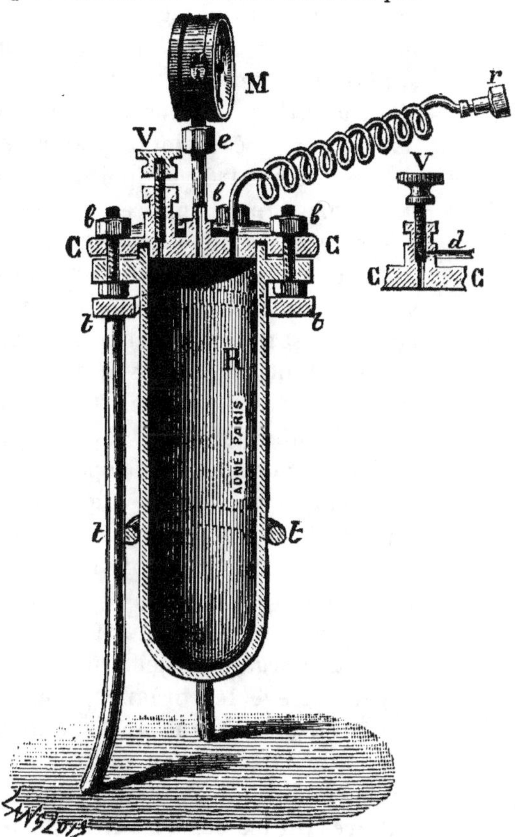

Fig. 51.

GÉRARD.   31

La vis *V* étant fermée, on introduit la solution à stériliser par la partie supérieure, on ferme ; on fait ensuite arriver l'acide carbonique contenu dans le récipient *B* en ouvrant le robinet *R*. On laisse sous la pression de 20 à 30 atmosphères pendant une heure environ ; puis on ouvre le robinet *V'* de manière à laisser filtrer le liquide qu'on recueille dans des flacons préalablement stérilisés à l'autoclave.

Il est démontré, au point de vue thérapeutique, que la filtration dans l'appareil de KITASATO ou dans celui de D'ARSONVAL donne des produits dont l'activité est beaucoup diminuée. Sans compter qu'une certaine quantité de substances actives est retenue sur le filtre, ces procédés de stérilisation sont longs et laborieux et n'empêchent pas souvent les accidents septiques qui doivent se produire lors des injections sous-cutanées. On s'explique, dès lors, pourquoi ces solutions jouissent dans la thérapeutique d'une vogue moins grande que les préparations destinées à être absorbées par la voie stomacale, surtout depuis que HOWTIZ, et ensuite FOX et MACKENZIE ont démontré, en 1892, que le suc gastrique ne modifiait pas l'action thérapeutique des organes digérés.

Le nouveau Codex de 1908 donne, pour la préparation des extraits d'organes injectables, le procédé suivant :

On prélève les organes, dans des conditions d'asepsie rigoureuse, aussitôt après l'abatage de l'animal. On les recueille dans de l'eau saturée de chloroforme dans laquelle on les maintient pendant la durée de leur transport au laboratoire. On les essuie entre plusieurs feuilles de papier de soie stérilisées et on les divise rapidement en petits morceaux.

On met 100 grammes d'organe ainsi préparé en contact avec le liquide suivant, préalablement stérilisé et refroidi :

    Glycérine officinale . . . . 200 grammes
    Eau distillée 100   —

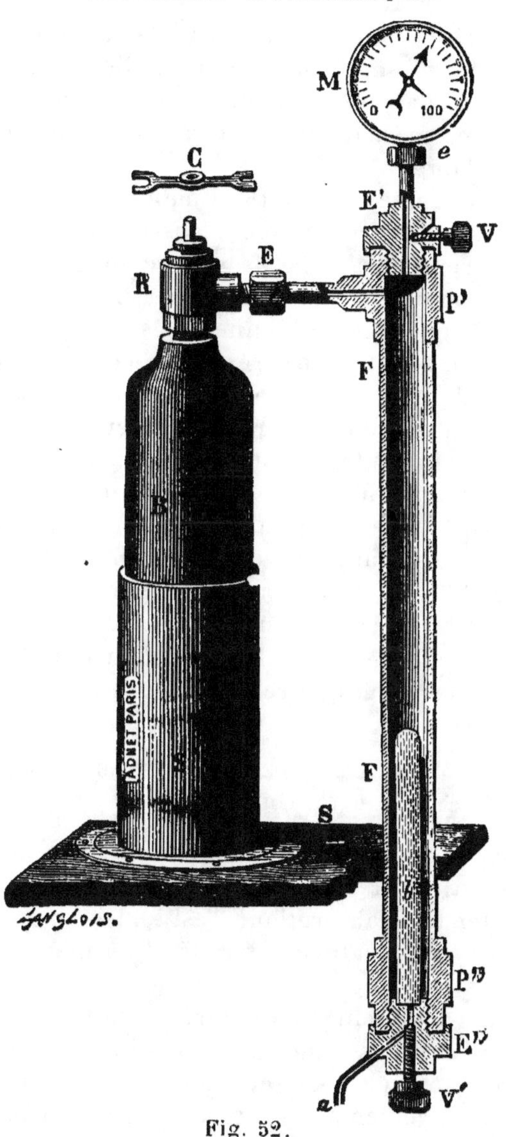

Fig. 52.

Après macération de vingt-quatre heures, on filtre sur papier ou sur coton préalablement stérilisés. Le liquide est ensuite réparti dans des ampoules d'une capacité de 1 centimètre cube, préalablement stérilisées, que l'on ferme ensuite à la lampe.

Il est certain que, pendant ces manipulations, le liquide a des chances de se contaminer ; aussi le Codex conseille-t-il de s'assurer de l'asepsie de ces ampoules en les faisant séjourner pendant quarante-huit heures, à l'étuve portée à 37° et de rejeter celles qui donnent des cultures.

A propos de l'opothérapie rénale préconisée par RENAUT, nous dirons le moyen d'obtenir la *macération de rein* suivant les indications données par cet auteur :

On prend deux ou trois reins de porc, qu'on décortique et qu'on hache menu ; on les lave à l'eau bouillante, pour enlever l'urine : après ce lavage opéré, on pulpe au pilon le hachis et on le mélange avec 450 centimètres cubes d'eau salée à 8 p. 100 : on laisse macérer pendant quatre heures dans un endroit frais. Le liquide décanté et non filtré forme environ 400 centimètres cubes que l'on fait absorber au malade dans les vingt-quatre heures.

II. — MÉDICAMENTS DESTINÉS A ÊTRE ABSORBÉS PAR LA VOIE STOMACALE

Les organes ou tissus animaux peuvent être administrés en nature ou revêtir différentes formes pharmaceutiques pour faciliter leur absorption. C'est ainsi qu'on peut les transformer en poudres, extraits, capsules, pilules et tablettes.

L'ingestion des organes en nature est assurément le meilleur mode d'administration pour que la substance ait son maximum d'activité, mais elle ne va pas sans présenter quelques inconvénients. C'est ainsi qu'il est parfois difficile de se procurer toujours ces organes à l'état frais ; en outre, ces derniers présentent souvent des variations considérables de poids chez des animaux de même espèce ; il faut aussi compter avec la répugnance que provoque souvent cette sorte de médication. Pour ces diverses raisons, on a songé à faire prendre à ces organes différentes formes pharmaceutiques préparées avec toutes les précautions nécessaires pour avoir un produit inaltérable et dont l'action pharmacodynamique soit conservée.

Nous allons énumérer en détail les différentes préparations pharmaceutiques qui semblent donner les meilleurs résultats.

A. — *Poudres ou extraits totaux d'organes.*

Préparation. — Les organes, privés des corps étrangers qui y adhèrent, sont pulpés et desséchés à une température ne dépassant pas 37°. Le produit sec est pulvérisé et la poudre est lixiviée avec de l'éther de pétrole pour enlever la matière grasse. Le résidu est desséché à nouveau et enfermé dans des flacons bien secs (*Pharmacopée britannique*).

Cette poudre est très hygroscopique, et, dès qu'elle est humide, elle s'altère et subit la fermentation putride.

F. Vigier obtient un produit moins altérable par le procédé suivant : l'organe pulpé est immédiatement mélangé avec du biborate de sodium et de la poudre de charbon, et la masse qui en résulte est divisée en capsules de 0 gr. 10. L'expérience lui a montré qu'en cet état la glande thyroïde conserve pendant plusieurs années les mêmes propriétés que la glande fraîche.

A l'hôpital de Montpellier, à la suite d'expériences comparatives instituées par Viallet, Gay s'était arrêté au mode opératoire suivant : l'organe, coupé en tranches minces, est mêlé avec deux fois son poids de lactose ; on pile le tout dans un mortier. On obtient une pâte demi-fluide que l'on étend sur des plaques de verre et qu'on laisse sécher à l'air libre, à l'abri des poussières. La dessiccation est assez rapide et ne demande jamais plus de dix à douze heures. On détache le produit desséché des plaques, on le pulvérise finement et on le porphyrise.

On obtient ainsi une poudre de saveur agréable et sucrée. Mise dans des flacons bien secs et bien bouchés, elle a été conservée plus d'un an sans présenter aucun indice d'altération.

KNOLL, de Ludwigshafen, a essayé toute une série de préparations qui paraissent être plus fixes et plus stables que les préparations de glandes séchées.

Nous ne pouvons donner des indications très précises sur le *modus operandi* employé par cet auteur, ces produits étant spécialisés. Voici néanmoins la marche générale de préparation : les organes, prélevés par un vétérinaire, sont rapidement hachés à l'état frais ; on extrait la substance active par de l'eau stérilisée très légèrement salée. Cette solution aqueuse est alors reprise par des traitements qui diffèrent, suivant l'espèce des glandes, mais qui tous ont pour but de séparer les substances inutiles qui pourraient favoriser la décomposition du produit. La poudre obtenue est mélangée avec du sucre de lait.

Les préparations faites d'après cette méthode ont reçu de KNOLL la terminaison « *adène* » : *thyradène* (corps thyroïde), *héparadène* (foie), *liénadène* (rate), *médulladène* (moelle osseuse), *ovaradène* (ovaires), *pancréadène* (pancréas), *prostadène* (prostate), *rénadène* (rein), *suprarénadène* (capsules surrénales), *testadène* (testicules).

1 gramme de ces diverses préparations correspond à 2 grammes d'organes ou tissus frais ; exception est faite pour la prostadène, dont 1 gramme équivaut à 1 gramme de prostate fraîche.

Tout récemment, E. CHOAY a montré nettement que le mode de dessiccation des extraits totaux opothérapiques, dans le but de priver les pulpes d'organes de leur eau, exerçait une influence quelquefois très marquée sur leur activité et qu'en outre des divers procédés mis en pratique celui qui consiste à opérer dans le vide et à froid mérite la préférence. E. CHOAY ajoute que le procédé de concentration dans le vide et à froid, permettant, en raison de la rapidité de l'opération et de l'abaissement de la température, de négliger l'influence modificatrice de l'autolyse (autodigestion), est le seul qui fournisse des extraits desséchés équivalents aux pulpes.

B. — *Extraits.*

Les différents extraits, préparés en pharmacie pour l'administration des organes animaux par la voie gastrique, sont :

1° Les extraits secs ;
2°   —   pepsiques ;
3°   —   papaïniques ;
4°   —   pancréatiques.

1° Les *extraits secs* proviennent de l'évaporation dans le vide, à une température de 20° à 25°, des solutions aqueuses préparées par les mêmes procédés que ceux que nous avons indiqués pour les liquides destinés aux injections hypodermiques. Le produit, évaporé à siccité et desséché, est pulvérisé et mélangé avec le sucre de lait. La substance pulvérulente ainsi obtenue est susceptible de subir les mêmes altérations que les poudres d'organes, lorsqu'elle est exposée à l'humidité.

CHOAY fait justement observer que ce procédé de préparation des extraits n'est pas toujours pratique, car la filtration des liqueurs est longue, leur concentration exige beaucoup de temps ; par suite, il y a toujours lieu de redouter une altération. Pour remédier à cet inconvénient, on substitue le système des congélations successives à la concentration par la chaleur : les liqueurs, grâce à une réfrigération et à une agitation convenables, sont transformées en une bouillie cristalline que l'on essore ; on sépare ainsi sous forme de neige la majeure partie de l'eau et on obtient, d'autre part, une liqueur mère très chargée de principes solubles. Celle-ci est soumise, au besoin, à une seconde cristallisation et, en fin de compte, la dernière solution mère, qui n'occupe plus qu'un petit volume, est concentrée à chaud. Choay accorde la préférence au procédé suivant, qui lui a fourni des extraits solubles, de bel aspect et peu odorants. Comme précédemment, les organes sont pulpés, broyés avec du sable et le mélange est séché à basse température. Après tamisage, on épuise d'abord par un dissolvant des matières grasses, ensuite par de l'eau stérilisée et chloroformée. Il suffit d'employer peu d'eau pour épuiser convenablement et obtenir une liqueur très chargée qu'il est inutile de filtrer. Cette liqueur, réduite par évaporation à l'état sirupeux, peut être étendue sur plaques et fournir de belles paillettes d'extrait.

2º Les *extraits pepsiques*, basés sur ce fait, observé par Howitz et confirmé par Fox et Mackenzie, que les éléments du suc gastrique n'altèrent pas les substances actives des organes, ont été proposés par Denaeyer et par Maurange.

Voici le procédé que Denaeyer a communiqué au Congrès pharmaceutique de Bruxelles en 1897 : on fait digérer à 40º-42º l'organe pulpé dans le mélange suivant :

Organe pulpé.	200 grammes
Eau	300 —
Pepsine	3 —
Acide chlorhydrique	0 gr. 90

Après six heures de digestion, on porte à l'ébullition, on neutralise par du carbonate de sodium et on filtre. Le filtrat est évaporé à siccité dans le vide.

DENAEYER donne à ces produits de digestion le nom d'*albumoses thérapeutiques* ; il obtient ainsi l'*albumose orchitique*, l'*albumose thyroïdienne*, l'*albumose splénique*, l'*albumose ovarique*, etc.

Ces albumoses se présentent sous forme d'une poudre légèrement granuleuse dont la coloration varie suivant l'organe qui a servi à la préparation. Elles sont solubles dans l'eau glycérinée ; elles représentent en poids le dixième de celui des organes traités.

D'après DENAEYER, ces extraits secs possèdent toutes les propriétés thérapeutiques de la glande entière, ils se conservent facilement lorsqu'on a soin de les mettre à l'abri de l'humidité.

MAURANGE peptonise les organes par digestion pepsique suivant les procédés habituels. Les peptones obtenues peuvent se conserver indéfiniment soit à l'état sirupeux, avec addition d'une égale quantité de glycérine et d'alcool, soit à l'état sec. Pour en faciliter l'administration, l'auteur incorpore le produit digéré tantôt à un vin pesant 10° d'alcool, tantôt à une confiture pesant 50 p. 100 de sucre.

Voici, d'après MAURANGE, le mode de préparation d'un vin titrant 0 gr. 20 d'organe frais par cuillerée à bouche : 100 grammes d'organe frais sont hachés finement et mélangés à 500 grammes d'eau, dans laquelle on a préalablement délayé 2 grammes de pepsine extractive et 15 grammes d'acide tartrique. On fait digérer six à huit heures en agitant fréquemment, à une température maxima de 45° pour éviter toute coagulation des matières albuminoïdes. Pour se rendre compte si la peptonisation est complète, on ajoute au liquide filtré quelques gouttes d'acide nitrique qui ne devront pas former de coagulum. On filtre et on

sature exactement par le bicarbonate de potasse. On sépare
par une nouvelle filtration le dépôt de crème de tartre ; on
évapore au bain-marie et dans le vide à une température
qui ne doit toujours pas dépasser dans aucun cas 45°,
jusqu'à consistance sirupeuse. On mélange à 7 litres 1/2
d'un vin pesant 10° et on filtre à nouveau, après quarante-
huit heures, pour séparer encore un dépôt de crème de
tartre.

C'est le procédé de peptonisation du Codex que MAURANGE
a mis à profit pour préparer les produits de digestion du
corps thyroïde, de l'ovaire, de la moelle osseuse, des capsules surrénales, auxquels il donne le nom de *peptothyroï-
dine, peptovarine, peptomedulline*, etc.

3° Les *extraits papaïniques* sont le résultat de la digestion des organes par la papaïne. Ce mode de préparation a
été indiqué par DASTRE et FLORESCO ; il donne des rendements considérables et les produits digérés renferment
tous les principes actifs des glandes.

4° Les *extraits pancréatiques* ou *trypsiques* (CATILLON)
donnent à peu près les mêmes résultats. CARNOT et CHOAY
ont employé un mélange de quatre parties de poudre de
foie avec une partie de poudre desséchée de pancréas. On
ajoute une solution de carbonate de soude à 3 p. 100 et on
fait digérer à 37°. On concentre dans le vide. Le rendement pour le foie est de 23,6 p. 100.

Les extraits desséchés papaïniques, peptiques et pancréatiques sont solubles dans l'eau ; ils ont tous donné, dans
l'application thérapeutique, d'excellents résultats.

C. — *Capsules.*

Les *capsules opothérapiques* sont faites généralement avec
les poudres d'organes par les procédés ordinaires de capsulation. Néanmoins, nous avons vu précédemment que

F. Vigier divise en capsules la masse obtenue en triturant l'organe frais pulpé avec de la poudre de charbon et du biborate de sodium.

D. — *Pilules.*

La poudre des organes et tissus peut être convertie en *pilules* à l'aide d'un mucilage de gomme ; il est bon, pour favoriser leur conservation, de les enrober ou de les dragéifier.

Merck a publié une formule, pour les pilules d'ovaires desséchés, qui peut être prise pour type :

Ovaires desséchés.	10 grammes
Vanilline.	0 gr. 01
Mucilage de gomme arabique et de	
gomme adragante	Q. S.

Pour 100 pilules. Il conseille l'enrobage au cacao sucré.

E. — *Tablettes.*

F. Gay propose de confectionner des *tablettes* du poids de 1 à 2 grammes avec l'organe pulvérisé, du sucre et un mucilage de gomme adragante. La masse est aromatisée soit avec de l'essence de menthe ou de citron, soit avec de la teinture de vanille.

POSOLOGIE ET INDICATIONS THÉRAPEUTIQUES DES PRINCIPAUX MÉDICAMENTS OPOTHÉRAPIQUES

Nous reproduisons le tableau suivant, emprunté à Merck, qui donne les indications thérapeutiques et les doses pour adultes des différentes poudres opothérapiques dont une partie en poids correspond à 5 parties de tissu frais :

DÉNOMINATION et origine de la préparation.	INDICATIONS	DOSAGE pour adultes (en grammes).
1° *Opocérébrine* (de la substance cérébrale grise)	Chorée. hystérie, neurasthénie. insomnie, alcoolisme chronique, chorée avec symptômes cérébraux accusés, épilepsie. tachycardie.	0,2-0,4 en 1 fois, 0,4-0,8 par jour.
2° *Opohypophysine* (du corps pituitaire) . .	Acromégalie.	0.05 en 1 fois.
3° *Opothyroïdine* (du corps thyroïde) . . .	Myxœdème. crétinisme, cachexie, affections cutanées (psoriasis, eczéma, etc.), agalactie. hémophilie, torticolis. etc.	0,05-0,1 en 1 fois, 0,15-0,6 par jour.
4° *Opothymine* (du thymus)	Développement insuffisant du nouveau-né. paralysie infantile, maladie de Basedow, leucémie. chlorose, anémie.	0,2-0,5 en 1 fois. 0,6-3 en 24 h.
5° *Opoossiine* (de la moelle osseuse jaune)	Rachitisme, ostéomalacie.	0,2-1 en 1 fois, jusqu'à 6 en 24 h.
6° *Opomédulline* (de la moelle osseuse rouge).	Anémie pernicieuse, pseudoleucémie, chlorose. neurasthénie.	0,2-1 en 1 fois. jusqu'à 6 en 24 h.
7° *Opopancréatine* (du pancréas).	Diabète sucré.	0,2-0,8 en 1 fois, 2-8 par 24 h.
8° *Opohépathoïdine* (du foie)	Hémoptysie. ictère. épistaxis, cirrhose du foie.	0,5 en 1 fois, 1,5-4 par jour.
9° *Opoliénine* (de la rate)	Hypertrophie splénique. cachexie malarique, leucémie, pseudoleucémie.	2-6 en 1 fois, 4-12 par jour.
10° *Oporénine* (des reins).	Urémie. néphrite chronique, albuminurie.	0,5-0,8 en 1 fois. 1,5-3 par 24 h.
11° *Oposuprarénaline* (des capsules surrénales)	Diabète insipide. maladie d'Addison. ménopause, neurasthénie.	0,2-0,4 en 1 fois, 0,4-0,8 par 24 h.
12° *Opoorchidine* des testicules)	Affections médullaires et autres maladies nerveuses.	0,5-0,8 en 1 fois, 1,5-3 par 24 h.
13° *Opoovariine* (des ovaires)	Symptômes de ménopause, phénomènes morbides nerveux en cas de climactérie consécutive à l'ovariotomie, hystérie. chlorose.	0,2-0,8 en 1 fois, 0,6-3 par 24 h.
14° *Opoprostatine* (de la prostate).	Hypertrophie prostatique.	0,2 en 1 fois, 0,8 par 24 h.

Nous croyons avoir suffisamment montré par la technique des principales préparations organothérapiques, que le pharmacien peut préparer lui-même les médicaments à base d'organes ou tissus animaux pouvant rivaliser avec les produits spécialisés fabriqués par certains laboratoires.

Pour obéir aux termes de la loi du 25 avril 1895, qui règle la préparation et la vente des substances injectables d'origine organique non définies chimiquement, tout comme celle des sérums thérapeutiques, nous devons rappeler au pharmacien qu'il ne lui est permis de délivrer les solutions d'extraits ou de tissus animaux destinées aux injections hypodermiques, qu'autant que ces liquides auront été, au point de vue soit de la fabrication, soit de la provenance, l'objet d'une autorisation rendue après avis du Comité consultatif d'hygiène de France et de l'Académie de médecine.

Sans entrer dans la discussion de cette mesure qui restreint les prérogatives que le pharmacien a acquises au prix de longues études, nous devons lui faire observer qu'il ne doit pas se mettre en opposition avec la loi et qu'il lui est interdit de préparer, sans l'autorisation indiquée plus haut, les solutions opothérapiques destinées aux injections hypodermiques. Mais, d'autre part, nous ne saurions trop recommander au praticien de confectionner lui-même toutes les autres formes pharmaceutiques à bases d'organes ou tissus animaux.

En terminant, nous ferons observer que, comme le dit Mossé dans son rapport au IVe Congrès français de médecine sur l'état actuel de l'opothérapie, par un abus de langage on a désigné des produits opothérapiques, formés soit d'extraits, de solutions ou simplement de poudres d'organes desséchés par des appellations terminées en *ine* (*thyroïdine, orchitine, médulline, liénine, nervine,* etc.) qui peuvent laisser croire à tort qu'ils contiennent un principe défini ou le ferment spécifique des diverses sécrétions internes.

Le pharmacien a le devoir de ne pas se prêter à ces confusions pour la dénomination des préparations qu'il peut avoir à effectuer.

II. — MÉDICAMENTS SÉROTHÉRAPIQUES

Les médicaments sérothérapiques, nouvellement introduits en thérapeutique, sont constitués par les *sérums naturels*, provenant du sang des animaux sains ou immunisés, ou par les *sérums artificiels*.

Nous diviserons, par suite, les médicaments sérothérapiques en deux grandes classes :

1° *Les sérums immunisateurs, préventifs* ou *antitoxiques* (sérums naturels) ;

2° *Les sérums artificiels*.

I. — SÉRUMS IMMUNISATEURS PRÉVENTIFS OU ANTITOXIQUES

Le sang qui circule dans les vaisseaux est un liquide tenant en suspension des éléments figurés qui sont les globules rouges (hématies), les globules blancs (leucocytes) et des granulations libres. Dès que le sang est hors du vaisseau, il se coagule, c'est-à-dire qu'il se forme en une masse gélatineuse, englobant à la fois le liquide et les éléments figurés. Par le repos, cette masse se rétracte et laisse exsuder un liquide légèrement visqueux, c'est le *sérum*, tandis que la partie rétractée, appelée *caillot*, est constituée par les globules rouges et les globules blancs enfermés dans un réticulum fibrillaire, formé par la fibrine.

Le sérum est un liquide transparent, légèrement visqueux et dont la couleur, généralement peu intense, varie avec l'origine du sang ; c'est ainsi que le sérum humain est jaune faiblement verdâtre, celui du cheval est ambré : il est rougeâtre chez le bœuf et presque incolore chez le lapin.

D'après HAMMARSTEN, la composition du sérum du sang de l'homme est la suivante :

Substances protéiques.   76 gr. 2 p. 1.000 gr. de sérum.
Sels minéraux. . . . .   8 à 8 gr. 60   —   —

Les matières salines du sérum sont surtout formées par du chlorure de sodium (5 à 6 p. 1.000), du bicarbonate de soude (2 à 4 p. 1.000), du phosphate disodique (0,15 à 0,20 p. 1.000), du chlorure de potassium (0,3 à 0,5 p. 1.000) et du sulfate de soude (0,2 à 03 p. 1.000).

Le sérum retiré du sang des animaux sains ou immunisés a pris la place de l'hématothérapie, expérimentée par MAURICE RAYNAUD et Ch. RICHET, le jour où BOUCHARD a montré que le sérum d'un sang immunisé jouissait de la même action thérapeutique que le sang lui-même.

Depuis longtemps, on employait le sang de divers animaux dans un but thérapeutique, mais cette médication ne relevait encore que de l'empirisme, et c'est seulement après la découverte de la théorie microbienne de PASTEUR, qu'elle devenait vraiment scientifique.

PASTEUR a montré que les maladies infectieuses sont dues à l'invasion de l'économie par des micro-organismes qui fabriquent et sécrètent des produits toxiques, appelés *toxines*, qui réagissent sur des cellules ou plutôt sur le protoplasma de nos cellules et donnent naissance à des modifications dans la vie cellulaire se traduisant par des troubles pathologiques. On caractérise les maladies infectieuses d'après la nature de cet état morbide.

L'organisme essaie de réagir et lorsqu'il devient réfractaire à l'action nocive des toxines, on dit qu'il est *immunisé*.

L'*immunisation* est donc l'aptitude que possède un organisme pour se défendre contre l'affection bactérienne ; elle peut être *naturelle* ou *acquise*.

L'immunisation est dite *naturelle*, quand un animal ou une espèce animale est insensible de nature à l'infection, car chaque espèce imprime à son organisme et, par suite, au sang des qualités biologiques et chimiques spéciales.

L'immunisation est dite *acquise*, lorsqu'un animal est rendu réfractaire à l'action nocive microbienne par des *méthodes artificielles*.

Nous ne pouvons, d'une part, entreprendre dans le cadre de ce Précis l'exposé des diverses théories émises sur les causes de l'immunité naturelle ; mais, d'autre part, le pharmacien ne doit pas ignorer quelles sont les méthodes générales artificielles à l'aide desquelles on confère à un organisme l'immunité, dite acquise.

C'est un fait bien connu que, pour la plupart des maladies infectieuses, l'individu, qui est atteint une première fois d'une de ces affections, semble être à l'abri d'une nouvelle invasion de cette maladie ; il est rendu réfractaire à cette maladie et à celle-là seulement. Son organisme a donc subi des modifications biologiques qui lui confèrent l'immunité. Dès lors, pour garantir un individu d'une maladie infectieuse il faut lui communiquer cette affection dans des conditions particulières et en diminuant son intensité pour qu'il ne succombe pas. C'est sur ce principe que reposent les méthodes principales d'immunisation artificielle.

Les méthodes employées pour conférer l'immunité peuvent se diviser en trois groupes :

1º Inoculations de cultures microbiennes virulentes ou atténuées ;

2º Inoculations de produits solubles élaborés par les microbes ;

3º Inoculations du sérum d'un animal déjà immunisé.

Les toxines élaborées par les microbes infectieux, injectées dans l'organisme d'un animal, tendent à produire une substance dite *antitoxine* qui paralyse ou annihile l'action de ces poisons.

Le sang d'un animal immunisé à l'aide d'une toxine renferme une antitoxine, créée aux dépens de la toxine, et ce sang fournira un sérum dit *antitoxique*.

On aura donc, au point de vue thérapeutique, les sérums *antitoxiques* qui sont :

Le sérum antitétanique ;
    —   antidiphtérique ;
    —   antivenimeux.

Il existe en outre une seconde classe de sérums naturels, ce sont les sérums *anti-infectieux* qui sont peu antitoxiques, mais qui agissent en s'opposant au développement du virus vivant. Les sérums *anti-infectieux* sont :

Le sérum antistreptococcique :
    —   antipesteux :
    —   anticholérique ;
    —   antipneumonique :
    —   antityphique.

Nous empruntons cette classification des sérums thérapeutiques à Grimbert, classification qu'il a adoptée dans son livre sur les *Sérums thérapeutiques*.

La mise en pratique des procédés généraux d'immunisation appartient aux bactériologistes et nous n'avons pas l'intention d'aborder l'étude de la préparation des cultures bactériennes atténuées, des toxines et des sérums immunisés. Le pharmacien, à moins qu'il ne soit spécialisé dans ces questions de microbie, n'est pas encore préparé à recevoir cet enseignement trop particulier. Quant aux praticiens désireux de se familiariser dans l'étude de cette méthode thérapeutique toute nouvelle, qui a déjà rendu de

si grands services, bien que datant d'hier et qui est appelée
à un avenir dont nous ne pouvons encore mesurer l'étendue.
nous les engageons à lire le travail de GRIMBERT sur les
Sérums thérapeutiques que nous avons signalé plus haut.

La préparation des sérums naturels, de ces toxines dont
le pouvoir toxique, comparé à celui des alcaloïdes les plus
énergiques, est considérablement plus grand, ne peut donc
être entreprise que par des personnes rompues à la technique bactériologique. Néanmoins, la vente de ces médicaments au public ne peut être faite que par les pharmaciens, et comme le dit justement GRIMBERT : « si ces derniers
ont pour devoir de s'assurer de l'identité et de la pureté des
médicaments qu'ils ne peuvent préparer eux-mêmes. il faut
bien reconnaître que les sérums, par leur nature, échappent
à leur contrôle. Il n'existe aucune réaction chimique permettant d'établir l'identité d'un sérum ou de mesurer son
activité ».

Aussi l'État a-t-il édicté une loi en date du 25 avril 1895.
concernant la préparation et la vente des sérums thérapeutiques. Nous croyons utile de mettre sous les yeux du lecteur les termes de cette loi :

« ARTICLE PREMIER. — Les virus atténués, sérums thérapeutiques, toxines modifiées et produits analogues. pouvant
servir à la prophylaxie et à la thérapeutique des maladies
contagieuses. et les substances injectables d'origine organique, non définies chimiquement. appliqués au traitement.
des affections aiguës ou chroniques, ne pourront être
débités à titre gracieux. ou onéreux, qu'autant qu'ils auront
été au point de vue soit de la fabrication, soit de la provenance, l'objet d'une autorisation du gouvernement. rendue
après avis du Comité consultatif d'hygiène de France et de
l'Académie de médecine.

« Ces produits ne bénéficieront que d'une autorisation
temporaire et révocable. Ils sont soumis à une inspection

exercée par une commission nommée par le ministre compétent.

« ARTICLE 2. — Ces produits seront délivrés au public par les *pharmaciens*, sur ordonnances médicales. Chaque bouteille ou récipient portera la marque du lieu d'origine et la date de sa fabrication,

« En cas d'urgence, les médecins sont autorisés à fournir à leur clientèle ces mêmes produits.

« Lorsqu'ils seront destinés à être délivrés à titre gratuit aux indigents, les flacons contenant ces produits porteront dans la pâte du verre les mots : « Assistance publique — gratuit. »

« Ils pourront alors être déposés, en dehors des officines de pharmacien et sous la surveillance d'un médecin, dans les établissements d'assistance désignés par l'administration, qui auront la facilité de se procurer directement ces produits.

« Toutes ces prescriptions ne s'appliquent pas au vaccin jennerien humain ou animal.

« ARTICLE 3. — La livraison des substances mentionnées à l'article premier, à quelque titre qu'elle soit faite, sera assimilée à la vente et soumise aux dispositions de l'article 423 du Code pénal et de la loi du 25 mars 1851.

« En conséquence, seront punis des peines portées par l'article 423 du Code pénal et par la loi du 27 mars 1851 ceux qui auront trompé sur la nature des dites substances qu'ils sauront être falsifiées ou corrompues et ceux qui auront trompé ou tenté de tromper sur la qualité des choses livrées.

« ARTICLE 4. — Toutes autres infractions aux dispositions de la présente loi seront puniés d'une amende de 16 à 1.000 francs. »

On trouvera, dans le nouveau Codex de 1908 (p. 786) les

indications sur la façon dont sont présentés ces divers sérums par les laboratoires autorisés conformément à la loi du 25 avril 1895, sur le moyen de préparer les sérums liquides en partant des sérums desséchés, délivrés par ces mêmes laboratoires, sur leur temps de conservation, etc.

II. — Sérums artificiels

Les sérums artificiels sont des solutions aqueuses de divers sels minéraux et dont la composition est calquée sur celle du sérum sanguin humain. Ils sont destinés à être introduits dans l'économie :

1° *Par injections hypodermiques*, c'est-à-dire à petites doses qui varient entre 1 et 100 grammes de sérum, ce qui constitue, suivant l'expression de LANDOUZY, la *sérothérapie minima*, surtout employée chez les anémiés, les déprimés, les cachectiques, les neurasthéniques, etc. ;

2° *Par injections intraveineuses* qui se font à doses massives et auxquelles LANDOUZY donne le nom de *transfusions séreuses* et formant la *sérothérapie maxima*. Les quantités de sérum injectées par cette voie sont quelquefois considérables, elles varient depuis 100 grammes jusqu'à 1.500 grammes et plus.

La sérothérapie maxima est surtout utilisée pour combattre le collapsus nerveux qui résulte d'un choc traumatique ou opératoire, dans les cas d'hémorragie grave consécutive à des accidents pathologiques divers, dans les empoisonnements, les auto-intoxications, etc.

Lorsque, pour une cause quelconque, on ne peut faire d'injections intraveineuses, l'administration du sérum à doses massives peut s'effectuer par la voie sous-cutanée.

Préparation des sérums artificiels. — Les sérums artificiels doivent avoir une composition telle que les éléments figurés du sang, hématies et leucocytes, puissent vivre sans subir d'altération. C'est pourquoi les sérums sont formés par des solutions des éléments minéraux qui font partie du sérum sanguin de l'homme. On dit que ces solutions doivent être *isotoniques* au sérum sanguin, c'est-à-dire qu'elles doivent contenir des substances salines en concentration telle que le volume des hématies qu'on y plonge soit le même que leur volume dans le sérum sanguin.

Tout d'abord, le point capital, dans la préparation des sérums artificiels, est d'obtenir des solutions complètement aseptiques : on les stérilise en les chauffant à l'autoclave à une température d'au moins 120°.

Bien des formules ont été proposées pour la confection des sérums artificiels. Celle de LUTON, de Reims, qui, le premier, a employé le sérum artificiel en injections hypodermiques, est la suivante :

       Phosphate neutre de soude . . . . .   5 grammes
       Sulfate de soude   10   —
       Eau distillée bouillie 100   —

Le sérum, généralement employé à doses massives, est le sérum chirurgical de MONOD, dont voici la formule :

       Chlorure de sodium . . . .   7 gr. 50
       Eau distillée bouillie . . . . 1.000 grammes

Cette solution, dite physiologique, semble être la plus favorable pour l'économie, elle n'altère pas les globules rouges et, d'après TRIOLLET, elle peut être mélangée aux globules sanguins sans qu'il se produise aucun échange osmotique du globule vers la solution, ou de la solution vers le globule ; il y a alors équilibre entre la pression osmotique des globules et celle du liquide au sein duquel ils se trouvent, et la diffusion de l'hémoglobine ne peut se produire.

Le Codex de 1908 donne comme formule du « sérum physiologique » :

Chlorure de sodium. . . . .   7 grammes
Eau distillée   993   —

Le sérum de HAYEM semble offrir les mêmes avantages : il n'exerce aucune influence fâcheuse sur les éléments du sang, il se compose de :

Chlorure de sodium. . . . .   5 grammes
Sulfate de soude   10   —
Eau distillée bouillie 100   —

Signalons encore le sérum de CHÉRON, destiné aux injections sous-cutanées à des doses variant entre 50 et 120 grammes :

Acide phénique neigeux. . . . .   1 gramme
Chlorure de sodium   2   —
Phosphate neutre de soude.   4   —
Sulfate de soude   8   —
Eau distillée bouillie 100   —

MATHIEU, pour supprimer en partie la douleur de l'injection, emploie la solution glycérinée suivante :

Sulfate de soude . . . .   6 grammes
Phosphate de soude.   4   —
Chlorure de sodium   1   —
Glycérine. . . . .   20 cent. cubes
Eau distillée, quantité suffisante pour faire 100 cent. cubes.

Nous n'avons pas la prétention d'indiquer comment on pratique les injections sous-cutanées ou intraveineuses de sérums artificiels ; le médecin, chargé de ce soin, doit prendre, dans la circonstance, toutes les précautions d'asepsie nécessaires. Le rôle du pharmacien se borne à livrer des solutions complètement stériles.

Sérum gélatiné. — P. CARNOT a mis à profit les propriétés

coagulantes de la gélatine, observées par Dastre et Floresco ; il emploie comme hémostatique local, d'une efficacité incontestable, un sérum gélatinisé composé de :

Gélatine blanche . . . . 50 à 100 grammes
Chlorure de sodium   7   —
Eau stérilisée . . . .   1.000   —

La solution est stérilisée deux fois à 100° pendant un quart d'heure, à deux jours d'intervalle. Il est préférable de ne pas élever la température à 115°, à l'autoclave, car les solutions perdent parfois leurs propriétés gélifiantes.

Suivant les cas, on peut ajouter au sérum un produit antiseptique (sublimé : 1 p. 1.000, ou acide phénique 1 p. 100). Au moment du besoin, on liquéfie la masse solidifiée en plaçant le flacon dans un bain-marie.

La préparation se présente sous forme d'une masse transparente ; si elle est louche, elle a développé des colonies microbiennes et elle ne doit pas être employée.

Au point de vue de l'application thérapeutique, si l'hémorragie siège dans une cavité facilement accessible, on injecte 30 à 40 centimètres cubes de solution tiède de gélatine. Pour les plaies cutanées, l'hémostase est facilement obtenue en imbibant simplement la plaie avec quelques gouttes de solution stérile et laissant quelques instants sur la plaie un tampon imprégné de la même solution.

En un mot, le sérum gélatiné peut être employé non seulement contre les hémorragies spontanées (épistaxis, métrorrhagies, plaies cutanées, etc.), mais encore pour assurer l'hémostase au cours de certaines opérations chirurgicales.

Le Codex de 1908 (voir ce volume p. 668) a donné la formule d'un soluté de gélatine destiné aux injections hypodermiques en précisant les précautions à prendre, au point de vue de la stérilisation, pour obtenir une solution absolument aseptique.

Sérum du lait. — Dans une communication, faite en 1899, à l'Académie de médecine, Lereboullet a communiqué les heureux résultats que Gimbert, de Cannes, a obtenus avec les injections de sérum du lait dans certaines maladies.

Ce sérum s'obtient en coagulant le lait par la pepsine (qui renferme toujours le ferment *lab*, coagulateur du lait), on laisse le coagulum en contact avec le petit-lait pendant quelques heures. On filtre et on stérilise à l'autoclave à 120° et on conserve dans des ampoules fermées à la lampe.

Ce sérum contient, par litre, 1 gr. 875 d'acide phosphorique, 2 gr. 50 de chlorures, 0 gr. 60 de sulfates, 80 grammes de lactose, des lactates et des carbonates.

Sérum marin. — R. Quinton a préconisé l'emploi de l'eau de mer pour remplacer la solution salée physiologique, dite sérum artificiel. Cet auteur considère que l'eau de mer est analogue au milieu intérieur dans lequel baignent toutes les cellules vivantes animales et qu'il présente une composition à peu près identique.

D'après Quinton, les globules blancs des animaux et de l'homme vivent plus facilement dans l'eau de mer que dans la solution salée physiologique : il estime que l'eau de mer, ramenée à l'isotonie par dilution et à laquelle il donne le nom de plasma marin, est un véritable milieu vivant à la condition de le préparer suivant les données suivantes :

1° L'eau de mer doit être captée, en pleine mer, loin de toute contamination du rivage ;

2° On doit ne se servir que d'eau de mer récente diluée, dans des vases en verre, avec de l'eau distillée ; les appareils métalliques lui communiquent des propriétés nocives ;

3° La stérilisation doit être faite à la bougie et non à l'autoclave ; l'action de la chaleur détruisant l'équilibre moléculaire en dissociant les composés salins.

Ce sérum marin a été préconisé dans les affections les plus diverses et on ne peut encore affirmer d'une façon définitive la supériorité de ce sérum au sérum physiologique ordinaire.

TABLES

ANALYTIQUE ET ALPHABÉTIQUE

TABLE ANALYTIQUE DES MATIÈRES

PREMIÈRE PARTIE

DEUXIÈME PARTIE

TABLE ALPHABÉTIQUE

U

V

Y

Z

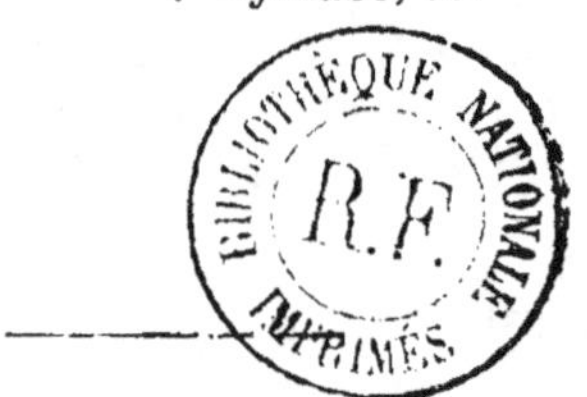

GUIDE PRATIQUE

DE

L'EXPERT CHIMISTE

EN DENRÉES ALIMENTAIRES

PAR

G. PELLERIN

Pharmacien-major de l'armée.
Chef du laboratoire de l'usine d'essais alimentaires du Ministère de la Guerre.

DEUXIÈME ÉDITION. 1 volume in-8°, cartonné avec figures.. **16 fr**.

Cette nouvelle édition, refondue complétement, est en concordance avec la loi sur la répression des fraudes des matières alimentaires,

M. Pellerin réunit les lois, décrets et règlements d'administration publique concernant les matières, d'une part; d'autre part, les méthodes officielles d'analyse imposées aux laboratoires chargés de l'application de la loi du 13 août 1905. En outre, il a décrit avec un soin minutieux les méthodes analytiques qui bien que non officielles, s'imposent par leur exactitude et que l'expérience a consacrées dans les laboratoires.

Nombreux en effet sont les chimistes qui s'occupent de l'analyse des denrées alimentaires, mais tous envisagent la question sous un jour différent: il fallait donc écrire **un ouvrage où chacun puisse trouver les renseignements qui lui sont nécessaires**.

Pour le chimiste « officiel », chargé du triage des échantillons, il fallait donner la partie pour ainsi dire «scientifique» des lois, décrets et règlements faisant connaître la définition de l'aliment normal, les pratiques qui peuvent être employées sans inconvénient dans la préparation, en même temps que les méthodes analytiques qu'il doit employer.

Pour les experts chargés des expertises contradictoires, il fallait en outre donner à côté des méthodes officielles d'analyse, les méthodes que la pratique des laboratoires a reconnues, tout au moins, les plus exactes.

Pour les chimistes conseils «officiels», pour ceux qui sont chargés d'éclairer les commerçants dans la préparation des divers produits alimentaires, il fallait réunir en un bloc tout ce qu'on doit savoir pour éviter de se trouver en contradiction avec les règlements officiels et exposer à des poursuites judiciaires pour ignorance de la loi.

L'ouvrage de M. Pellerin réunit tout cela sous une forme claire et précise et reste l'ouvrage certainement **indipensable à tout chimiste pharmacien** et à tous ceux que ces questions intéressent.

GUIDE

DE

L'INSPECTEUR DES PHARMACIES

PAR MM.

EUG. ROUX
Docteur ès sciences,
Chef du service de la répression
des fraudes, au Ministère
de l'Agriculture.

L. GUIGNARD
Membre de l'Institut
et de l'Académie de Médecine,
Directeur de l'École Supérieure
de Pharmacie de Paris.

1 volume in-18 cartonné, 1909. . . . . **5 francs.**

La réorganisation récente de l'inspection des pharmacies, ainsi que des autres établissements où sont fabriqués et mis en vente des produits médicamenteux ou hygiéniques, nous a engagés à publier cet ouvrage, dans le but de mettre entre les mains des inspecteurs les documents qu'ils ont besoin de connaître pour l'accomplissement de leurs fonctions.

Cette publication nous a paru d'autant plus nécessaire que ces documents ne sont rassemblés dans aucun livre et que, de plus, les lois et règlements récemment mis en vigueur ont complètement changé les conditions de l'inspection instituée par la loi du 21 germinal an XI.

La *première partie* comprend d'abord un aperçu du nouveau régime de l'inspection et des attributions des inspecteurs. Vient ensuite un exposé général des conditions d'exercice de la pharmacie, en même temps que des droits et devoirs des pharmaciens, médecins, vétérinaires, sages-femmes, dentistes, herboristes, épiciers, droguistes, dépositaires d'eaux minérales naturelles ou artificielles. Cet exposé est suivi de la législation spéciale qui s'applique à certaines catégories de produits médicamenteux. Un dernier chapitre renferme des observations pratiques sur la visite des divers établissements soumis à l'inspection.

La *seconde partie* forme un recueil des lois, décrets et règlements relatifs à l'exercice de la pharmacie en général, ainsi que la législation spéciale concernant les substances vénéneuses, les sérums thérapeutiques et produits analogues, les eaux minérales, etc.

Il va sans dire que nous n'avons pas eu la prétention de condenser dans ce petit livre toute la jurisprudence pharmaceutique. Nous espérons pourtant que les renseignements qu'il renferme pourront rendre service, non seulement aux inspecteurs, dont ils faciliteront la tâche, mais encore aux pharmaciens, médecins, vétérinaires, droguistes, en même temps qu'aux fonctionnaires et aux magistrats qui y trouveront un résumé précis de la législation relative à l'exercice de la pharmacie et au commerce des substances médicamenteuses.

ÉVREUX, IMPRIMERIE CH. HÉRISSEY, PAUL HÉRISSEY, S...

L'INSPECTEUR DES PHARMACIES

www.ingramcontent.com/pod-product-compliance
Lightning Source LLC
LaVergne TN
LVHW020935050726
842519LV00001B/50